高职高专"十三五"规划 国际商务（跨境电商）系列教材

报检实务

汪媛媛　刘　丽　主编

朱新强　沈　洋　副主编

杨志刚　主审

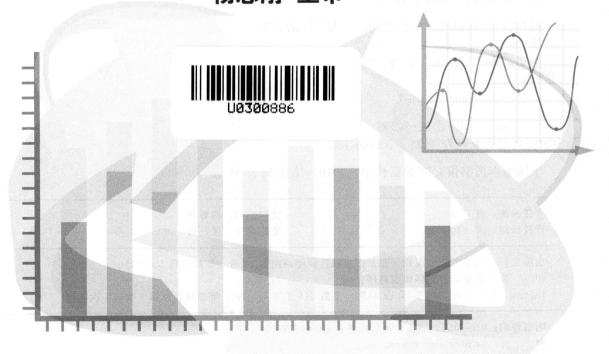

U0300886

化学工业出版社

·北京·

本书详尽地论述了报检理论、实务及相关案例，对出入境检验检疫的理论内容、实务运作做了深入浅出的叙述。本书内容包括出入境检验检疫概述、报检基础知识、出入境检验检疫货物报检、其他出入境检验检疫报检流程、检验检疫监督管理、原产地证书签发业务。

本书结构合理，体系规范，可作为高等院校国际经济与贸易、报关与国际货运、物流管理、国际商务等专业的教材，也可作为从事相关行业的专业人员的学习用书，还可供参加报检员职业资格考试的人员学习参考。

图书在版编目（CIP）数据

报检实务/汪媛媛，刘丽主编. —北京：化学工业出版社，2019.3（2024.2重印）

高职高专"十三五"规划 国际商务（跨境电商）系列教材

ISBN 978-7-122-33858-7

Ⅰ.①报… Ⅱ.①汪…②刘… Ⅲ.①国境检疫-中国-高等职业教育-教材 Ⅳ.①R185.3

中国版本图书馆 CIP 数据核字（2019）第 025537 号

责任编辑：董 琳 文字编辑：谢蓉蓉
责任校对：宋 玮 装帧设计：张 辉

出版发行：化学工业出版社（北京市东城区青年湖南街13号 邮政编码100011）
印 装：北京盛通数码印刷有限公司
787mm×1092mm 1/16 印张14½ 字数344千字 2024 年 2 月北京第 1 版第 4 次印刷

购书咨询：010-64518888 售后服务：010-64518899
网 址：http://www.cip.com.cn
凡购买本书，如有缺损质量问题，本社销售中心负责调换。

定 价：58.00 元

高职高专"十三五"规划　国际商务（跨境电商）系列教材
编　委　会

主　　　任：毛忠明

副　主　任：刘　丽　杨志刚

编委会成员（按姓氏笔画排序）：

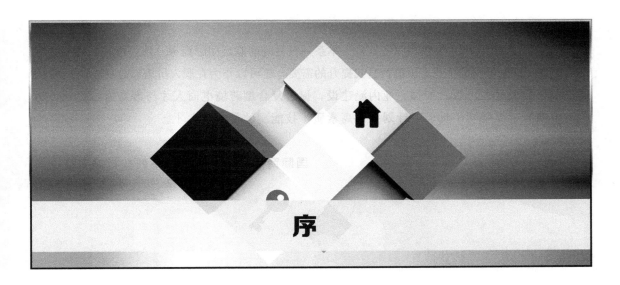

近年来国家大力推进"互联网＋行动"计划，倡导"大众创业、万众创新"，坚持创新驱动发展，全面实施"中国制造 2025"，着力推进外贸供给侧结构性改革。随着"一带一路"国际合作高峰论坛的成功举办，跨境电商将迎来新的历史机遇。

为贯彻落实《国务院关于促进外贸回稳向好的若干意见》（国发〔2016〕27 号），以上海自贸区进行试点，推进自贸试验区贸易监管制度创新、推进跨境电子商务加快发展、加快培育外贸自主品牌、加快国际营销网络建设等多条措施，围绕中国（上海）跨境电子商务综合试验区建设目标，培育和集聚跨境电子商务、跨境金融、跨境物流及其他相关服务企业，形成具有国际竞争力的跨境电子商务产业集群。随着上海自贸区的发展，跨境电子商务发展也展现出勃勃生机，逐渐开通的国际商流、物流和迅速提升的产品运输速度和物流监管力为跨境电商发展提供了便捷有保障的服务支持。

中国电子商务研究中心针对多家企业的调研结果显示，跨境电商企业普遍认为目前跨境电商人才严重缺乏，而不同规模企业对人才类型需求有差异。小型企业和大型企业相对于中型企业而言，更倾向于选择跨境电商复合型人才，而非专业人才。这类人才需要具备外语沟通能力、国际贸易实务、电子商务等专业知识和职业能力，并熟悉相关国际规则。

国内高等学校为了顺应经济社会发展需要，纷纷开设国际商务（跨境电商）专业（方向），以培养跨境电商行业急需的专业人才。但是目前教材大多偏重于传统国际贸易或电子商务平台，适合跨境电商的复合型系列教材还是比较缺乏。《国际商务（跨境电商）系列教材》正是在这种背景下编写的。为了做好此项工作，我们邀请多家高职高专、高校和企业专家共同参与教材编写。本系列教材基于对国际商务（跨境电商）相关岗位工作任务的调研，以培养学生的职业能力为核心目标，充分体现了工学结合、任务驱动和项目教学的特点。

本系列教材共有 11 本，涵盖了跨境电商、报关、报检、国际金融、会计、国际结算、人力资源、客户关系、网络推广、国际物流等，其中，3 本为双语教材，旨在将国际商务（跨境电商）的相关理论知识与英语的学习有机结合起来，培养跨境电商复合型人才，突出以就业为导向、以企业工作需求为出发点的职业教育特色。在内容上，注重与岗位实际要求紧密结合；在形式上，提供配套学习多媒体课件和项目学习评价。本系列教材既能满足国际商务（跨境电商）专业人才培养的需要，也可满足企业人员进行自我提升的需要，还可以作为在职人员培训教材。我们希望通过本系列教材的出版，加强专业内涵建设，促进复合型跨境电商人才与市场需求接轨，为跨境电商和"互联网＋行动"计划提供高素质、技能型的复合型人才。

国际商务（跨境电商）系列教材编委会

2019 年 2 月

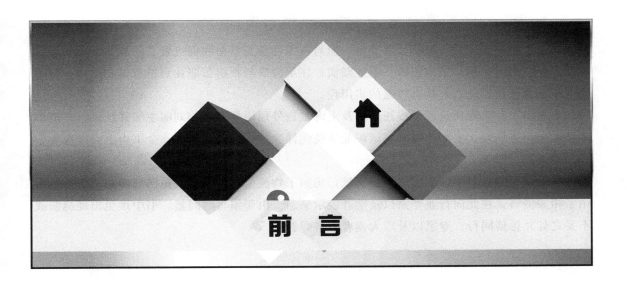

前　言

　　20世纪90年代以来，为了适应社会主义市场经济发展的需要，根据国务院机构改革方案，于1998年4月将原国家进出口商品检验局、原农业部动植物检疫局和原卫生部卫生检疫局合并，组建国家出入境检验检疫局。2000年1月1日新的检验检疫机制全面启动，这标志着检验检疫部门基本实现了国务院规定的"三检合一"和初步建立出入境检验检疫管理新体制的改革目标。2018年4月，出入境检验检疫正式划入海关，出入境检验检疫管理职责和队伍划入海关总署。2018年5月以后，在海关和检验检疫部门的"一次申报，一次查验，一次放行"（简称"三个一"）通关作业方面，只需统一通过"单一窗口"实现报关报检，对进出口货物全面实施一次查验，凭海关放行指令提离货物，实现一次放行。运输工具、货物、物品的进出境都是通过报关活动来完成和实现的。我国对外经济贸易的高速发展和对外经济交往的不断深入，客观上产生了对报关人员的大量需求，同时对报关、报检人员的业务能力也提出了更高的要求。

　　进出口报检业务是一项政策性、实践性非常强的工作，涉及对外贸易、国家政策法规以及对外经济关系的方方面面，而且处于不断变化发展的动态过程之中。随着我国对外经济贸易的不断深入发展，报检的管理制度和操作规范也不断得以健全和完善，从全国人大、国务院、海关总署和商务部等国家职能部门发布的一系列与报检活动相关的法律、法规和部门规章中清晰地反映出来。基于报检业务的这一特点，本书紧密联系我国对外经济贸易的飞速发展，检验检疫业务量的增长，结合我国最新发布的报关业务法律法规和操作规范，进出口检验检疫（简称"检验检疫"）作为"国门卫士"，不仅在预防疫情疫病上带来经济效益，而且在进出口产品质量、应对技术性贸易壁垒和促进贸易便利化方面也对经济产生较大影响。在系统阐述目前我国与报检活动有关的对外贸易和海关总署及检验检疫机构相关措施和制度等报检专业知识的同时，具体深入地分析报检基本知识、报检程序以及报检单的填制等基本问题，体现出了与时俱进、全面系统的鲜明特色。

　　本书正是基于我国对外经济贸易和报检业务的现实发展需要而编写的，旨在全面系统地阐述目前我国进出口报关的专业知识和专业技能，培养高素质的报检从业人员。本书结合目前报关、报检行业最新动态和发展趋势，结合检验检疫工作内容，归纳出检验检疫新的职能包括促进产品质量提升、维护公共安全、应对技术性贸易壁垒和促进贸易便利化。本书理论联系实际，内容完整，结构新颖，业务翔实，注重教学与报检员职业资格考试相结合，同时突出报检业务最新动态，具有较强的实用性。

本书由上海市现代流通学校汪媛媛及上海工商外国语职业学院刘丽主编并统稿，东晓国际物流公司朱新强、上海工商外国语职业学院沈洋参与编写相关内容，全书由上海海事大学杨志刚教授主审。

本书编写的过程中，参阅了相关文献，访问了物流公司报关、报检部门的相关领导，引用了相关资料，在此向行业专家以及学者表示感谢。由于编写时间紧，书中难免出现疏漏或不妥之处，恳请同行、专家以及广大读者不吝赐教。

编者

2019 年 2 月

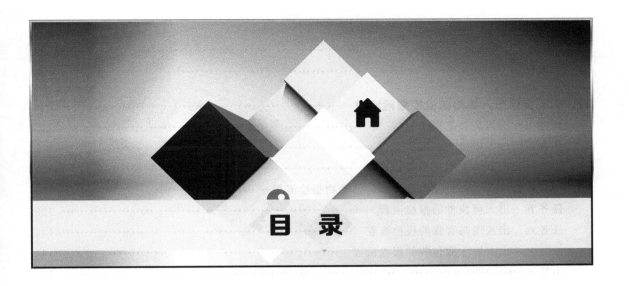

目 录

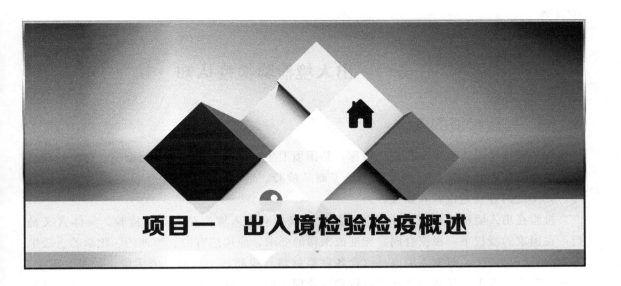

项目一　出入境检验检疫概述

知识目标

◆ 了解出入境检验检疫的职责
◆ 理解出入境检验检疫工作的一般流程
◆ 了解出入境检验检疫的作用
◆ 了解出入境检验检疫工作的任务与内容
◆ 明确出入境检验检疫工作的作用

能力目标

◆ 能够掌握出入境检验检疫的基础知识，更好地将检验检疫理论知识与实际工作相结合
◆ 能够分析检验检疫部门的作用
◆ 能够正确掌握检验检疫的操作

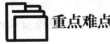

重点难点

◆ 熟悉出入境检验检疫工作的一般流程

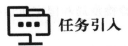

任务引入

　　2017年1~11月，江苏出入境检验检疫局在机场、港口、邮政等口岸，检疫进境邮包287.7万件，截获各类禁止进境的动植物及其产品20976批次，从中检出各种外来有害生物287种，3665种次。我国出入境检验检疫局为何严禁未经检疫的商品入境？

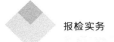

任务一　出入境检验检疫认知

一、检验检疫的概念

检验检疫是出入境检验检疫的简称，是国境卫生检疫、出入境动植物检疫、进出口商品检验的总称。因此，检验检疫实际包括了商品检验、动植物检疫、卫生检疫三个专业的范畴，其实质内容就是检验和检疫。

检验在出入境检验检疫学中的狭义概念，仅指对出入境商品的品质检验。具体含义是指：在国家的授权下，根据合同、标准或来样的要求，应用感官的、物理的、化学的、微生物的分析分辨方法，对出入境商品（含各种原材料、成品和半成品）的质量、数量、重量、包装、安全、卫生以及装运条件等进行检验管理活动，分辨是否符合规定的过程。而广义的检验则根据国家的授权，对出入境的商品进行检验、监督管理以及对进出口业务活动提供公正性证明、鉴定等。

检疫是以法律为依据，包括 WTO 法律、规则、惯例和国家法律法规，由国家授权的特定机关对有关生物及其产品和其他相关商品实施科学鉴定与处理，以防止有害生物在国内蔓延和国际间传播的一项强制性行政措施，或说是为了防止人类疾病的传播所采取的防范管理措施。

检验检疫是指出入境检验检疫机构依照法律、行政法规和国际惯例等的要求，对出入境的货物、交通运输工具、人员等进行检验检疫、认证及签发官方检验检疫证明等监督管理工作，其目的主要是保护国家整体利益和社会利益。

二、检验检疫的组织机构

1998 年以前，国家先后设立国家进出口商品检验局及其在各地的进出口商品检验机构、国家动植物检疫局及其在对外开放口岸和进出境动植物检疫业务集中的地点设立的口岸动植物检疫机关、国家卫生检疫局及其在国境口岸设立的国境卫生检疫机关，也称"商检""动植物检""卫检"（简称"三检"）。

1998 年 3 月，将国家进出口商品检验局、国家动植物检疫局和国家卫生检疫局合并，组成国家出入境检验检疫局。将原"三检"下设检验检疫机构合并，组成各地直属及分支出入境检验检疫机构。

2000 年 1 月 1 日起，设立在各地的出入境检验检疫机构实行"一次报检、一次取（采）样、一次检验检疫、一次卫生除害处理、一次计收费、一次发证放行"的工作模式。

2001 年 4 月，原国家出入境检验检疫局和国家质量技术监督局合并，组成国家质量监督检验检疫总局。

2018 年 5 月，在海关和检验检疫部门的"一次申报，一次查验，一次放行"（简称"三个一"）通关作业方面，只需统一通过"单一窗口"实现报关报检，对进出口货物全面实施一次查验，凭海关放行指令提离货物，实现一次放行。

检验检疫机构如图 1-1 所示。

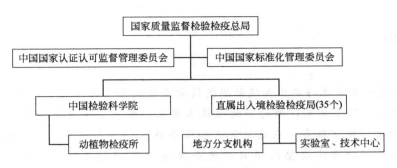

图 1-1　检验检疫机构

1. 海关总署

中华人民共和国海关是国家的进出关境（简称"进出境"）监督管理机关，实行垂直管理体制，基本任务是进出境监管、征收关税和其他税费、查缉走私、编制海关统计，并承担口岸管理、保税监管、海关稽查、知识产权海关保护、国际海关合作等职责。

十三届全国人大一次会议审议通过的《国务院机构改革方案》明确"原国家质量监督检验检疫总局的出入境检验检疫管理职责和队伍划入海关总署"，目前转隶组建正式完成——中华人民共和国海关总署（简称"海关总署"）职能配置、内设机构和人员编制规定。

海关总署主要职责是：负责全国海关工作，负责组织推动口岸"大通关"建设，负责海关监管，负责进出口关税及其他税费征收管理，负责出入境卫生检疫、出入境动植物及其产品检验检疫，负责进出口商品法定检验，负责海关风险管理，负责国家进出口货物贸易等海关统计，负责全国打击走私综合治理工作，负责制定并组织实施海关科技发展规划、实验室建设和技术保障规划，负责海关领域国际合作与交流，垂直管理全国海关，完成党中央、国务院交办的其他任务等。

海关总署主管全国报检企业的管理工作。主管海关负责所辖区域报检企业的日常监督管理工作。

2. 国家认监委

中国国家认证认可监督管理委员会（简称"国家认监委"）是国务院授权的履行行政管理职能，统一管理、监督和综合协调全国认证认可工作的主管机构。

3. 国家标准委

中华人民共和国国家标准化管理委员会（简称"国家标准委"）是国务院授权的履行行政管理职能，统一管理全国标准化工作的主管机构。

 小链接

十三届全国人大一次会议审议通过的《国务院机构改革方案》明确"原国家质量监督检验检疫总局的出入境检验检疫管理职责和队伍划入海关总署"。

《出入境检验检疫机构实施检验检疫的进出境商品目录》修改为《海关实施检验检疫的进出境商品目录》。"国家质量监督检验检疫总局（简称国家质检总局）"修改为"海关总署"，"国家质检总局设在各地的出入境检验检疫机构（简称检验检疫机构）"修改为"主管海关"。

小案例

某公司是一家为上海港出入境船舶提供食品供应服务的企业，需要办理国境口岸卫生许可证。创立初期，面对一大堆技术要求，企业茫然无措。好在浦东检验检疫局主动上门提前服务，在选址定点和设备设施等方面给予专业建议，并两次上门现场指导，提出建议整改项目，使企业得以边调整设计方案边施工，避免失误。

如今，原有的国境口岸卫生许可证到期，续办新证时，作为经办人的徐某又感受了前所未有的便利："按照原来的规定，我们只能提交纸质材料申请办理，如果材料不对，还要来回跑补充或更正材料，而且办理时限是20个工作日。这次续办，我们只要根据网上列的材料清单，提交电子材料，审批好后到现场拿证就可以了，前后只用了7个工作日。"

海关总署将上海自贸试验区内相应机构的审批权限下放至上海海关，也大幅缩短了审批时限。

请思考：主管海关的组成部门有哪些？

任务二 出入境检验检疫的职能认知

一、检验检疫的职能

目前检验检疫职能主要有两种分类：一是依据检验检疫工作内容将主管海关职能概括为行政执法、经济调节、市场平衡和社会服务四大职能；二是依据国家法律法规赋予主管海关的权利义务，将主管海关职能划分为商品检验职能、卫生检疫职能、动植物检疫职能、认证认可职能和标准化工作职能。主要表现在以下几方面。

（1）研究拟定有关出入境卫生检疫、动植物检疫及进出口商品检验法律、法规和政策规定的实施细则、办法及工作规程，督促检查主管海关贯彻执行。

（2）组织实施出入境检验检疫、鉴定和监督管理；负责国家实行进口许可制度的民用商品入境验证管理；组织进出口商品检验检疫的前期监督和后续管理。

（3）组织实施出入境卫生检疫、传染病监测和卫生监督；组织实施出入境动植物检疫和监督管理；负责进出口食品卫生、质量的检验、监督和管理工作。

（4）组织实施进出口商品法定检验；组织管理进出口商品鉴定和外商投资财产鉴定；审查批准法定检验商品的免验和组织办理复验。

（5）组织对进出口食品及其生产单位的卫生出入境检验检疫基础知识注册登记及对外注册管理；管理出入境检验检疫标志、进口安全质量许可、出口质量许可并负责监督检查；管理和组织实施与进出口有关的质量认证认可工作。

（6）负责涉外检验检疫和鉴定机构（含中外合资、合作的检验、鉴定机构）的审核认可并依法进行监督。

（7）负责商品普惠制原产地证和一般原产地证的签证管理。

（8）负责管理出入境检验检疫业务的统计工作和国外疫情的收集、分析、整理，提供信息指导和咨询服务。

（9）拟定出入境检验检疫科技发展规划，组织有关科研和技术引进工作，收集和提供检验检疫技术情报。

（10）垂直管理出入境检验检疫机构。

（11）开展有关的国际合作与技术交流，按规定承担技术性贸易壁垒和检疫协议的实施工作，执行有关协议。

二、检验检疫的作用和目的

随着中国改革开放和国家经济的不断发展，对外贸易的不断扩大，出入境检验检疫对保证国民经济的顺利发展，保证农林牧渔业的生产安全和人民健康，维护对外贸易有关各方的合法权益和正常的国际经济贸易秩序，促进对外贸易的发展都起到了积极的作用。

十三届全国人大一次会议审议通过了《国务院机构改革方案》，明确"将国家质量监督检验检疫总局的出入境检验检疫管理职责和队伍划入海关总署"。机构改革后，海关的职责更宽广，队伍更壮大，海关事业将进入一个崭新的发展阶段。它的作用主要体现在以下几个方面。

（1）国家主权的体现。主管海关作为涉外经济执法机构，根据法律授权，代表国家行使检验检疫职能，对一切进入中国国境和开放口岸的人员、货物、运输工具、旅客行李物品和邮寄包裹等实施强制性检验检疫；对涉及安全卫生的检疫产品及国外生产企业的安全卫生和检疫条件进行注册登记；对不符合安全卫生条件的商品、物品、包装和运输工具等检疫对象，有权禁止进口，或视情况在进行消毒、灭菌、杀虫或其他排除安全隐患的措施等无害化处理并重验合格后，方准进口。

对于应经主管海关实施注册登记方能向中国输出有关产品的外国生产加工企业，必须取得注册登记证书，其产品方准进口。这些强制性制度，是国家主权的具体体现。

海关将在原有安全准入（出）、税收征管风险防控基础上，增加卫生检疫、动植物检疫、商品检验、进出口食品安全监管等职责，通过建立信息集聚、优化高效、协调统一的风险防控体系，推行全链条式管理，强化智能监管、精准监管，将更好地贯彻总体国家安全观。

（2）国家管理职能的体现。主管海关作为执法机构，根据法律授权，对列入应实施出口检验检疫范围的人员、货物、危险品包装和装运易腐易变的食品、冷冻品的船舱、集装箱等，按照中国的、进口国的、与中国签有双边检疫议定书的外国的或国际性的法规、标准的规定，实施必要的检验检疫；对涉及安全、卫生、检疫和环保条件的出口产品的生产加工企业，实施生产加工安全或卫生保证体系的注册登记，或必要时帮助企业取得进口国有关主管机关的注册登记。经检验检疫发现，检疫对象或产品质量与安全卫生条件不合格的商品，有权阻止其出境；不符合安全条件的危险品包装容器，不准装运危险货物；不符合卫生条件或冷冻要求的船舱和集装箱，不准装载易腐易变的粮油食品或冷冻品；未取得安全、卫生、检疫注册登记的涉及安全卫生的产品的生产厂，危险品包装加工厂和肉类食品加工厂，不得生产加工上述产品。

（3）国家维护根本经济权益与安全的重要的技术贸易壁垒措施，是保证中国对外贸易顺利进行和持续发展的需要。中国海关对进出口商品实施检验并出具的各种检验检疫鉴定证明，就是为了给对外贸易有关各方履行贸易、运输、保险契约和处理索赔争议提供公正权威的凭证。中国海关加强对进出口产品的检验检疫和对相关的国外生产企业的注册登记与监督管理，通过合理的技术规范和措施保护国内产业和国民经济健康发展，突破进口国在动植物检疫中设置的贸易技术壁垒，促进我国对外经济的发展。

将检验检疫作业全面融入全国海关通关一体化"两中心三制度"整体框架，优化作业流程，减少非必要的作业环节和手续，从而降低通关成本，提升通关效率。

（4）出入境动植物检疫对保护农、林、牧、渔业生产安全，促进农畜产品的对外贸易和保护人体健康具有十分重要的作用。保护农、林、牧、渔业生产安全，使其免受国际上重大疫情灾害影响，是中国海关担负的重要使命。

对动植物及其产品和其他检疫物品，以及装载动植物及其产品和其他检疫物品的容器、包装物和来自动植物疫区的运输工具（含集装箱）实施强制性检疫。这对防止动物传染病、寄生虫和植物危险性病，虫、杂草及其他有害生物等检疫对象和其他危险疫情传入传出，保护国家农、林、牧、渔业生产安全和人民身体健康，履行我国与外国签订的检疫协定书中的义务，突破进口国在动植物检疫中设置的贸易技术壁垒，从而使中国农、林、牧、渔产品在进口国顺利通关入境，促进农畜产品对外贸易的发展，具有重要作用。

（5）防止检疫传染病的传播，保护人体健康。对出入境人员、交通工具、运输设备以及可能传播传染病的行李、货物、邮包等物品实施强制性检疫，对防止检疫传染病的传入或传出，保护人体健康具有重要作用。

▏▎▍ 小案例

某年 11 月 3 日，上海检验检疫局从乘坐航班自日本东京、大阪入境的旅客行李中，截获非法携带的日本牛肉，共计 960 千克，总值 600 万日元。据悉，该批非法携带入境牛肉的数量之大、参与非法携带的人员之多，是上海检验检疫部门旅检截留违禁物品最多的一次。随后，该批违禁物品已按照有关规定作了销毁处理。据了解，11月 3 日晚，上海国际机场检验检疫局工作人员在浦东国际机场对来自日本大阪的 JL 629 航班行李进行巡查时，发现行李转盘上有数个又重又冷的行李箱，随即对该航班进行了重点检查。之后不久，发现 1 名中国旅客与 5 名日本旅客推着 7 个行李车的可疑行李准备出关。检验检疫工作人员通过 X 射线机对所有行李进行检查后，发现行李内全部都是牛肉。经统计，在包括双肩包、行李箱等 26 件行李中，一共查获 800 千克牛肉。海关总署表示，由于日本是疯牛病疫区，我国依法禁止产于日本的牛肉及其产品进境。海关总署高度重视上海口岸屡次截获大量非法入境日本牛肉的情况，已要求主管海关加大执法和打击力度，确保进口食品安全。

请思考：主管海关对此案件应该如何行使检验检疫权力？

任务三　出入境检验检疫的内容和操作

一、出入境检验检疫的内容

1. 法定检验检疫内容

法定检验检疫是主管海关根据国家法律法规规定，对规定的进出口商品或有关的检验检疫事项实施强制性的检验检疫。未经检验检疫，或经检验检疫不符合法律法规规定要求的，不准输入输出。

法定检验检疫的目的是为了保证进出口商品、动植物（或产品）及其运输设备的安全、卫生符合国家有关法律法规规定和国际上的有关规定；防止次劣有害的商品、动植物（或产品）以及危害人类和环境的病虫害和传染病输入或输出，保障生产建设安全和人类健康。法定检验检疫的范围如下。

（1）列入《海关实施检验检疫的进出境商品目录》（简称《目录》）的进出口商品；

（2）《中华人民共和国食品卫生法（试行）》规定，应实施卫生检验检疫的进出口食品；

（3）危险货物的包装容器、危险货物运输设备和工具的安全技术条件的性能和使用鉴定；

（4）装运易腐烂变质食品的船舱、货仓、车厢和集装箱；

（5）国家其他有关法律、法规规定须经主管海关检验的进出口商品、物品、动植物等。

《海关实施检验检疫的进出境商品目录》中商品检验检疫类别代码见表1-1。

表1-1　商品检验检疫类别代码

条件	代码	分类
海关监管类别	A	实施进境检验检疫
	B	实施出境检验检疫
	C	海关与检验检疫联合监管
检验检疫类别	M	进口商品检验
	N	出口商品检验
	P	进境动植物及产品检疫
	Q	出境动植物及产品检疫
	R	进口食品卫生监督检验
	S	出口食品卫生监督检验
	L	民用商品入境验证
	V	进境卫生检疫
	W	出境卫生检疫

注：成套设备海关监管类别"A"、检验检疫类别"M"，表示进出口成套设备属于法定检验检疫，应实施进出口商品检验。

涉及法定检验检疫要求的进出口商品申报时，在报关单随附单证栏中不再填写原通关单代码和编号，应当填写报检电子回执上的检验检疫编号或企业报检电子底账数据号。海关将统一发送一次放行指令，海关监管作业场所经营单位凭海关放行指令为企业办理货物提离手续。

2. 进出口商品检验内容

凡列入《目录》和法律、法规规定的商品，必须接受主管海关的法定检验。必须实施的进出口商品检验，是指确定列入《目录》的商品是否符合国家技术规范的强制性要求的合格评定活动，判定其是否符合国家技术规范的强制性要求。规定进口商品应检验却未检验或检验不合格的，不准销售、使用；出口商品未经检验合格的，不准出口。

废旧物品（包括旧机电产品）、须做外商投资财产价值鉴定的货物、须做标识查验的出口纺织品、援外物资等，其无论是否在《目录》内，均应当向主管海关申报。

主管海关可对法定以外的进出口商品，依据有关规定实施抽查检验，并可公布抽查检验结果，或向有关部门通报。

主管海关根据需要，对检验合格的进出口商品加施检验检疫标志或者封识。

3. 进出境动植物检验内容

主管海关依法实施动植物检疫的范围有：进境、出境、过境的动植物、动植物产品和其他检疫物；装载动植物、动植物产品和其他检疫物的装载容器、包装物、铺垫材料；来自动植物疫区的运输工具；进境拆解的废旧船舶；有关法律、法规、国际条约规定或贸易合同约定应当实施进出境动植物检疫的其他货物、物品。

国家禁止动植物病原体（包括菌种、毒种等）、害虫及其他有害生物，动植物疫情流行的国家和地区的有关动植物、动植物产品和其他检疫物，动物尸体，土壤进境。

4. 卫生检验内容

海关统一负责对出入境的人员、交通工具、集装箱、行李、货物、邮包等实施医学检查和卫生检查，主管海关对入境、出境人员实施传染病监测，负责对国境口岸和停留在国境口岸的出入境交通工具的卫生状况实施卫生监督，负责对发现的患有检疫传染病、监测传染病、疑似检疫传染病的入境人员实施隔离、留验和就地诊验等医学措施。对来自疫区、被传染病污染或发现传染病媒介的出入境交通工具、集装箱、行李、货物、邮包等物品进行消毒、除鼠、除虫等卫生处理，主管海关对未染有检疫传染病或已实施卫生处理的交通工具签发入境或出境检疫证。

入境的交通工具和人员，必须在最先到达的国境口岸的指定地点接受检疫。除引航员外，未经国境卫生检疫机关许可，任何人不准上下交通工具，不准装卸行李、货物、邮包等物品。

出境的交通工具和人员，必须在最后离开的国境口岸接受检疫。

来自国外的船舶、航空器因故停泊、降落在中国境内非口岸地点的时候，船舶、航空器的负责人应当立即向就近的国境卫生检疫机关或者当地卫生行政部门报告。

来自检疫传染病疫区的、被检疫传染病污染的、发现有与人类健康有关的啮齿动物或者病媒昆虫的入境检疫的交通工具，应当实施消毒、除鼠、除虫或者其他卫生处理。

对来自疫区的、被检疫传染病污染的或者可能成为检疫传染病传播媒介的行李、货物、邮包等物品，应当进行卫生检查，实施消毒、除鼠、除虫或者其他卫生处理。

入境、出境的尸体、骸骨的托运人或者其代理人，必须向国境卫生检疫机关申报，经卫生检查合格后，方准运进或者运出。

国境卫生检疫机关对入境、出境的人员实施传染病监测，并且采取必要的预防、控制措施。对患有监测传染病的人、来自国外监测传染病流行区的人或者与监测传染病人密切接触的人，国境卫生检疫机关应当发给就诊方便卡，实施留验或者采取其他预防、控制措施，并及时通知当地卫生行政部门。

5. 进口废物原料、旧机电产品装运前的检验内容

装运前检验是国际商品贸易中经常采用的一种检验方式，是检验机构对所有涉及用户成员方的产品的质量、数量、价格、关税税则目录和商品分类进行核实的一种措施。

主管海关对涉及国家安全、环境保护、人类健康的进口旧机电、废物原料等，实施装运前检验制度。收货人与发货人签订的废物原料进口贸易合同中，须订明所进口废物原料符合中国环境保护控制标准的要求，并约定由主管海关或海关总署认可的检验机构实施装运前检验。实施装运前检验的目的，是防止境外有害废物或不符合我国安全、卫生和环保等技术规范要求的旧机电进入国内，从而有效保障人身和财产安全，有效保护环境。

进口废物原料由主管海关或海关总署认可的检验机构实施装运前检验，检验合格后方可装运。列入《目录》内的商品有废纸、废金属、废塑料、废木制品、废纺织品5类。

进口废物原料供货商在签订贸易合同前，应当取得注册登记。海关总署对审查合格的，准予注册登记并颁发"进口可用作原料的固体废物国外供货商注册登记证书"；对审查不合格的，不予注册登记，并书面说明理由，告知申请人享有依法申请行政复议或者提起行政诉讼的权利。

已实施装运前检验的进口旧机电、废物原料在运抵口岸后，主管海关仍需要实施到货检验。

6. 实施进口商品认证管理内容

国家对涉及人类健康、动植物生命和健康，以及环境保护和公共安全的产品实施强制性认证制度。根据强制性认证制度，国家公布统一的《中华人民共和国实施强制性产品认证的产品目录》，凡是列入《中华人民共和国实施强制性产品认证的产品目录》内的产品，必须经国家许可的认证机构认证合格，取得认证证书，并加施认证标志（即"CCC"标志）后，方可出厂销售、进口和在经营性活动中使用。

7. 实施出口商品质量许可和卫生注册管理内容

国家对重要出口商品实行质量许可制度，海关单独或会同有关主管部门共同负责发放"出口商品质量许可证"，未获得质量许可证书的商品不准出口。

主管海关已对机械、电子、轻工、机电、玩具、医疗器械、煤炭等类商品实施出口产品质量许可制度。国内生产企业或其代理人可向当地主管海关申请出口质量许可证书。对实施质量许可制度的出口商品实行验证管理。

对实施出口质量许可制度和包装许可制度的出口商品，未取得许可证书的，不得出口；对进出口食品及其生产企业（包括加工厂、屠宰场、冷库、仓库）实行卫生注册登记制度，未取得卫生注册登记的不得进口或出口；对违反进出口商品认证管理规定的违法行为应当依法进行查处。

8. 实施出口危险货物运输包装的检验内容

海关总署严格按照《出境危险货物运输包装检验监管工作规范》，开展检验监管工作，对出境危险货物包装实施使用鉴定和对出境危险货物包装容器实行性能检验工作。

出口危险货物的生产企业，应当向海关申请危险货物包装容器的使用鉴定。使用未经鉴定或者经鉴定不合格的包装容器的危险货物，不准出口。

出口危险货物包装容器的生产企业，应当向海关申请包装容器的性能鉴定。包装容器经主管海关鉴定合格并取得性能鉴定证书的，方可用于包装危险货物。

9. 实施外商投资财产价值鉴定内容

外商投资财产价值鉴定范围只限于外商投资企业及各种对外补偿贸易方式中，境外（包括我国港、澳、台地区）投资者以实物作价投资的，或外商投资企业委托国外投资者用投资资金从境外购买的财产。

外商投资财产到货后，收货人必须及时向商检机构申请价值鉴定。属于法定检验或合同订明由商检机构进行检验的进口商品，在申请质量、规格、数量、重量、包装以及是否符合安全、卫生等项目检验的同时，必须申请价值鉴定。鉴定完毕，出具"价值鉴定证书"，作为验资凭证。

申请人申请价值鉴定时，应当向商检机构提供有关的购货合同、发票、设备清单及技术参数等必要资料。商检机构必须对申请人所提供的资料保密，未经申请人同意，不得向第三方提供（法律、法规另有规定者除外）。

10. 实施货物装载和残损鉴定内容

用船舶和集装箱装运粮油食品、冷冻品等易腐食品出口的，应向口岸海关申请检验船舶和集装箱，实施适载鉴定，经检验符合装运技术条件并获得证书后，方准装运。

进口商品可以实施监视、残损鉴定、监视卸载等鉴定。

11. 涉外检验检疫、鉴定、审核程序

对于拟设立的中外合资、合作进出口商品检验、鉴定、认证公司，由海关总署负责对其资格信誉、技术力量、装备设施及业务范围进行审查。合格后出具"外商投资检验公司资格审定意见书"，然后交由中华人民共和国商务部（简称商务部）批准。在工商行政管理部门办理登记手续领取营业执照后，再到海关总署办理外商投资检验公司资格证书，方可开展经营活动。

海关总署对从事进出口商品检验、鉴定、认证业务公司的经营活动实行统一监督管理，对境内外检验、鉴定、认证公司设在各地的办事处实行备案管理。

12. 与外国和国际组织开展合作

主管海关承担 WTO/TBT 协议和 SPS 协议咨询点业务；承担 UN、APEC、ASEM 等国际组织在标准与一致化和检验检疫领域的联络点工作；负责对外签订政府部门间的检验检疫合作协议、认证认可合作协议、检验检疫协议执行议定书等，并组织实施。

 小案例

新郑空港检验检疫部门截获大批量非法入境植物种子。郑州机场检验检疫部门与郑州机场海关联合执法，从两件无主行李中查获大量非法入境植物种子。此两件行李是 2011 年 9 月从南非经香港转载的 CZ3074 航班从郑州机场口岸入境，因无人认领被郑州机场海关依法暂扣的。郑州机场海关按规定时限对该两件行李实施清关时发现，其中携带有大量疑似植物种子的物品，便随即按照有关规定移交给郑州机场口岸检验检疫部门。经郑州机场口岸检验检疫工作人员检疫查验，该批植物种子共有葵花籽、棉籽、芸豆、黄豆等 5 种，总重量达 36 千克。单次截获如此大量的非法携带入境的植物种子在郑州机场口岸尚属首次。郑州机场检验检疫部门对该批非法入境的植物种子全部作销毁处理。

请思考：出入境检验检疫的内容有哪些？

二、出入境检验检疫的一般程序操作

检验检疫流程是指主管海关依法对出入境货物等监管对象实施检验检疫的过程。一般包括以下部分或全部工作环节：报检/申报、计/收费、抽样/采样、检验检疫、卫生除害处理（检疫处理）、签证与放行。

检验检疫流程管理遵循"一次受理报检、一次检验检疫、一次抽（采）样、一次检疫处理、一次签证放行"的原则，实行"先报检、后报关"的工作程序。

海关总署负责全国检验检疫流程管理工作。各地直属海关负责辖区内检验检疫流程管理和组织实施。直属海关及其分支机构负责各自辖区内检验检疫流程的具体执行。

1. 报检/申报

主管海关接受申请人报检，是检验检疫工作的开始。主管海关根据我国《出入境检验检疫报检规定》负责受理报检范围的各类报检工作。报检范围主要包括以下几点。

① 国家法律、法规规定必须由主管海关检验检疫的；

② 输入国家或地区规定必须凭主管海关出具的证书方准入境的；

③ 有关国际条约规定须经检验检疫的；

④ 申请签发普惠制原产地证或一般原产地证的；

⑤ 对外贸易关系人申请的鉴定业务和委托检验；

⑥ 对外贸易合同、信用证规定由主管海关或官方机构出具证书的；

⑦ 未列入《海关实施检验检疫的进出境商品目录》的入境货物，经收、发货单位验收发现质量不合格或残损、短缺，需检验检疫局出证索赔的；

⑧ 涉及出入境检验检疫内容的司法和行政机关委托的鉴定业务。

2. 计/收费

收费对象是向海关申请检验、检疫、鉴定业务的货主或其代理人。收费基本上采取预收费或月底结算两种方式。对预收费者，申请人取证（单）时，根据检验检疫结果多退少补。检验检疫收费内容主要有出入境检验检疫费，考核、注册、认可认证、签证、审批、查验费，出入境动植物实验室检疫业务费，鉴定业务费，检疫处理费等。

对已经受理报检的，主管海关工作人员按照国家发展改革委、财政部颁布的《出入境检验检疫收费办法》的规定计费并收费。报检单位在办理完报检手续后，应按规定及时缴纳检验检疫费用。

3. 抽样/采样

凡需检验检疫并出具结果的出入境货物，一般需检验检疫人员到现场抽取样品。所抽取的样品必须具有代表性、准确性、科学性。抽取后的样品必须及时封识送检，以免发生意外，并及时填写现场记录。

凡所抽取样品需经过加工方能进行检验的称为制样。制样一般在主管海关的实验室内进行，无制样条件的可在社会认可的实验室制样。

样品及制备的小样经检验检疫后重新封识，超过样品保存期后销毁。

4. 检验检疫

检验检疫人员通过感官的、物理的、化学的、微生物的方法对出入境应检对象，进行检验检疫，以判定所检对象的各项指标是否符合合同及买方所在国（地区）官方机构有关规定。

入境的动物必须在入境口岸进行隔离检验检疫。对需要隔离检验检疫的出境动物先确定隔离场，再由检验检疫人员进行临诊检查和实验室检验检疫。

入境植物需隔离检验检疫的，应在口岸主管海关指定的场所进行。入境的种子、种苗和其他繁殖材料，根据"引进种子、种苗检疫审批单"的审批意见，需要隔离检验检疫的，在口岸主管海关指定的植物检验检疫隔离苗圃或隔离种植地种植。

除国家法律、行政法规规定必须经主管海关检验检疫的对象外，主管海关可根据对外贸易关系人、国外机构的委托，执法、司法、仲裁机构的委托或指定等，对出入境货物、动植物及其包装、运载工具和装运技术条件等进行检验检疫或鉴定，并签发有关证书，作为办理出入境货物交接、计费、通关、计纳税、索赔、仲裁等事项的有关凭证。

5. 卫生除害处理（检疫处理）

按照《中华人民共和国国境卫生检疫法》及其实施细则、《中华人民共和国食品安全法》和《中华人民共和国进出境动植物检疫法》及其实施条例的有关规定，主管海关所涉及的卫生处理的范围和对象是非常广泛的，它包括出入境的货物、动植物、运输工具、交通工具的卫生除害处理以及公共场所、病源地和疫源地的卫生除害处理等。

卫生除害处理的方法包括物理方法和化学方法。

6. 签证与放行

出境的货物检验检疫合格的，涉及法定检验检疫要求的进出口商品在申报时，只需要在报关单随附单证栏中填写报检电子回执上的检验检疫编号或者企业报检电子底账数据号，在放行时，由海关统一发送一次放行指令。

小　　结

（1）检验检疫是指海关依照法律、行政法规和国际惯例等的要求，对出入境的货物、交通运输工具、人员等进行检验检疫、认证及签发官方检验检疫证明等监督管理工作。

（2）十三届全国人大一次会议审议通过的《国务院机构改革方案》明确"原国家质量监督检验检疫总局的出入境检验检疫管理职责和队伍划入海关总署"。

（3）检验检疫有两种分类职能，一是依据检验检疫工作内容将主管海关的职能概括为行政执法、经济调节、市场平衡和社会服务四大职能；二是依据国家法律法规赋予主管海关的权利义务，将主管海关的职能划分为商品检验职能、卫生检疫职能、动植物检疫职能、认证认可职能和标准化工作职能。

（4）出入境检验检疫的 12 项内容及一般程序。

（5）涉及法定检验检疫要求的进出口商品申报时，在报关单随附单证栏中不再填写原通关单代码和编号，应当填写报检电子回执上的检验检疫编号或企业报检电子底账数据号。海关将统一发送一次放行指令，海关监管作业场所经营单位凭海关放行指令为企业办理货物提离手续。

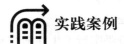 **实践案例**

案例分析

2017 年 6 月，南京检验检疫局邮局办事处工作人员在一件印度邮包中发现 2 千克虫蛀豌豆，随后在豌豆中截获重要检疫性害虫谷斑皮蠹。该虫有极强的耐干、耐饥、耐热、耐寒能力，8 年不吃不喝也不会饿死，危害多种谷物、皮毛、中药材、奶酪等，号称"江洋大盗"。南京机场检验检疫局工作人员还从旅客携带的泰国芒果中检出号称"水果杀手"的地中海实蝇，这种小生物喜欢在果实上产卵，能危害 250 种植物，一旦传入，中国国内果菜园可在两年内"沦陷"。

业务操作

由 2～4 人组成一个小组，讨论分析如何防止谷斑皮蠹进入我国。

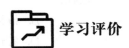 **学习评价**

一、单项选择题

1. 法定检验检疫货物的通关模式是（　　）。

　　A. 先报检后报关　　　　　　　　　B. 先报关后报检

　　C. 既可先报检也可先报关　　　　　D. 报检报关同时进行

2. 出入境检验检疫的目的，是保护国家经济的顺利发展，保护人民（　　）的安全与健康。

　　A. 生命　　　　　　　　　　　　　B. 生命和生活环境

　　C. 财产　　　　　　　　　　　　　D. 财产和社会环境

3. 《海关实施检验检疫的进出境商品目录》的所列商品称为（　　）。

　　A. 合同检验　　　B. 法定检验　　　C. 委托检验　　　D. 公平检验

4. （　　）年，党中央和国务院对检验检疫管理体制进行改革，将国家进出口商品检验局、国家动植物检疫局和国家卫生检疫局合并，组成国家出入境检验检疫局，统称"三检合一"。

　　A. 1998　　　　　B. 2000　　　　　C. 1989　　　　　D. 1990

5. 列入《海关实施检验检疫的进出境商品目录》的商品，若在进出口时需要实施进口商品检验，其"检验检疫类别"为（　　　）。

    A. L　　　　　　　　B. M　　　　　　　　C. N　　　　　　　　D. P

二、多项选择题

1. 出入境检验检疫是行政执法行为，以下属于检验检疫执法依据的有（　　　）。

    A.《中华人民共和国进出口商品检验法》

    B.《中华人民共和国进出境动植物检疫法》

    C.《中华人民共和国国境卫生检疫法》

    D.《中华人民共和国食品安全法》

2. 以下进出口食品及生产企业需要实行卫生注册登记制度的是（　　　）。

    A. 加工厂　　　　B. 屠宰场　　　　C. 冷库　　　　D. 仓库

3. 出入境检验检疫的作用（　　　）。

    A. 是国家主权的体现

    B. 是国家职能的体现

    C. 是国家维护国家领土完整的需要

    D. 对保护农林牧渔业生产安全，促进农畜产品的对外贸易和保护人体健康具有重要意义

4. 国家对涉及人类健康和安全、（　　　），以及环境保护和（　　　）的产品实行强制性认证制度。

    A. 动植物生命和健康　　　　　　　　B. 公共卫生

    C. 动植物生命和安全　　　　　　　　D. 公共安全

5. 出入境检验检疫工作包括（　　　）过程。

    A. 报检/申报、计/收费　　　　　　　B. 抽样/采样、检验检疫

    C. 卫生除害处理　　　　　　　　　　D. 签证放行

三、判断题

1. 主管海关对进出境的人员、货物、运输工具、旅客行李物品和邮寄包裹等实施强制性检验检疫。（　　　）

2. 主管海关对涉及安全卫生及检疫产品的国外生产企业的安全卫生和检疫条件进行强制认证制度。（　　　）

3.《目录》外商品，无需接受出入境检验检疫机构法定检验。（　　　）

4. 凡是列入强制性产品认证目录内的产品，必须取得认证证书，加施认证标志，方可销售、使用。（　　　）

5. 进口旧机电产品，签订合同时到海关总署或直属海关进行备案，装船前实施必要的装运前预检，到货后实施检验。（　　　）

四、简答题

1. 简述出入境检验检疫的工作内容。

2. 概述法定检验检疫的基本概念。

3. 简述出入境检验检疫工作的一般程序。

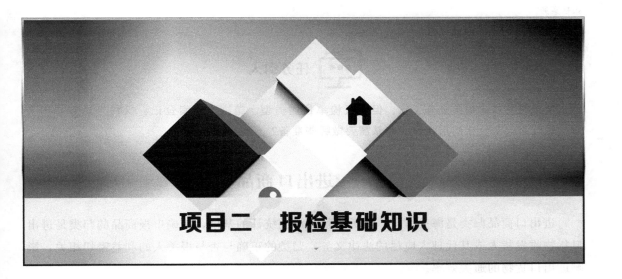

项目二　报检基础知识

 知识目标

- ◆ 了解报检单位和报检员的基本内容
- ◆ 了解自理报检单位与代理报检单位的范围
- ◆ 认识自理报检单位与代理报检单位的备案登记及管理
- ◆ 熟悉报检员的监督管理
- ◆ 了解电子检验检疫一般制度
- ◆ 了解直通放行制度及绿色通道制度

能力目标

- ◆ 能够掌握自理报检单位和代理报检单位的权利、义务；掌握报检员的报检行为的记分管理，能够在实践中具有一定的操作能力
- ◆ 能够区分自理报检单位和代理报检单位
- ◆ 能够正确运用直通放行及绿色通道
- ◆ 能够运用商品归类查找货物

 重点难点

- ◆ 掌握报检单位的权利、义务、责任
- ◆ 理解报检员的资格、管理
- ◆ 掌握直通放行的条件

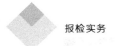
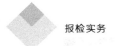

任务引入

李某想要从事报检业务工作，但对报检单位的类型、范围、备案登记、权利与义务并不了解，想成为一个合格的报检员，李某需要做哪些准备？

任务一　进出口商品归类

进出口商品归类是海关监管、海关征税及海关统计的基础，正确申报商品的归类是进出口货物收发货人或其代理人应尽的法律义务，归类的正确与否与报关人的利益密切相关，影响进出口货物的通关效率。

一、进出口商品编码的含义

《商品名称及编码协调制度》（简称《协调制度》）中的商品编码主要由税目和子目构成，采用6位编码；商品编码中的第1～4位称为税目，第5～6位称为子目。凡是采用《协调制度》的国家，商品编码的前6位都是统一的，6位数之后是各国增加的本国子目。我国目前采用8～10位编码，即在《协调制度》的6位编码的基础上增加了2～4位子目。也就是说，我国的商品编码由4位税目和4～6位的子目构成。

二、《商品名称及编码协调制度》的基本结构

（一）商品名称及编码表

商品名称及编码由《协调制度》编码（商品编码）和货品名称（又称品目条文和子目条文）组成，是《协调制度》商品分类目录的主体，从属于21个类，分布在97个章中（第77章是空章），5000多个6位数级编码，整个分类体系由归类总规则、注释（类注释、章注释、子目注释）和商品编码表三部分组成。商品编码栏居左，货品名称栏居右，依次构成一横行。

一个品目号可以代表一种商品，也可表示一组相关的商品。

例：品目号04.09仅代表蜂蜜一种商品，而品目号08.04却代表鲜的或干的芒果、番石榴、山竹、椰枣、无花果、菠萝、鳄梨等一级商品。

一些品目被细分为一级子目。一级子目用5位数码表示，第5位数码表示它在所属品目中的顺序号。一些一级子目被进一步分为二级子目，用六位数码表示。

没有设一级或二级子目的品目，商品编码的第5位或第6位数码为0，如0501.00。

未列名商品的第5位或第6位数码用数字9表示，不代表它在该级子目中的实际序位，其间的空序号是为在保留原有编码的情况下，适应日后增添新商品而设立的。

（二）《协调制度》结构

《协调制度》总体结构包括3个内容：商品编码表、注释和归类总规则。它是对所需归类商品的认知，包括对商品的成分、用途、特性、加工方式、加工程度、包装方式等相关内

容的认识。

1. 商品编码表

（1）从类来看。基本上是按社会生产的分工（或生产部类）分类的，将属于同一生产部类的产品归在同一类里，如：农业产品第 1、2 类，化学工业第 6 类，纺织工业第 11 类，冶金工业第 15 类，机电制造业第 16 类。

（2）从章来看。基本上是按商品的自然属性或用途（功能）来划分的。

CH1～83（CH64～66 除外）基本上是按商品的自然属性来分的，每章按动、植、矿物质和先天然后人造的顺序。

CH1～5 活动物和动物产品；CH6～14 活植物和植物产品；CH25～27 矿产品。

第 11 类包括了动、植物和化学纤维的纺织原料及其产品。

CH50～51 蚕丝、羊毛及其他动物毛；CH52～53 棉花、其他植物纺织纤维、纸纱线；CH54～55 化学纤维。

CH64～66 和 CH84～97 是按货物的用途或功能来分章：CH64 鞋；CH65 帽；CH84 机械设备；CH85 电气设备；CH87 车辆；CH89 船舶。

（3）从品目排列来看。按动物、植物、矿物质顺序排列；原材料在前，半成品居中，制成品居后；加工程度低的产品先于加工程度高的产品；整机在前，零部件在后。如：在 CH44 中，品目号 4403 是原木；4404～4408 是经简单加工的木材；4409～4413 是木的半制成品；4414～4421 是木制品。

《协调制度》中的商品名称不同于一般商品品名，不仅具有一般的商品品名的定义，而且还包括了该商品的规格、成分、外形、加工方式、加工程度、功能、功率、用途及包装方式等特定的内容。

例：普通改良种用马，税则号：0101.1010 90。该商品名称所指的商品为普通成年马，功能为繁殖优良品种，用途为改良用，同时说明该马不属于濒危野马。

2. 注释

为了使人们在商品归类上不至于发生争议，《协调制度》还为每个类、章甚至于品目和子目加了注释。

注释是为限定《协调制度》中各类、章、品目和子目所属商品的准确范围，简化品目条文文字，杜绝商品分类的交叉，保证商品归类的正确而设立的。

注释分为三种：位于类标题下的注释，简称类注；位于章标题下的注释，简称章注；位于类注、章注或章标题下的子目注释。优先次序：子目注释＞章注＞类注。

（三）《协调制度》商品归类的总规则

1. 规则一

（1）原文。规则一的原文是："类、章及分章的标题，仅为查找方便而设；具有法律效力的归类，应按品目条文和有关类注和章注确定，如品目、类注或章注无其他规定，按以下规则确定。"

（2）解释与应用。规则一说明了类、章及分章的标题对商品归类不具有法律效力；具有法律效力的归类依据是品目条文、类注和章注；归类时应按顺序运用归类依据，即先品目条文，其次是注释，最后是归类总原则。也就是说只有在前级依据无法确定该商品归类时，才能使用下一级依据，各级依据矛盾时，应以前级为准。

2. 规则二

（1）原文。

①"（一）品目所列货品，应视为包括该项货品的不完整品或未制成品，只要在进口或出口时该项不完整品或未制成品具有完整品或制成品的基本特征，就应视为包括该项货品的完整品或制成品（或按本款可作为完整品或制成品归类的货品）在进口或出口时的未组装件或拆散件。"

②"（二）品目中所列材料或物质，应视为包括该种材料或物质与其他材料或物质混合或组合的物品。品目所列某种材料或物质构成的货品，应视为包括全部或部分该种材料或物质构成的货品。由一种以上材料或物质构成的货品，应按规则三归类。"

（2）解释与应用。

① 规则二（一）有条件地将不完整品、未制成品和散件包括在品目所列货品范围之内，仅适用于第七～二十一类。对于不完整品和未制成品，必须具有相应完整品或制成品的基本特征。不完整品是指这个物品还不完整，还缺少一些东西，如汽车少了一个轮胎仍按汽车归类。未制成品是指虽具有制成品的形状特征，但还不能直接使用，需经进一步加工才能使用的物品，如：已具备制成品大概外形或轮廓的坯件；散件必须是因运输、包装等原因而被拆散或未组装，仅经焊、铆、紧固等简单加工就可装配起来的物品，如：为便于运输而装于同一包装箱内的两套摩托车未组装件，可视为摩托车整车。

② 规则二（二）的作用是将保持原商品特征的某种材料或物质构成的混合物或组合物品，等同于某单一材料或物质构成的货品。即有条件地将单一材料或物质构成货品的范围扩大到添加辅助材料的混合或组合材料制品。如加糖牛奶仍具有牛奶的基本特征，等同于牛奶；以毛皮饰袖口的呢大衣，仍具有呢大衣的基本特征，等同于呢大衣。

③ 运用规则二（二）时应注意，在因混合或组合导致商品失去原有特征的场合，应按规则三办理。

3. 规则三

（1）原文。"当货品按规则二（二）或由于其他原因看起来可归入两个或两个以上税目时，应按以下规则归类：

（一）列名比较具体的品目，优先于列名一般的品目。但是，如果两个或两个以上品目都仅述及混合或组合货品所含的某部分材料或物质，或零售的成套货品中的某些货品，即使其中某个品目对该货品描述得更为全面、详细，这些货品在有关品目的列名应视为同样具体。

（二）混合物、不同材料构成或不同部件组成的组合物以及零售的成套货品，如果不能按照规则三（一）归类时，在本款可适用的条件下，应按构成货品基本特征的材料或部件归类。

（三）货品不能按照规则三（一）或（二）归类时，应按号列顺序归入其可归入的最末一个品目。

（2）解释与应用。它们的优先次序为：具体列名、基本特征、从后归类。

① 规则三（一）讲的是列名比较具体的品目，优先于列名一般的品目。对具体和一

般可理解为：与类别名称相比，商品的品种名称更具体。如紧身胸衣是一种女士内衣，看起来既可归入 62.08 女内衣品目下，又可归入 62.12 妇女紧身内衣品目下，比较两个名称，女内衣是类名称，属一般列名，妇女紧身内衣是商品品种名称，是具体列名，故本商品应归入 62.12。

对具有单一功能的机器设备，在判定具体列名与否时，可按下述规定操作：

按功能属性、类别列名的比按用途列名的具体；

按结构原理、功能列名的比按行业列名的具体；

同为按用途列名的，则以范围小、关系最直接者为具体。

对于按规则三（一）规定的标准视为列名同样具体的场合应按规则三（二）或三（三）办理。

② 规则三（二）是说明混合物、不同材料或不同部件的组合货品以及零售的成套货品，在归类时应按构成材料或部件的基本特征归类。

规则三（二）所称零售的成套货品是指为了某种需要或开展某项专门活动将可归入不同品目的两种或两种以上货品包装在一起，无需重新包装就可直接零售的成套货品。应注意对于品目条文或注释已有规定的成套物品，则不能依此规则办理。例如，放在礼品盒内的一块电子表（9102.12）和一条贱金属项链（7117.19）。此礼品盒不是为了适应某一项活动的需要包装成套的，不能按规则三（二）办理，应分别归类。

③ 规则三（三）只适用于不能按规则三（一）、三（二）归类的货品。它规定在此种情况下，货品可归入诸多有关品目中居于商品编码表最末位置的品目，即从后归类原则。此规定不能在类注、章注有例外规定时使用，注释中的例外规定在操作时总是优先于总规则的。

例如，含铜锡各 50％的铜锡合金应归入 8001.20。因铜锡含量相等，故既可按铜合金归类，也可按锡合金归类，前者应归入 7403.22，后者应归入 8001.20，但依规则三（三）从后归类的原则，该商品只能按锡合金归类。

4. 规则四

（1）原文。

①"根据上述规则无法归类的货品，应归入与其最相类似的货品的品目。"

②"最相类似"指名称、特征、功能、用途、结构等因素，需要综合考虑才能确定。

（2）解释与应用。因《协调制度》品目多设有（其他）子目，多数章单独列出"未列名货品"品目以容纳特殊货品，并且规则四只适用于品目条文，注释均无规定，且很少使用归类总规则一、二、三解决商品归类的场合，所以此项规定很少使用。

使用本规定时归类程序如下：

待归商品—详列最相类似货品的编码—从中选出一个最合适的编码—如无法判断最合适的编码，依从后归类原则选择最末位的商品编码。

5. 规则五

（1）原文。"除上述规则外，本规则适用于下列货品的归类：

（一）制成特殊形状仅适用于盛装某个或某套物品并适合长期使用的照相套、乐器盒、枪套、绘图仪器盒、项链盒及类似容器，如果与所装物品同时进口或出口，并通常与所装物品一同出售的，应与所装物品一并归类。但本款不适用于本身构成整个货品基本特征的容器。

（二）除规则五（一）规定的以外，与所装货品同时进口或出口的包装材料或包装容器，如果通常是用来包装这类货品的，应与所装货品一并归类。但明显可重复使用的包装材料和包装容器可不受本款限制。

（2）解释与应用。规则五是解决货品包装物归类的专门条款。规则五（一）仅适用于同时符合以下规定的容器的归类。

① 制成特定形状或形式，专门盛装某一物品或某套物品的容器。

② 适合长期使用的容器，其使用期限与盛装物品的作用期限相称，在物品不使用时，容器可起保护物品的作用。

③ 必须与所装物品同时进出口，为运输方便可与所盛物品分开包装。

④ 通常与所装物品一同出售。

⑤ 包装物本身不构成整个物品基本特征。

规则五（一）不适用于本身构成整个货品基本特征的容器，如装有茶叶的银质茶叶罐，银罐价值远高于所装茶叶，已构成整个货品的基本特征，应按银质品归入 7114.11。

6. 规则六

（1）原文。"货品在某一品目下各子目的法定归类，应按子目条文或有关的子目注释以及以上各条规则来确定，但子目的比较只能在同一数级上进行。除本制度目录条文另有规定的以外，有关的类注、章注也适用于本规则。"

（2）解释与应用。规则六为解决某一品目下各子目的法定归类而设。它规定五位数级子目的商品范围不得超出所属四位数级品目的商品范围，六位数级子目的商品范围必须在所属的五位数级子目的商品范围之内。也就是说，在确定了商品的四位数级编码后，才可确定五位数级编码，再进一步确定六位数级编码。

规则六有以下 3 层意思：

① 子目归类首先按子目条文和子目注释确定。

② 如果按子目条文和子目注释还无法确定归类，则上述各规则的原则同样适用于子目的确定（如"具体列名""基本特征""从后归类"的原则等）。

③ 子目注释＞章注＞类注。

a. 确定子目时，先 1 级，再 2 级，再 3 级，再 4 级。

b. 确定子目时，应遵循"同级比较"的原则，即一级子目与一级子目比较，二级子目与二级子目比较，依此类推。

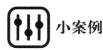 小案例

被告洋山海关于 2014 年 7 月 24 日作出沪关缉违字××号"行政处罚决定书"，认定无锡某工厂于 2011 年 7 月 29 日至 2011 年 12 月 30 日期间向海关申报出口一般贸易项下聚乙烯、染色聚乙烯 9 票，数量共计 180500 千克，申报价格共计 479885 美元，申报商品编号 3901000 和 3901909000，对应出口退税率为 13%。经查，上述货

物应当归入商品编号 32061900，对应出口退税率为 0，上述行为违反海关监管规定。根据《中华人民共和国海关法》（以下简称《海关法》）第八十六条第（三）项、《中华人民共和国海关行政处罚实施条例》（以下简称《海关行政处罚实施条例》）第十五条第（五）项规定，对原告 2011 年 7 月 29 日 1 票出口货物申报不实行为作出行政处罚，并处罚款人民币 98000 元；根据《海关法》第八十六条第（三）项《中华人民共和国行政处罚法》（以下简称《行政处罚法》）第二十七条第二款、《海关行政处罚实施条例》第十五条第（五）项规定，对原告 2011 年 8 月 18 日至 2011 年 12 月 30 日 8 票出口货物申报不实行为作出不予行政处罚决定。本院认为，根据《海关法》第二条、第八十六条规定，被告洋山海关作为国家进出关境监督管理机关，监管进出关境的运输工具、货物、行李物品、邮递物品和其他物品，对违反海关监管规定的违法行为，具有作出行政处罚决定的法定职责。

试问：法院处罚的争议点是什么？

三、商品归类的步骤

1. 注意分析商品，对所归类的商品进行认知，判断商品应该归入的大类

在从事具体实践工作中，首先对商品的特性进行初步的分析和判断，然后根据海关编码（HS 编码）的分类规律初步分析该商品可能涉及的类、章和品目。对于品目条文或注释中涉及的商品或名词不了解的，要对所需商品进行认知，从商品的性质、作用、原理、材料、状态和用途进行了解。

2. 确定商品的品目

确定品目的过程，是通过运用规则一至五的过程。在实践中，规则一的运用频率最高，而且是其他几个规则的基础，能够准确理解品目条文、类注、章注，并且灵活运用，是确定品目的基本技能。我们可以用排除的方法来进行。首先从类注、章注中寻求依据，排除可能归入的章节，然后再排除可能归入的品目。

3. 确定子目（八位数）

品目确定之后就是子目的确定，由于品目需要在很大的范围之内确定，并且仔细查找和对比相关的章注、类注，子目只需要在品目项下确定，因此首先查一级子目条文；其次查子目注释；再次查二级子目条文；最后确定子目。

 小链接

自 2018 年 8 月 1 日起填报报关单的商品编码由 13 位数字组成。前 8 位为《中华人民共和国进出口税则》和《中华人民共和国海关统计商品目录》确定的编码；第 9、10 位为监管附加编号，第 11～13 位为检验检疫附加编号，附件为部分参照对应表。另外咨询了海关，目前手册备案仍旧沿用 10 位商品编码，无需更改，只是在申报环节中是 13 位的。

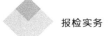

任务二　报检单位的管理

报检是报检主体向主管海关申请办理商品检验、动植物检疫和卫生检疫等的行为。报检单位办理业务应当向海关备案，并由该企业在海关备案的报检人员办理报检手续。报检主体包括报检单位和报检员，报检行为可分为自理报检行为和代理报检行为。报检单位按其登记的性质，可分为自理报检单位和代理报检单位两种。

一、自理报检单位的申请

1. 自理报检单位的范围

自理报检单位，是指向海关办理本企业报检业务的进出口货物收发货人。它包括出口货物的生产、加工单位，进口货物使用单位，办理报检业务的企业法人。具体范围有如下几种。

（1）进出口权的企业；

（2）进出口货物的收发货人；

（3）出口货物的生产企业；

（4）出口包装物（含危险品包装物）生产企业；

（5）中外合资、合作、外商独资企业；

（6）国（境）外企业、商社驻华办事机构；

（7）有进出境交换业务的科研单位；

（8）进出境动物隔离饲养和植物繁殖生产单位；

（9）进出境动植物产品的生产、加工、存储和运输单位；

（10）对进出境动植物及产品进行熏蒸、消毒等服务的单位；

（11）从事集装箱储存场地和中转场（库）清洗、卫生除害处理、报检的单位。

总而言之，只要有货物进出口，不管是不是自己经营，都可以申请为自理报检单位。

2. 自理报检单位的备案登记

海关对自理报检单位实行备案管理制度。凡属自理报检单位范围的，首次办理报检业务时，须持有关证件向当地海关申请办理备案登记手续。

海关对自理报检单位实行属地管理原则。自理报检单位备案登记的申请人应向其工商注册所在地海关提出申请并提交以下申请材料：

（1）自理报检单位备案登记申请表（见表2-1）；

（2）加盖企业公章的企业法人营业执照复印件，同时交验原件；

（3）加盖企业公章的组织机构代码证复印件，同时交验原件；

（4）其他有关证明材料（如进出口经营权的批准证书复印件等）；

（5）主管海关要求的其他相关材料。

审核通过后颁发"自理报检单位备案登记证明书"，有效期5年。期满后，自理报检单位应向原备案海关办理延期换证手续。

表 2-1 自理报检单位备案登记申请表

申请编号：
申请日期：

申请单位名称（中文）					
申请单位名称（英文）					
申请单位地址				邮政编码	
海关注册代码		电话号码		法定代表人	
E-mail 地址		传真号码		联系人	
企业性质		企业类别			
组织机构代码		外商投资国别 （三资企业）			
经营范围					
开户银行				银行账号	
随附文件	□申请单位营业执照 □批准证书/资格证书 □组织机构代码证 □其他 以上文件均为复印件，并加盖单位公章。				
申请单位公章：	报检专用章：				
法定代表人签字：	填报人： 日期： 年 月 日				

　　自理报检单位在获得"自理报检单位备案登记证明书"后，可在工商注册地以外的海关办理本单位的报检业务，无需再异地重复办理备案登记手续。

3. 自理报检单位的信息变更

　　自理报检单位备案登记的信息发生变动的，应及时更改。对于"自理报检单位备案登记证明书"所载事项，如自理报检单位的名称、注册地址、企业性质、法定代表人、报检员、营业场所、注册资金、联系人等内容发生更改，应及时办理信息变更手续，海关应该重新制作并颁发"自理报检单位备案登记证明书"。

4. 自理报检单位的权利

自理报检单位根据检验检疫法律法规的规定，依法办理出入境货物、人员、运输工具、动植物及其产品等与其相关的报检/申报手续。

自理报检单位按有关规定办理报检，提供抽样和检验检疫的各种条件后，有权要求主管海关在海关总署统一规定的检验检疫期限内完成检验检疫工作，并出具证明文件。如因海关工作人员玩忽职守造成损失，或入境货物超过索赔期而丧失索赔权，或出境货物耽误装船结汇的，报检人有权追究当事人的责任。

自理报检单位对检验检疫结果有异议的，有权在规定的期限内向原海关或其直属海关以至海关总署申请复验。

自理报检单位在保密情况下提供有关商业及运输单据时，有权要求海关及其工作人员予以保密。

自理报检单位有权对海关及其工作人员的违法违纪行为进行控告或检举。

5. 自理报检单位的义务

自理报检单位须遵守有关国家法律、法规和检验检疫规章，对报检的真实性负责。

自理报检单位应当按海关的要求聘用报检员，由报检员持报检员证办理报检手续，并对其进行管理，对其报检行为承担法律责任。

自理报检单位应提供正确、齐全、合法和有效的证单，完整、准确、清楚地填制报检单，并在规定的时间和地点办理报检手续。

自理报检单位在办理报检手续后，应当按要求及时与海关联系工作，协助检验检疫工作人员进行现场检验检疫、抽（采）样及检验检疫处理等事宜，提供进行抽（采）样和检验检疫、鉴定等必要的工作条件，并应当落实主管海关提出的检验检疫监管及有关要求。

自理报检单位对已经检验检疫合格放行的出口货物应加强批次管理，不得错发、错运、漏发，以免造成货证不符。对入境的法定检验检疫货物，未经检验检疫合格或未经检验检疫机构许可的，不得销售、使用、拆卸和运递。

自理报检单位在申请检验检疫或鉴定等工作时，应按规定缴纳检验检疫费。

二、代理报检单位的申请

代理报检单位，是指接受进出口货物收发货人（以下简称"委托人"）委托，为委托人向海关办理报检业务的境内企业（包括为委托人办理出入境快件报检业务的出入境快件运营企业）。

从事出入境检验检疫代理报检工作的单位，必须向工商注册地直属海关通过注册登记取得"代理报检单位注册登记证书"后，才可在许可的报检区域内从事指定范围的代理报检业务，不可异地报检。

1. 代理报检单位的注册登记

申请办理"代理报检单位"应具备的条件：

（1）取得工商行政管理部门颁发的企业法人营业执照；

（2）注册资金在 150 万元人民币以上；

（3）有固定经营场所及符合开展代理报检业务所需的条件和设施；

（4）有健全的内部管理制度；

（5）有不少于 10 名经主管海关考试合格并取得报检员资格证的人员，并有正式劳动关系。

代理报检单位的注册登记工作由海关总署统一管理，各直属海关负责所管辖地区代理报检单位注册登记的决定工作，直属海关及其分支机构按照职责分工，负责所辖区域代理报检单位注册登记申请的受理、审查和对代理报检单位的监督管理工作。

代理报检单位注册登记实行网上申请、书面确认的方式，申请人向工商注册地所在的主管海关（受理机构）提交申请，在规定的申请时间内提交书面申请材料。受理机构对申请人提出的申请进行审核，并根据审查结果决定是否予以受理。代理报检的，须向海关提供委托书，委托书由委托人按海关规定的格式填写。

申请人应提交的材料：

（1）代理报检企业注册登记申请书；

（2）企业声明；

（3）企业法人营业执照复印件（交验副本）；

（4）组织机构代码证复印件（交验副本）；

（5）拟任报检员的报检员资格证书复印件（交验原件）；

（6）代理报检企业与拟任报检员签订的劳动合同；

（7）企业章程复印件；

（8）营业场所所有权证明或者租赁证明复印件；

（9）申请人的印章印模；

（10）申请人提交的材料应当加盖本企业公章，提交复印件的应当同时交验正本。

提交上述单据后必须在 5 个工作日内作出是否受理的决定，否则视同受理。

2. 代理报检单位的管理

代理报检单位名称、地址、法定代表人、非法人企业的负责人、经营范围等重大事项发生变更的，应当自变更之日起 15 日内向直属海关申请变更。变更内容与注册登记证书记载事项有关的，直属海关予以换发新证。

代理报检单位实行年审制度，注册登记满一年的代理报检单位参加。如果注册登记不满一年的代理报检单位，本年度可不参加年审。未参加年审也未经直属海关同意延迟参加年审的单位，将暂停其代理报检资格。每年 3 月 31 日之前向所在地的直属海关提出申请。

代理报检单位实行信用等级管理，代理报检单位信用等级评定是以代理报检单位在日常代理报检业务中遵守法律法规、履行代理报检职责的情况为依据进行评分，并根据评分结果确定 A、B、C、D 四个等级。其中 A、B 类实行便利通关和宽松的管理措施，C、D 类从严监管乃至列入"黑名单"管理。

3. 代理报检单位的权利

代理报检单位注册登记后，其在主管海关注册并持有报检员证的报检员有权在批准的代理报检区域内向海关办理代理报检业务，但不得出借。

除另有规定外，代理报检单位有权代理委托出入境检验检疫的报检业务。在报关地或收货地代理进口货物报检；在产地或报关地代理出口货物报检。

代理报检单位按有关规定代理报检，提供抽样和检验检疫的各种条件后，有权要求主管海关在海关总署统一规定的检验检疫期限内完成检验检疫工作，并出具证明文件。如因检验检疫工作人员玩忽职守造成损失，或入境货物超过索赔期而丧失索赔权，或出境货物耽误装船结汇的，有权追究当事人责任。

代理报检单位对海关的检验检疫结果有异议的，有权在规定的期限内向原海关或直属海关以至海关总署申请复验。

代理报检单位在保密情况下提供有关商业及运输单据时，有权要求主管海关及其工作人员予以保密。

代理报检单位有权对海关及其工作人员的违法违纪行为进行控告或检举。

4. 代理报检单位的义务

代理报检单位在代理报检业务时，须遵守出入境检验检疫法律、法规和规定，对代理报检的内容和提交的有关文件的真实性、合法性负责，并承担相应的法律责任。

代理报检单位从事代理报检业务时，须提交委托人的"报检委托书"，载明委托人与代理报检单位的名称、地址、联系电话、代理事项，以及双方责任、权利和代理期限等内容，由法定代表签字，并加盖双方公章。

代理报检单位应规定填制报检申请单，加盖代理报检单位的合法印章，并提供主管海关要求的必要单证，在规定的期限、地点办理报检手续。

代理报检单位应切实履行代理报检职责，负责与委托人联系，协助主管海关落实检验检疫的时间、地点，配合主管海关实施检验检疫，并提供必要的工作条件。对已完成检验检疫工作的，应及时领取检验检疫证单和通关证明。

代理报检单位应积极配合主管海关对其所代理报检业务有关事宜的调查和处理。

代理报检单位应按海关的要求聘用报检员，对其进行管理，并对其报检行为承担法律责任。如果报检员被解聘或不再从事报检工作或离开本单位，代理报检单位应及时申请办理注销手续，否则，承担由此产生的法律责任。

5. 代理报检单位的责任

代理报检单位对实施代理报检过程中所知悉的商业秘密负有保密的责任。

代理报检单位应按规定代委托人缴纳检验检疫费，在向委托人收取相关费用时应如实列明海关收取的检验检疫费，并向委托人出示主管海关出具的收费票据，不得借海关名义向委托人收取额外费用。

代理报检单位与被代理人之间的法律关系适用于我国《民法通则》的有关规定，并共同遵守出入境检验检疫法律、法规；代理报检单位的代理报检行为，不免除被代理人根据合同或法律所应承担的产品质量责任和其他责任。

有伪造、变造、买卖或者盗窃出入境检验检疫证单、印章、标志、封识和质量认证标志行为的，除取消其代理报检注册登记及代理报检资格外，还应按检验检疫相关法律、法规的规定予以行政处罚；情节严重，涉嫌构成犯罪的，移交司法部门对直接责任人依法追究刑事责任。

代理报检单位因违反规定被海关暂停或取消其代理报检资格所发生的与委托人等关系人之间的经济纠纷，由代理报检单位自行解决或通过法律途径解决。

代理报检单位及其报检员在从事报检业务中有违反代理报检规定的，由海关根据规定给予通报批评、警告、暂停或取消其代理报检资格等处理；违反有关法律、法规的，按有关法律、法规的规定处理；涉嫌触犯刑法的，移交司法部门按照刑法的有关规定追究其刑事责任。

三、海关总署对企业报关报检资质优化整合

（一）企业报关报检资质合并范围

（1）将检验检疫自理报检企业备案与海关进出口货物收发货人备案，合并为海关进出口货物收发货人备案。企业备案后同时取得报关和报检资质。

（2）将检验检疫代理报检企业备案与海关报关企业（包括海关特殊监管区域双重身份企业）注册登记或者报关企业分支机构备案，合并为海关报关企业注册登记和报关企业分支机构备案。企业注册登记或者企业分支机构备案后，同时取得报关和报检资质。

（3）将检验检疫报检人员备案与海关报关人员备案，合并为报关人员备案。报关人员备案后同时取得报关和报检资质。

具体办理上述业务的现场（简称"业务现场"）相关信息由各直属海关对外进行公告。企业向海关办理其他注册登记或者备案业务的，暂时按照原有模式办理。

（二）新企业注册登记或者备案业务办理方式

自2018年4月20日起，企业在海关注册登记或者备案后，将同时取得报关报检资质。

1. 注册登记或者备案申请

企业在互联网上办理注册登记或者备案的，应当通过"中国国际贸易单一窗口"标准版（简称"单一窗口"，网址：http://www.singlewindow.cn/）"企业资质"子系统填写相关信息，并向海关提交申请。企业申请提交成功后，可以到其所在地海关任一业务现场提交申请材料。

企业同时办理报关人员备案的，应当在"单一窗口"相关业务办理中，同时填写报关人员备案信息。其中，报关人员身份证件信息应当填写居民身份证相关信息，"单一窗口"暂时不支持使用其他身份证件办理报关人员备案。

除在"单一窗口"办理注册登记或者备案申请外，企业还可以携带书面申请材料到业务现场申请办理相关业务。

2. 提交申请材料

企业按照申请经营类别情况，向海关业务现场提交下列书面申请材料。

（1）申请进出口货物收发货人备案的，需要提交：营业执照复印件、对外贸易经营者备案登记表（或者外商投资企业批准证书、外商投资企业设立备案回执、外商投资企业变更备案回执）复印件。

（2）申请报关企业（海关特殊监管区域双重身份企业）注册登记的，需要提交：注册登记许可申请书、企业法人营业执照复印件、报关服务营业场所所有权证明或者使用权证明。

（3）申请报关企业分支机构备案的，需要提交：报关企业"中华人民共和国海关报关单位注册登记证书"（见图2-1）复印件、分支机构营业执照复印件、报关服务营业场所所有权证明或者使用权证明。

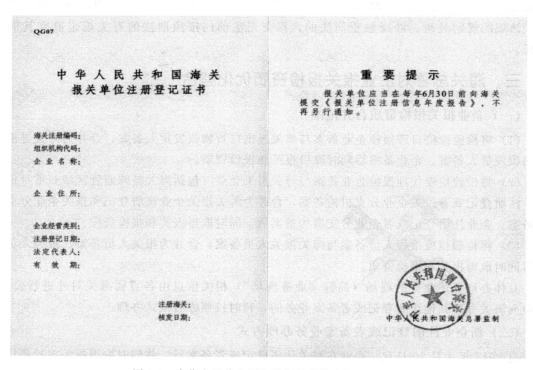

图 2-1 中华人民共和国海关报关单位注册登记证书

此外，企业通过"单一窗口"还可向海关申请备案，成为加工生产企业或者无报关权的其他企业，企业需要提交营业执照复印件。企业备案后可以办理报检业务，但不能办理报关业务。

企业提交的书面申请材料应当加盖企业印章，向海关提交复印件的，应当同时交验原件。

3. 海关审核

海关在收取企业申请材料后进行审核，审核通过的，予以注册登记或者备案；审核不通过的，应当一次性告知企业需要补正的全部内容。海关将审核结果通过"单一窗口"反馈企业，企业登录"单一窗口"可以查询注册登记或者备案办理结果。

4. 证书发放

自2018年4月20日起，海关向注册登记或者备案企业同时核发"中华人民共和国海关报关单位注册登记证书"和"出入境检验检疫报检企业备案表"（见图2-2），相关证书或者备案表加盖海关注册备案专用章。企业有需要的，可以在业务现场领取；没有领取的，不影响企业办理海关业务。

2018年4月20日前，原检验检疫部门核发的"出入境检验检疫报检企业备案表"继续有效。

出入境检验检疫报检企业备案表

编号：
备案类别：   备案号码：

企业名称	中文	
	英文	
住　　所		
经营场所		

企业性质		企业类别	
营业执照号		统一社会信用代码 (组织机构代码)	
开户银行		银行账号	
法定代表 人/负责人		有效证件号	
联系人		联系电话	
传　　真		电子邮箱	

快件运营企业备案还须填写以下内容

快递业务经 营许可证号		经营范围	

报检专用章印模：(使用报检专用章的需提供。另附页)
填表前请认真阅读背面的条款，并由企业法定代表人/负责人签字、盖章。

备案机构(公章)

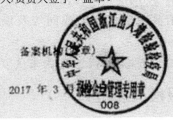

2017 年 3 月

图 2-2　出入境检验检疫报检企业备案表

（三）已办理注册登记或者备案企业处理方式

1. 已在海关和原检验检疫部门办理了报关和报检注册登记或者备案的企业

企业无需再到海关办理相关手续，原报关和报检资质继续有效。

2. 只办理了报关或者报检注册登记或者备案的企业

海关将对现行报关和报检企业管理作业系统数据库及相关功能进行整合和修改，共享相关数据。自 2018 年 6 月 1 日起，企业可以通过"单一窗口"补录企业和报关人员注册登记信息或者备案相关信息。

（1）只取得报关资质的企业或者只取得报检资质的代理报检企业，在补录信息后，将同时具有报关、报检资质；

（2）只取得报检资质的自理报检企业，在补录信息后，还需要向海关提交商务部门的对外贸易经营者备案登记表（或者外商投资企业批准证书、外商投资企业设立备案回执、外商投资企业变更备案回执）复印件，才能同时具有报关、报检资质。

没有报关或者报检资质的企业，在 2018 年 6 月 1 日前需要办理报关或者报检业务的，可以按照原有模式向海关申请办理注册登记或者备案手续。

任务三　报检员的管理

报检员是指在外贸企业、代理报检企业等企业和机构中专业从事出入境检验检疫报检业务，并负责向海关办理所在企业报检业务的人员。报检员需符合海关总署规定的资格，并在所在地直属海关注册。报检员在办理报检业务时，应当遵守出入境检验检疫法律法规和有关规定，并承担相应的法律责任。

报检员资格全国统一考试已更名为报检水平测试考试。

一、报检员资格

报考人员需参加报检水平测试考试，实行网上报名，报考人员须在网上提交报名申请，并到报考资格确认地点进行报考资格确认后，方可参加考试。

参加报检员资格考试的人员需要符合下列条件。

（1）具有中华人民共和国国籍。

（2）持有有效"港澳居民来往内地通行证"的港澳居民和"台湾居民来往大陆通行证"的台湾居民。

（3）年满 18 周岁，具有完全民事行为能力。

（4）具有高中毕业证书或同等及以上学历，包括高中、中专、技校、职高的应届毕业生。

取得报检员资格证后，2 年内未从事报检业务的，报检员资格证自动失效。

二、报检员注册

获得报检员资格证的人员方可注册成为报检员，报检员注册应当由报检单位向其备案或注册登记的检验检疫机构提出申请，并提交以下材料。

（1）网上申请成功后打印的"报检员注册申请表"（申请表上必须有申请号）。

（2）拟任报检员所属企业的检验检疫登记备案证书的复印件。

（3）拟任报检员的报检员资格证书复印件（同时交验正本）。

（4）拟任报检员的身份证复印件。

（5）近期免冠同底版 2 寸彩色证件照 2 张；变更单位（重新注册）的，需要同时交回报检员证。

代理报检单位聘请的报检员，注册时还需要提交下列材料。

（1）代理报检单位与其拟任报检员签订的劳动合同复印件（同时交验原件，且复印件需要加盖公章）。

（2）由劳动和社会保障部门出具或确认的代理报检单位为每个报检人员缴纳社会保险的证明文件。

主管海关对提交的材料进行审核，经审核合格的，予以注册，颁发报检员证。有下列情况之一的，不予注册。

（1）报检员资格证书失效的。

（2）已在主管海关注册且未办理注销手续的。

（3）被吊销报检员证未满 3 年的。

（4）申请人隐瞒有关情况或者提供虚假材料申请注册的。

三、报检员管理

报检员在完成报检员注册并取得报检员证后，即可从事出入境检验检疫工作，并接受海关的监督和管理。

（1）报检员证是报检员办理报检业务的身份凭证，不得转借、涂改。

（2）报检员依法代表本公司办理报检业务，不得同时兼任其他代理报检单位或者自理报检单位的报检工作。

（3）报检员证的有效期为 2 年，期满之日前 1 个月，报检员应当通过海关总署指定的报检员注册系统输入有关信息，并向当地海关检务部门提出申请，同时提交审核申请书。经审核合格的，其报检员证有效期延长 2 年；经审核不合格的，报检员应参加海关检务部门组织的报检业务培训，经考试合格后，其报检员证有效期延长 2 年；有效期届满未提交延期申请的，或者经审核不合格且未通过培训考试的，其报检员证有效期不予延长，报检员证及报检员资格证书同时失效。

（4）报检员遗失报检员证的，应在 7 日内向发证海关递交情况说明，并登报声明作废。

（5）有下列情况之一的，报检员所在企业必须申请办理报检员证或出入境检验检疫报检人员备案表的注销手续。

① 报检员不再从事报检业务的；

② 企业因故停止报检业务的；

③ 企业解聘报检员的；

④ 报检员调往其他企业的。

海关按规定及时予以办理报检员证注销手续，并出具报检员证注销证明，报检员证注销后，其报检员资格证有效期自报检员证注销之日重新计算，有效期为 2 年。2 年内未从事报检业务的，报检员资格证自动失效。

（6）自理报检单位的报检员可以在注册地以外的海关办理本单位的报检业务，并接受当地海关的管理。

（7）海关对报检员在办理报检业务过程中出现的差错或违规行为实行差错记分管理，记分事项与分值见表 2-2。

表 2-2 记分事项与分值

代码	差错/违规事项	分值	备注
0101	因报检员的责任出现报检单中所列项目申报错误的	1	按报检批次计,累计不超过2分
0102	因报检员的责任提交的报检单与所发送的电子数据不一致的	1	
0103	报检所附单据之间或所附单据与报检单内容有不相符的	1	
0104	未按规定签名或加盖公章	1	
0105	报检随附单据模糊不清或为传真纸的	1	
0106	报检随附单据已超过有效期的	1	
0107	未提供代理报检委托书或所提供的不符合要求	1	
0108	对同一批货物,重复报检的	1	
0109	经通知或督促仍不按时领取单证的	1	
0110	已领取的检验检疫单证或证书、证件遗失或损毁的	1	
0111	对已报检的出境货物在一个月内不联系检验检疫也不办理撤销报检手续的	1	按报检批次计
0112	未在要求时间内上交应由检验检疫收回的报检员证或报检员资格证	1	
0113	错误宣传检验检疫法律、法规及有关政策或散布谣言的	1	
0199	其他应记1分的行为或差错	1	
0201	对已报检的入境货物,经海关督促仍不及时联系检验检疫事宜,但未造成严重后果的	2	
0202	对未受理报检的单据不按海关的要求进行更改或补充而再次申报的	2	
0203	未按规定时间及时缴纳检验检疫费	2	
0204	扰乱检验检疫工作秩序,情节严重的	2	
0299	其他应记2分的行为或差错	2	
0401	代理报检单位报检员假借海关名义刁难委托人,被投诉且经查属实的	4	
0402	办理不属于所属企业报检业务的	4	
0403	经通知拒不上交应由海关收回的报检员证或报检员资格证	4	
0404	提供虚假材料申请办理报检员证的注册、变更、遗失补发和注销手续的	4	
0405	未经同意拒不参加海关举办的有关报检业务培训	4	
0406	入境流向货物申报时未提供最终收货人的有关信息或所提供的信息有误的,尚未造成严重后果的	4	
0407	被海关发现漏报、瞒报法定检验检疫的货物或木质包装,尚未造成严重后果的	4	
0408	擅自取走报检单据或证单的	4	
0409	擅自涂改已受理报检的报检单上的内容或撤换有关随附单据的	4	

续表

代码	差错/违规事项	分值	备注
0410	其他应记4分的行为或差错	4	
1201	转借或涂改报检员证	12	
1202	被暂停报检资格期间持他人报检员证办理报检及相关业务的	12	
1203	涂改、伪造检验检疫收费收据的	12	
1204	对入境货物不及时联系检验检疫或所提供的信息有误,致使检验检疫工作延误或无法实施检验检疫的	12	
1205	不如实报检,未造成严重后果,尚未达到吊销报检员证条件的	12	
1206	其他应记12分的行为或差错	12	

记分方法如下。

① 一次记分的分值,依据差错或违规行为的严重程度,分为12分、4分、2分和1分四种。

② 记分周期为一年度,满分12分,从报检员证初次发证之日起计算。一个记分周期期满后,记分分值累计未达到12分的,该周期内的记分分值予以消除,不转入下一个记分周期。

③ 报检员在同一批次报检业务中出现两处或以上记分事项的,应分别计算、累加分值。

④ 报检员经注销后重新注册或变更个人注册信息换发报检员证的,原记分分值继续有效。

⑤ 对记分有异议的,应允许报检员当场或在3日内提出申诉,海关应充分听取其意见并进行复核。

监督管理方法如下。

① 暂停报检资格。对在一个记分周期内记分满12分的报检员,海关应暂停其3个月报检资格。在同一记分周期内,被海关暂停报检资格期间或期限届满后,被再次记满12分的,海关应暂停其6个月报检资格。对记分有异议的,应允许报检员当场或在3日内提出申诉,海关应充分听取其意见并进行复核。报检员被暂停报检资格期限届满后,原记分分值予以清除,重新记分至该记分周期终止。报检员在被暂停报检资格期间,不得办理报检业务。海关应暂时收回其报检员证,无法收回的应予以公告。

② 取消报检资格。报检员出现下列情况之一的,海关应取消其报检资格,吊销报检员证。不如实报检,造成严重后果的;提供虚假合同、发票、提单等单据的;伪造、变造、买卖或者盗窃、涂改检验检疫通关证明、检验检疫证单、印章、标志、封识和质量认证标志的;其他违反检验检疫法律法规规定,情节严重的。被取消报检资格的,海关应当将有关处理决定上报海关总署,取消其报检员资格证,且3年内不允许参加报检员资格考试。

③ 异地报检管理。自理报检单位的报检员在注册地以外的海关办理报检业务时,海关应按规定对其进行管理。发现报检员有差错行为的,应予以记分。对达到暂停报检资格条件的由注册地海关按照有关规定予以处理。

发现需吊销报检员证的,应按有关规定进行处理,并将处理决定及时通报注册地海关。

四、报检员权利

（1）对于入境货物，报检员在主管海关约定的时间和地点内办理报检，有权要求主管海关在规定的期限或对外贸易合同约定的索赔期限内检验检疫完毕，并出具证明。

（2）对于出境货物，报检员在主管海关约定的时间和地点内办理报检，有权要求主管海关在规定的期限内检验检疫完毕，并出具证明。

（3）对主管海关的检验检疫结果有异议的，有权在规定的期限内向原主管海关或其直属海关以至海关总署申请复验。

（4）报检员如有正当理由需撤销报检时，有权按有关规定办理撤检手续。

（5）在保密情况下提供有关商业及运输单据时，有权要求主管海关及其工作人员予以保密。

（6）有权对主管海关及其工作人员的违法违纪行为，进行控告或检举。

五、报检员义务和责任

（1）办理业务时出示报检员证。

（2）向本企业的领导传达并解释出入境检验检疫有关法律法规、通告及管理办法。

（3）代理报检单位在代理报检业务时，须遵守出入境检验检疫法律、法规和规定，对代理报检的内容和提交的有关文件的真实性、合法性负责，并承担相应的法律责任。

（4）协助主管海关落实检验检疫的时间、地点，配合主管海关实施检验检疫，并提供必要的工作条件。对已完成检验检疫工作的，应及时领取检验检疫证单和通关证明。

（5）按照有关规定缴纳检验检疫费用。

（6）报检员必须严格遵守有关法律法规和有关行政法规的规定，不得擅自涂改、伪造或变造检验检疫证（单）。

（7）对于需要办理检疫审批的进境检疫物，报检员应与报检前提醒或督促有关单位办妥检疫审批手续，或准备提供隔离场。了解检疫结果，适时做好除害处理，对不合格货物按检疫要求配合主管海关做好退运、销毁等处理。

（8）对出境检疫物的报检，报检员应配合主管海关，帮助主管海关掌握产地疫情，了解检疫情况和结果。

（9）对入境不合格的货物，应及时向主管海关通报情况，以便整理材料、证据对外索赔。对于出境检验检疫不合格的货物要搜集对方的反应，对有异议的货物要及时向主管海关通报有关情况。

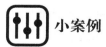 小案例

小李于 2015 年 11 月参加了全国自理报检员资格考试，2016 年 3 月获取了检验检疫机构颁发的报检员资格证。2016 年 8 月，小李拟应聘专门从事自行车出口的天津某进出口公司从事报检工作。

请问：该公司有无资格报检？公司首次报检应办理哪些手续？小李应如何取得报检资格？

任务四　电子检验检疫认知

一、电子检验检疫概述

为了确保主管海关对出入境货物的监管有效、方便进出，加快进出口货物的通关速度，海关总署开发了电子通关单联网核查系统。该系统采用网络信息技术，将主管海关签发的通关单电子数据传输到海关计算机业务系统，海关将报检报关数据比对确认相符合，予以放行。为提高进出境货物的通关速度，我国正在实施提高口岸工作效率的"大通关"工程。主管海关作为口岸执法部门，是积极推进"大通关"进程中的一个重要角色。为此，海关总署按照"提速、增效、减负、严密监管"的目标，以信息化为手段，不断改革传统的口岸货物检验检疫流程，开发建设了中国电子检验检疫的系统工程。

二、电子检验检疫的程序

（一）电子申报

1. 电子报检

电子申报主要是指电子报检和原产地证书电子签证，包括进出境货物、运输包装和食品包装、木质包装、集装箱、运输工具、伴侣动物、特殊物品等法定检验检疫对象的电子报检和出口货物原产地证的电子申报。电子申报满足了加强和改进报检工作质量的基本要求，最大限度地减少环节、简化手续，减少企业往返主管海关的次数。

电子报检是指报检人使用电子报检软件，通过检验检疫电子业务服务平台将报检数据以电子方式传输给主管海关，经检验检疫业务管理系统和检验检疫工作人员处理后，将受理报检信息反馈报检人，实现远程办理出入境检验检疫报检业务的过程。目前能够进行电子报检的业务包括出境货物报检、入境货物报检、产地证书报检和出境包装报检等。

2. 电子软件

企业可根据具体情况自愿选择有安装企业端软件通过专门平台进行电子报检和通过浏览器进行电子报检两种方式。开展电子报检业务应使用经海关总署评测合格并认可的电子报检软件，不得使用未经海关总署测试认可的软件进行电子报检。

3. 电子报检

（1）报检企业申请的条件如下。

① 遵守报检的有关管理规定；

② 已在主管海关办理报检人登记备案或注册登记手续；

③ 具有经主管海关注册的报检员；

④ 具备开展电子报检的软硬件条件；

⑤ 在海关总署指定的机构办理电子业务开户手续。

（2）报检企业申请电子报检时应提供的资料如下。

① 报检单位备案或注册登记证明复印件；

② 电子报检登记申请表；

③ 电子业务开户登记表。

（3）主管海关对申请开展电子报检业务的报检企业进行审查，经审查合格的同意其开通电子报检业务。

4. 实施电子报检后的工作流程

（1）报检环节。对报检数据的审核采取"先机审，后人审"的程序。企业发送电子报检数据，电子审单中心按计算机系统数据规范和有关要求对数据进行自动审核，对不符合要求的，反馈错误信息；符合要求的，将报检信息传输给受理报检人员，受理报检人员人工进行再次审核，符合规定的将成功受理，报检信息同时反馈给报检单位和施检部门，并提示报检企业与相应的施检部门联系检验检疫事宜。

出境货物受理电子报检后，报检人应按受理报检信息要求，在主管海关施检时，提交报检单和随附单据。

入境货物受理电子报检后，报检人应按受理报检信息的要求，在领取"入境货物通关单"时，提交报检单和随附单据。

电子报检人需更改或撤销已发送的报检申请时，应提出更改或撤销报检申请。主管海关按有关规定办理。

（2）施检环节。报检企业接到报检成功信息后，按信息中的提示与施检部门联系检验检疫。在现场检验检疫时，持报检软件打印的报检单和全套随附单据交施检人员审核，不符合要求的，施检人员通知报检企业立即更改，并将不符合情况反馈给受理报检部门。

（3）计/收费。计费由电子审单系统自动完成，接到施检部门传来的全套单据后，对照单据进行计费复核。报检单位逐票或按月缴纳检验检疫等有关费用。

（4）签证放行。签证部门按规定办理。

5. 电子报检应注意的问题

（1）出境货物受理电子报检后，报检人应按受理报检回执的要求，在主管海关施检时，提交报检单和随附单据。

（2）入境货物电子申报后，报检人应按受理报检信息的要求，在报检时提交报检单和随附单据。对于口岸已报检通关再到货物到货地检验检疫的，应在报检时提交"入境货物通关单"副本（入境货物调离通知单）或复印件，不必再进行电子申报。

（3）电子报检人对已发送的报检申请需要更改或撤销报检时，应到主管海关申请，主管海关按有关规定办理。

（4）报检企业接到报检成功的信息后，按信息中心的提示与施检部门联系检验检疫。在现场检验检疫时，持报检软件打印的报检单和全套随附单据交施检人员审核，不符合要求的，施检人员通知报检企业立即更改，并将不符合情况反馈给受理报检部门。

（5）计费由电子审单系统自动完成，接到施检部门转来的全套单据后，对照单据进行计费复核。报检单位逐票或按检验检疫规定的时间缴纳检验检疫等有关费用。

（6）签证放行由签证部门按规定办理。

（7）电子报检人应确保电子报检信息真实、准确，不得发送无效报检信息。报检人发送的电子报检信息应与提供的报检单及随附单据有关内容保持一致。在规定的报检时限内将相关出入境货物的报检数据发送至报检地主管海关。对合同或信用证中涉及检验检疫特殊条款和特殊要求的，电子报检人须在电子报检申请中同时提出。

（8）实行电子报检的报检人的名称、法定代表人、经营范围、经营地址等变更时，应及时向当地主管海关办理变更登记手续。

6. 推行电子报检的作用

（1）提高企业申报的成功率。实行"电子报检"后，企业在电子申报时，企业端软件有必要的提示，如果所附的单据不齐全，返回的信息会明确告知所缺证单，这就有效地保证了企业一次性申报的成功率，企业明显减少了往返主管海关的次数。

（2）便于企业建立业务档案。企业可以利用企业端软件的辅助功能，完善其原始资料的保存，以利于建立完整的业务档案；同时提升了企业管理水平和业务员的素质，促进了企业的信息化建设；特别是对冰、冻水产品类的产品出口，以电子转单的方式为企业赢得了宝贵的时间，极大地促进了出口，也提高了产地检验检疫效率。

（3）为"大通关"创造条件。实行电子报检后，促使企业提前报检，为提前进行风险分析、出口检验检疫前移、入境检验检疫后延、为实现口岸"大通关"创造了条件。

（4）各地检验部门把推行电子报检作为检验检疫信息化建设的重要组成部分来抓。

自实施电子报检以来，运行平稳，减少了工作交叉，提高了工作效率，方便了出口企业。

（5）推行电子报检后，检验检疫部门集中电子审单，企业就近或自愿选择交单地点，加快了报检速度。

（6）在未实行电子报检前，办理报检企业在手续齐全的情况下，检验检疫要经过9个环节，需要派专人跑2~3次才能办完。在实行"电子报检"后，减少了近一半环节，企业只一次就可完成所有业务程序。与传统报检方式相比，货物报检平均每批节省了1.2小时，节约费用50元；电子签证平均每份节省0.5天，节约费用80元；电子转单平均每批节省1.5天，节约费用500元。

（二）电子监管

1. 电子监管概述

海关总署以检验检疫综合业务管理系统为基础，利用计算机和网络通信等电子信息技术，建立和实施了电子监管系统。出口货物电子监管，对企业生产、加工、储运、处理等过程和实验室检测、产品质量控制等工作实施全面的电子化管理，实现检验检疫部门与企业信息共享、互动。

进口货物电子监管，对货物装运前的检验检疫信息、货物舱单信息以及检验检疫后续监督信息实施电子化管理，实现检验检疫部门与港区作业部门、海外检验公司以及企业等信息共享、互动。电子监管系统的部署和实施，将进一步促进检验检疫工作前推后移，加强对生产源头的监控和对检验检疫过程涉及安全、卫生、健康、环保等关键控制点的监管。从生产源头抓检验检疫工作质量并实行电子化处理，改变传统的将进出口货物检验检疫作为合格判定依据的旧模式，建立起在生产过程中或装运前贯彻检验检疫工作的新型把关模式，既提高了检验检疫工作效率和监管水平，做到严格把关，指导企业控制不合格产品的产出和不合格货物的进口，又从更深层次加大对企业的服务力度，加快产业化、标准化进程，促进企业诚信意识和产品质量意识的提高。

2. 电子监管的内容

（1）建立检验检疫法律、法规、标准和风险预警管理信息系统。为检验检疫工作提供支持，为企业提供帮助和指导。

（2）建立企业及产品管理系统。实现企业及产品的审批、许可、注册、备案、登记管理电子化，为检验检疫工作提供支持。

（3）帮助企业建立质量管理系统。结合企业分类管理活动，对影响出口产品质量的生产企业管理体系进行评估，帮助企业提高自身管理水平，从根本上改善出口产品质量。

（4）完善检验检疫监督管理系统。对出口货物，让检验检疫监督管理工作深入到控制出口产品质量的关键环节中去，从源头抓产品的质量，实现对出口产品监管工作的前推；对进口货物，让检验检疫监督管理工作前推到装运前检验和检疫的关键监控环节中，后移到后续的监督管理中。

（5）建立企业出口产品过程监控系统。合理选择过程监控项目和参数，规范企业端数据采集，通过数据监控和关键控制点的视频监控对在线数据、实验室数据和视频数据等影响出口产品质量的关键数据进行采集，通过数据关联实现对不合格产品的可追溯，并实时调用所采集的信息，完成企业生产合格评定。

（6）建立进出口合格评定系统。在货物风险分析的基础上，综合各方面信息，完成货物合格判定工作。对于实施生产过程监控的出口货物，实现报检批与生产批的综合批次管理，将企业出口报检信息与企业生产监控信息有机关联；对于实施装运前检验检疫的进口货物，将企业进口报检信息与装运前监控信息有机关联。

（7）建立进出口货物质量分析系统。实现对货物质量的全面分析和快速反应机制，解决未能解决的质量分析问题，为决策部门提供决策支持。

（8）完善口岸主管海关与产地主管海关的信息交流，强化对出口货物运输过程的监管、对货物的核放情况的监控和对进口货物的后续管理。

（9）建立电子监管系统的抽样评定规则库。实现对企业抽样的管理、评定以及验证抽样的管理和自动提示；支持检验检疫工作人员的业务操作。

（10）实现电子监管系统与出入境检验检疫其他系统进行充分整合，以推进出入境检验检疫全过程的电子化进程，形成一个完整的检验检疫电子网络。

3. 进口快速查验适用的系统

（1）适用于海港的电子验放系统。充分利用港区船舶、集装箱、货物信息流，主动监控检验检疫对象，实现电子申报核查、快速查验、电子闸口管理三个系统目标。根据检验检疫的要求：对来自非疫区无木质包装的货物，实现申报核查、快速放行；对来自疫区和须查验的集装箱向港区作业部门发送查验/卫生处理指令，实现信息共享，检企协同查验处理；对无须港区内查验的或须查验并已经检验检疫完毕的，向港区作业部门发送电子放行指令，实现电子闸口管理。使检验检疫对象以"最短的时间、最少的移动、最低的成本"完成通关。

（2）适用于陆运口岸的电子申报快速查验系统。在实施检验检疫电子通关后，在没有设置通道检验检疫闸口的前提下，利用海关通道自动核放系统闸口来为检验检疫执法把关，实现快速验放和有效监管。提前受理企业报关审单，通道无人值守，车辆经过海关通道时，通过采集车辆 IC 卡和司机 IC 卡的数据，电脑自动控制闸口的开启。对于已提前报关且审单通过的货物，当车辆通过通道时，闸口自动开启，车辆自行通过；当属于布控车辆时，闸口不能开启，同时系统报警，由海关关员手工打开闸口，将车辆指引到指定地点待查。

（3）适用于空港普通货物和快件的电子验放系统。通过电子审核，利用空港数据平台提供的货物空运总运单、分运单以及申报人在网上确认补充的相关检验检疫数据等信息资源，对已经在主管海关电子申报的有关数据或申报人网上确认的信息进行核查，对未申报或申报不实的进行锁定，达到防止逃漏检的目的。另外，通过审核实现有关货物的检疫预处理，避免货物的多次移动，加快通关速度，提高物流效率。同时实现对空运进口货物的分类、统计功能。通过电子查验，实现施检货物电子信息在检验检疫内部的传递。通过快件子系统将施检信息反馈给相关企业。通过空港数据平台对检验检疫和海关须共同查验的信息进行共享，实现关检协同查验，最终实行电子放行。

4. 出口快速核放的主要规定

为了在严密监管的前提下，大力提高出口货物的验放通关速度，进一步推进"大通关"工程建设的步伐，海关总署开发了出境货物快速核放系统，对部分出口货物实施快速核放。所谓快速核放，是指主管海关对部分质量稳定、质量管理水平高的企业的出口货物，在实施有效监管的前提下，对在监管有效期内的出口货物实施快速验放的做法。目前，实施快速核放的产品主要是质量较稳定的工业产品。主管海关根据对出口货物的监管情况，确定符合快速核放的货物的范围，并对符合快速核放条件的货物确定一定的抽查检验比例。报检人通过电子申报软件发送报检信息时，系统将对报检信息与有关条件进行比对，如果符合快速核放条件且无须抽查检验，系统将自动实行快速验放。快速核放的实施，大大简化了工作流程，给出口企业带来了极大的便利，有效提高了出口货物的验放通关速度。

（三）电子放行

1. 电子通关

为了确保主管海关对出入境货物的监管有效、方便进出，加快进出口货物通关速度，国家质检总局和海关总署开发了电子通关单联网核查系统，已经于 2003 年 1 月 1 日在主要口岸的检验检疫机构和海关推广应用。该系统采用网络信息技术，将主管海关签发的通关单电子数据传输到海关计算机业务系统，海关将报检报关数据比对，确认相符合后，予以放行。海关采取的通关联网核查系统还需同时校验纸质的通关单据，这是实现无纸化报关的一个必然阶段。这种通关方式相比原来的传统的通关方式具有信息共享、方便、快捷、准确的特点，企业可以在企业端通过电子申报进行电子报检，主管海关放行的信息到达海关后，海关经核查无误即可放行，不仅加快了通关速度，还有效控制了报检数据与报关数据不符问题的发生。同时，能有效遏制不法分子伪造、变造通关证单的不法行为。

2. 电子转单

（1）电子转单概述。电子转单是指通过系统网络，将产地主管海关和口岸主管海关的相关信息相互连通，出境货物经产地主管海关将检验检疫合格后的相关电子信息传输到出境口岸主管海关，入境货物经入境口岸主管海关签发"入境货物通关单"后的相关电子信息传输到目的地主管海关实施检验检疫的监管模式。

（2）出境电子转单。产地主管海关检验检疫合格后，通过网络将相关信息传输到电子转单中心。出境货物电子转单传输内容包括报检信息、签证信息及其他相关信息。

产地主管海关以书面方式向出境货物的货主或其代理人提供报检单号、转单号及密码等。

出境货物的货主或其代理人凭报检单号、转单号及密码等到出境口岸主管海关申请"出境货物通关单"。

出境口岸主管海关应出境货物的货主或其代理人的申请，提取电子转单信息，签发"出境货物通关单"。

按《口岸查验管理规定》需核查货证的，出境货物的货主或其代理人应配合出境口岸主管海关完成检验检疫工作。

（3）入境电子转单。对经入境口岸办理通关手续，需到目的地实施检验检疫的货物，口岸主管海关通过网络，将相关信息传输到电子转单中心。入境货物电子转单传输内容包括报检信息、签证信息及其他相关信息。

入境口岸主管海关以书面方式向入境货物的货主或其代理人提供报检单号、转单号及密码等。

目的地主管海关接收电子转单中心转发的相关电子信息，并反馈接收情况信息。

出境货物的货主或其代理人应凭报检单号、转单号及密码等，向目的地主管海关申请实施检验检疫。

目的地主管海关根据电子转单信息，对入境货物的货主或其代理人未在规定期限内办理报检的，将有关信息反馈给入境口岸主管海关。入境口岸主管海关接收电子转单中心转发的上述信息，采取相关处理措施。

（4）暂不实施电子转单的情况。

① 出境货物在产地预检的；

② 出境货物出境口岸不明确的；

③ 出境货物需到口岸并批的；

④ 出境货物按规定需在口岸检验检疫并出证的；

⑤ 其他按有关规定不适用电子转单的。

（5）实施电子转单后的查验和更改。实施电子转单后的查验，按《口岸查验管理规定》需核查货证的，报检单位应配合出境口岸主管海关完成检验检疫工作。除出口活体动物、重点检查有关名单内企业申报的货物以及海关总署确定的货物等必须逐批核查货证外，其他货物的口岸查验核查货证的比例为申报查验批次的 1%～3%。

产地主管海关签发完转单凭条后需进行更改的，按《出入境检验检疫报检规定》的有关规定办理。应报检人和产地主管海关要求，在不违反有关法律法规及规章的情况下，出境口岸主管海关可以根据下列情况对电子转单有关信息予以更改。

① 对运输造成包装破损或短装等原因需要减少数（重）量的；

② 需要在出境口岸更改运输工具名称、发货日期、集装箱规格及数量等有关内容的；

③ 申报总值按有关比例换算或变更申报总值幅度不超过 10% 的；

④ 经口岸主管海关和产地主管海关协商同意更改有关内容的。

小链接

（1）自然人、法人或者其他组织（简称"申请人"）向海关办理检验检疫手续，可按照以下要求提供单证电子化信息，无须在申报时提交纸质单证。

① 国内外相关主管部门或机构出具的单证，实现联网核查或可互联网查询的，只需录入单证编号。尚未实现联网核查且不能互联网查询的，需上传单证扫描件。

② 海关出具的资质证明及其他单证，只需录入相关资质证明或单证编号。

③ 法律、法规、规章规定应当向海关提交的其他证明、声明类材料，只需依法申明持有相关材料。

（2）申请人应保证电子化单证信息的真实性和有效性，上传单证扫描件格式应符合海关要求，并按规定保存相关纸质单证。

（3）海关监管过程中按照风险布控、签注作业等要求需要验核纸质单证的，申请人应当补充提交相关纸质单证。

小案例

太仓市是江苏省最为发达的地区之一。太仓港是上海国际航运中心的干线港和组合港、国家一类口岸，江苏省还把太仓港视为"江苏第一港"。为加快太仓外向型经济发展，加快外贸通关放行速度，太仓海关开展了深入广泛的信息化建设，"三电工程"建设也在有条不紊地进行，目前太仓海关电子申报量已占总申报量的97%以上。配合江苏海关"三电工程"新的发展措施——中小型进出口企业扶持计划，太仓海关携手九城公司，结合太仓实际情况，推出适合企业发展要求的优惠政策，并召开了"太仓地区中小型企业'三电工程'扶持推广会议"。会上许多参会企业称赞太仓海关送来了"及时雨"，给中小型企业发展提供了良好的发展环境。此次会议不仅适应了"三电工程"和"大通关"工程当前的发展形势，更进一步让广大企业得到信息化快捷便利的实惠，优化了太仓地区的投资软环境，深受企业欢迎。

试问：电子检验的具体过程是什么？

任务五　直通放行制度及绿色通道制度认知

一、直通放行制度

1. 直通放行制度的概述

为了适应我国经济和外贸发展的新要求，促进国民经济和对外贸易持续、协调、健康发展，进一步推动出入境检验检疫"大通关"建设，提高进出口货物通关效率，根据《中华人民共和国进出口商品检验法》和《中华人民共和国进出口商品检验法实施条例》等法律法规的规定，海关总署决定实施进出口货物检验检疫直通放行制度。

自2009年1月1日起，国家质检总局实施直通放行制度。凡符合国家质检总局直通放行制度要求的进出口企业，经向所在地的直属海关申请获得批准后，可享受直通放行，向出口商品产地或进口商品到货地主管海关直接报检，口岸海关凭产地或到货地主管海关签发的通关单放行。

检验检疫直通放行是指主管海关对符合规定条件的进出口货物实施便捷高效的检验检疫

放行方式，包括进口直通放行和出口直通放行。进口直通放行是指对符合条件的进口货物，口岸主管海关不实施检验检疫，货物直运至目的地，由目的地主管海关实施检验检疫的放行方式。出口直通放行是指对符合条件的出口货物，经产地主管海关检验检疫合格后，企业可凭产地主管海关签发的通关单在报关地海关直接办理通关手续的放行方式。

2. 申请实施直通放行的企业应符合的条件

（1）严格遵守国家出入境检验检疫法律法规，2 年内无行政处罚记录；

（2）检验检疫诚信管理（分类管理）中的 A 类企业（一类企业）；

（3）企业年进出口额在 150 万美元以上；

（4）企业已实施 HACCP 或 ISO 9000 质量管理体系，并获得相关机构颁发的质量体系评审合格证书；

（5）出口企业同时应具备对产品质量安全进行有效控制的能力，产品质量稳定，主管海关实施检验检疫的年批次检验检疫合格率不低于 99%，1 年内未发生由于产品质量原因引起的退货、理赔或其他事故。

除相关公告规定的一些条件外，年进出口额在 50 万美元以上，并且企业分类管理等级为一类或二类的工业品生产企业可申请直通放行。

3. 进口直通放行

对在口岸报关的进口货物，报检人选择直通放行的，在口岸主管海关申领"入境货物通关单"（四联单），货物通关后直运至目的地，由目的地主管海关实施检验检疫。口岸主管海关经海关总署电子通关单数据交换平台向海关发送通关单电子数据，同时通过"入境货物口岸内地联合执法系统"将通关单电子数据以及报检及放行等信息发送至目的地主管海关。通关单备注栏应加注"直通放行货物"字样并注明集装箱号。

对在目的地报关的进口货物，报检人选择直通放行的，直接向目的地主管海关报检。目的地主管海关在受理报检后，签发"入境货物通关单"（三联单）。目的地主管海关经海关总署电子通关单数据交换平台向海关发送通关单电子数据的同时，通过"入境货物口岸内地联合执法系统"将通关单电子数据、报检及放行等信息发送至入境口岸主管海关。通关单备注栏应加注"直通放行货物"字样并注明集装箱号。

实施进口直通放行的货物应符合下列条件。

（1）未列入《不实施进口直通放行货物目录》；

（2）来自非疫区（含动植物疫区和传染病疫区）；

（3）用原集装箱（含罐、货柜车，下同）直接运输至目的地；

（4）不属于海关总署规定须在口岸进行查验或处理的范围。

4. 出口直通放行

企业选择出口直通放行方式的，办理报检手续时，应直接向产地主管海关申请出境货物通关单，并在报检单上注明"直通放行"字样。

产地主管海关检验检疫合格并对货物集装箱加施封识后，直接签发通关单，在通关单备注栏注明出境口岸、集装箱号、封识号，经海关总署电子通关单数据交换平台向海关发送通关单电子数据。产地主管海关要逐步实现 GPS 监控系统对直通放行出口货物运输过程的监控。

申请实施出口直通放行的货物应在《实施出口直通放行货物目录》内，但下列情况不实施出口直通放行。

（1）散装货物；

（2）出口援外物资和市场采购货物；

（3）在口岸需更换包装、分批出运或重新拼装的；

（4）双边协定、进口国或地区要求等须在口岸出具检验检疫证书的；

（5）海关总署规定的其他不适宜实施直通放行的情况。

5. 停止直通放行的情形

有下列情况之一的，由所在地主管海关填写"停止直通放行通知单"，报直属海关审核同意后，停止其进出口直通放行，并报海关总署备案。

（1）企业资质发生变化，不再具备相关规定条件的；

（2）出口直通放行的货物因质量问题发生退货、理赔，造成恶劣影响的；

（3）直通放行后擅自损毁封识、调换货物、更改批次或改换包装的；

（4）非直通放行货物经口岸查验发现有货证不符的；

（5）企业有其他违法违规行为，受到违规处理或行政处罚的。

停止直通放行的企业 1 年内不得重新申请直通放行。

 小案例

> 浙江某有限公司货值 7.5 万美元的橘子罐头，由衢州检验检疫局完成检验检疫直通放行，在宁波港顺利通关出口德国。该公司有关人士表示，以往出口产品在衢州查检后，需要口岸检验检疫局出具通关单，时间要耽搁两三天不说，口岸局查验时还要翻动货物，人工费用不小，还可能造成货物损失。现在由衢州检验检疫局出具直通放行单，可以直接到海关报关，出口时间提速，货损也减少。直通放行将过去口岸、内地两道关口变为一道关口，真正实现了一次报检、一次检验检疫、一次放行，不仅提高了通检效率，而且为企业节省了口岸查验所需时间以及吊箱、仓储等费用，减少了企业运营成本。该公司橘子罐头出口直通放行，是国家质检总局推行检验检疫直通放行制度以来，衢州完成的首批检验检疫直通放行产品。
>
> 试问：直通放行的意义有哪些？

二、绿色通道制度认知

 小案例

> 2017 年 9 月四川出入境检验检疫局制定了多项便于中国西部国际博览会（以下简称"西博会"）人员出入境、货物快速通关的措施，积极开辟参会参展"绿色通道"，简化物资报检手续。西博会物资出入境时，口岸检验检疫机构优先受理，并简化报检手续。

设立报检专用窗口和检验检疫专用通道。实行 24 小时预约报检制度，提供提前预报检，实行优先检验检疫、优先出证、优先通关。

实行"提前预约，快速查验"制度。对需在四川省内实施口岸查验的西博会物资，口岸检验检疫机构在接到相关单证后，第一时间与报检单位约定查验时间和地点，实行"快速查验、快速检疫处理、快速放行"。参展物资实行联合通关作业。四川出入境检验检疫局与海关等相关部门实行"联合办公、共同查验、一站式服务"的工作机制，确保参展物品入境快速通关。在西博会展览现场设立检验检疫现场服务点，提供现场服务，加强现场监管。

加强西博会入境物资监管。所有进口参展物品由各组展单位统一向四川出入境检验检疫局备案登记，展会结束后核销。各参展单位要建立销售档案，保证产品溯源。

试问：实行绿色通道制度的条件是什么？

1. 绿色通道制度概述

检验检疫绿色通道制度（简称"绿色通道制度"）是指，对于诚信度高、产品质量保障体系健全、质量稳定、具有较大出口规模的生产、经营企业（含高新技术企业、加工贸易企业），经海关总署审查核准，对其符合条件的出口货物实行产地检验检疫合格，口岸主管海关免予查验的放行管理模式。

绿色通道制度实行企业自愿申请原则。

海关总署主管全国出口货物绿色通道制度的监督管理和实施绿色通道制度企业的核准工作。

海关总署设在各地的直属海关负责所辖地区实施绿色通道制度企业的审查和监督管理工作。

海关总署设在各地的主管海关负责所辖地区实施绿色通道制度企业的申请受理、初审和日常管理工作。

海关总署根据出口货物检验检疫的实际情况以及绿色通道制度的实施情况确定、调整实施绿色通道制度出口货物的范围。

散装货物、品质波动大、易变质和需在口岸换发检验检疫证书的货物，不实施绿色通道制度。

2. 检验检疫绿色通道制度企业需具备的条件

（1）企业具有良好信誉，诚信度高，年出口额 500 万美元以上；

（2）企业已实施 ISO 9000 质量管理体系，并且获得相关机构颁发的生产企业质量体系评审合格证书；

（3）企业出口货物质量长期稳定，2 年内未发生过进口国质量索赔和争议；

（4）企业 1 年内无违规报检行为，2 年内未受过主管海关行政处罚；

（5）企业根据海关总署有关规定实施生产企业分类管理的，应当属于一类或者二类企业；

（6）企业根据相关的法律法规及双边协议规定，必须使用原产地标记的，且应当获得原产地标记注册；

（7）企业符合海关总署规定的其他条件。

申请企业应当对以下内容做出承诺。

（1）遵守出入境检验检疫法律法规和《出入境检验检疫报检规定》；

（2）采用电子方式进行申报；

（3）出口货物货证相符、批次清楚、标记齐全，可以实施封识的必须封识完整；

（4）产地主管海关检验检疫合格的出口货物在运往口岸过程中，不发生换货、调包等不法行为；

（5）自觉接受主管海关的监督管理。

申请实施绿色通道制度的企业，应当到所在地主管海关索取并填写"实施绿色通道制度申请书"（见表2-3），同时提交申请企业的 ISO 9000 质量管理体系认证证书（复印件）及其他有关文件。

表 2-3 实施绿色通道制度申请书

申请企业：

申请日期：

申请单位名称						
报检单位登记号			联系人		联系电话	
年出口量	批次					
	金额（万美元）					
出口主要产品						
ISO 质量管理体系 审核证书号码						
本企业申请实施绿色通道制度并承诺如下内容： 1. 遵守出入境检验检疫法律法规和《出入境检验检疫报检规定》； 2. 采用电子方式进行申报； 3. 出口货物货证相符、批次清楚、标记齐全，可以实施封识的必须封识完整； 4. 产地主管海关检验合格的出口货物在运往口岸过程中，不发生换货、调包等不法行为； 5. 自觉接受主管海关的监督管理。						
申请单位 法人代表签字： 申请单位印章 年 月 日						
施检部门审核意见					年 月 日	
检务部门审核意见					年 月 日	
直属海关 审核意见					年 月 日	
备注						

3. 绿色通道制度管理

符合以下规定的，产地主管海关按照实施绿色通道制度受理报检。

（1）实施绿色通道制度的自营出口企业，报检单位、发货人、生产企业必须一致；

（2）实施绿色通道制度的经营性企业，报检单位、发货人必须一致，其经营的出口货物必须由获准实施绿色通道制度生产企业生产。

主管海关工作人员在施检过程中发现有不符合实施绿色通道制度要求的，应当在检验检疫工作流程或者相关的检验检疫工作记录的检验检疫评定意见一栏加注"不符合实施绿色通道制度要求"字样。

产地主管海关应当对实施绿色通道制度出口货物的报检单据和检验检疫单据加强审核，对符合条件的必须以电子转单方式向口岸主管海关发送通关数据，在实施转单时，应当输入确定的报关口岸代码并出具"出境货物转单凭条"。

对于实施绿色通道制度企业的出口货物，口岸主管海关应当进入 CIQ2000 系统报检子系统启动绿色通道功能。口岸主管海关应当严格审查电子转单数据中实施绿色通道制度的相关信息；对于审查无误的，不需查验，直接签发"出境货物通关单"。

实施绿色通道制度的企业在口岸对有关申报内容进行更改的，口岸主管海关不得按照绿色通道制度的规定予以放行。

口岸所在地直属海关核实无误的，通报产地直属海关；产地直属海关暂停对该企业实施绿色通道制度，并向海关总署报送取消该企业实施绿色通道制度资格的意见；海关总署核实后，取消该企业实施绿色通道制度的资格。

任务六　无纸化报检认知

一、无纸化报检概述

无纸化报检是指符合条件的报检企业实施电子报检后，对通过集中审单系统和电子监管系统校验而未被系统拦截的，无需向主管海关提供纸质报检资料，直接凭报检号办理签证放行手续的业务模式。原来报检过程需要提供的报检资料主要由企业自行保存等方式保存，免予在每次报检时提供纸质资料，达到提高通关放行效率的目的。

无纸化报检仅限于报检及签证放行等通关环节的管理，不改变现行业务管理要求。

二、无纸化报检企业条件及实施范围

实施无纸化报检的企业需符合以下条件。

（1）遵守检验检疫各类法律法规，近一年来无严重的违规行为，且近三年未受过检验检疫部门行政处罚。

（2）企业诚信度好，在检验检疫诚信体系管理中评级为 B 级以上，包括进出口货物收发货人、代理报检企业等均可通过"全国检验检疫无纸化系统"企业端申请无纸化企业备案，新备案未满一年的企业参照 B 级管理进行备案。代理报检企业的委托人（即收发货人）也应同时进行无纸化企业备案。原已在无纸化系统中备案的企业，登录"全国检验检疫无纸化系统"时将提示已备案，但需在规定的期限，将组织机构代码、营业执照、税务登记证和企业承诺书等企业资质材料以"变更申请"形式补充至"全国检验检疫无纸化系统"中。

（3）建立了有效的报检批次可追溯性体系，可通过"无纸化报检批次清单"有效追溯到货物生产及出口相关记录。

（4）具有规范的档案管理体系，档案查找能做到快速、准确和完整，能自觉接受检验检疫部门的管理；严格遵守检验检疫法律法规，两年内无行政处罚记录。

（5）具有在主管海关注册的报检员，并要求报检员具有一年以上的从业经验，且在最近的一个扣分周期内扣分不超过 3 分。

（6）企业自行安装有报检软件，并列入电子监管快速核放或"诚信站式审单"企业名单。

三、无纸化报检申请

（一）申请

出入境检验检疫信用 B 级以上的进出口企业和代理报检企业可以申请无纸化报检。企业向报检所在地主管海关提出无纸化报检申请，经主管海关核准后取得无纸化企业资格。无纸化企业可以在主管海关确定的业务范围内实施无纸化报检。实施无纸化报检企业申请表见表 2-4。

表 2-4　实施无纸化报检企业申请表

企业名称			
企业类型	□生产企业　□贸易企业　□代理企业		
组织机构代码		备案号	
信用等级		申报端服务商	
主要产品		上年度 批次/金额	
联系人		联系电话	
企业承诺	本企业申请为检验检疫无纸化报检企业，并作如下承诺，如有虚假愿承担法律责任： (1)严格遵守检验检疫法律法规和规章规定； (2)承诺电子报检信息完整、准确、真实； (3)按照要求做好自存档案管理，配合主管海关调阅档案； (4)自觉接受主管海关的无纸化专项监督管理。 企业法人签名(公章)：		
检验检疫 审核意见	业务处室意见 负责人： 日期：	检务部门意见 负责人： 日期：	
备注			

申请无纸化报检的企业应在全国检验检疫无纸化系统（网址：http://wzh. szciq. gov. cn：8080/cnwzhdecl/）中上传以下资料的电子扫描件。

（1）"无纸化报检企业承诺书"（见表2-5）一份，原件的彩色扫描件或照片，文件小于1MB；

表 2-5　无纸化报检企业承诺书

本企业（企业名称及报检企业备案编号），出入境检验检疫信用等级_____级，自愿申请无纸化报检方式，并郑重承诺：
一、遵守出入境检验检疫法律法规及有关规定，依法报检；
二、严格按照要求提交报检单证和电子数据，保证报检单证和电子数据真实、准确、一致，并承担法律责任；
三、严格按照要求建立完善、有效、可追溯的报检档案管理制度；
四、自觉接受主管海关的监管，检验检疫机构需要审核纸质单证或调阅报检档案的，积极予以配合。
企业法人代表/负责人签名：
日　　期：
企业公章：

（2）营业执照一份，原件的彩色扫描件或照片，复印件需加盖企业公章，文件小于1MB；

（3）组织机构代码证一份，原件的彩色扫描件或照片，复印件需加盖企业公章，文件小于1MB；

（4）税务登记证一份，原件的彩色扫描件或照片，复印件需加盖企业公章，文件小于1MB；

（5）三证合一的企业只需营业执照，无需组织机构代码证、税务登记证。

（二）无纸化企业享受的便利报检放行措施

（1）可以通过海关总署认可的电子申报企业端软件向主管海关发送报检数据项，免予提交出入境报检单。

（2）合同、发票、装箱单、提单、信用证等贸易性单证由企业自行建档保存，报检时可不向主管海关提交，特殊条款应在报检单备注栏中加以说明。

（3）报检委托书、符合性声明、第三方检测报告、加工贸易合同等可多次使用的随附资料，在首次报检时提交主管海关确认备案后自行留存，再次报检时免予提交纸质资料。

（4）报检时可不提交强制性认证证书，以及企业注册/备案/许可证书等主管海关签发的相关证书，只申报证书号码。

（5）进口货物，出口国官方机构与海关总署签署证书无纸化合作协议的，报检时可不提交检验检疫证书，只需申报证书号码。

（6）出口货物在口岸凭换证凭条换取通关单的，可不提交出境货物换证凭条，只需申报电子转单号和密码。

（7）入境流向报检的货物，企业可凭口岸主管海关的电子转单号或报检号到目的地主管海关办理报检业务，不再提供相关纸质单据。

（8）实施通关单无纸化的，主管海关不再签发纸质通关单，直接发送通关单电子数据。

（9）无纸化企业可将留存的报检随附单证转化为电子文件发送主管海关指定平台保存。

四、无纸化报检申请流程图

（1）对实施无纸化报检模式的，报检企业发送的电子报检数据经过集中审单和电子监管系统自动审核后，对于未被电子监管系统拦截的，企业不再需要打印纸质报检单，只需填写"无纸化报检批次清单"，并直接将"无纸化报检批次清单"提交检务部门，检务部门凭"无纸化报检批次清单"办理计/收费、签发证等手续。企业报检时无需再提供合同、发票、装箱单、厂检记录单等纸质资料，原来需要提供的报检资料由企业自行保存，但如涉及检测报告等特殊要求的，企业报检时需同时携带相关资料供检务部门抽查验证。

（2）对于电子监管系统因查验或验证等原因拦截的批次，企业仍需要提供完整的纸质报检资料，按照传统流程操作。

（3）获得无纸化报检资格的企业应建立针对无纸化报检工作的管理制度，并指定专人负责电子报检数据的录入和审核工作，确保报检数据的准确性。对于客观原因导致发送错误的报检数据，应在三个工作日内办理报检撤销手续，所有撤销报检的批次，均应按照撤销报检规范办理撤销手续。

代理报检企业应确认代理的收发货人已在全国检验检疫无纸化系统进行无纸化企业备案，联系检务科审批。具体流程见图 2-3。

五、无纸化报检监督管理

1. 报检批次的追溯管理

无纸化报检企业应建立报检档案管理制度，无纸化报检的相关资料由企业自行保存，企业可根据实际情况采用电子信息或纸质文档的方式保存，保存期限为：入境报检资料应保存三年以上，出境报检资料应保存两年以上。应保存的资料包括："无纸化报检清单"、出口合同和发票、工厂检验报告单、生产及进出口记录及其他相关报检相关资料。企业所有的资料应该可以通过企业的"无纸化报检清单"追溯到相应的记录。

企业应加强内部管理，严格按照质量体系运作，建立内部管理机制以保证报检批次的可追溯性，并建立便于检索的报检资料管理制度。追溯制度和报检资料管理制度发生变化的，在一个月内报备海关。报检资料管理和追溯制度应包括以下几点。

（1）建立出口批次清单，清单应该做到报检号码和报关单号码、货柜号码或者车牌号码对应。

（2）结合企业内部管理体系，保存出口货物在工厂内部主要环节的记录以及相应报检单证。相关记录和单证可不按照报检号单独归档，可结合企业具体管理体系在各环节记录保存，但是要做到可追溯，追溯期限为两年。保存的单证和记录可以是电子数据或者纸质资料，或者直接调用内部管理系统数据。

（3）建立无纸化报检批次的追溯体系，能通过"无纸化报检批次清单"和报检数据追踪至货物具体的订单、生产以及厂检、出货报关等主要环节的记录。

2. 无纸化报检专项检查

各地海关根据企业不同信用等级定期开展无纸化报检专项检查，检查频率为：AA、A 类企业或者一类企业每年一次；B 类企业和二类企业每半年一次；C 类和三类企业每季度一次。

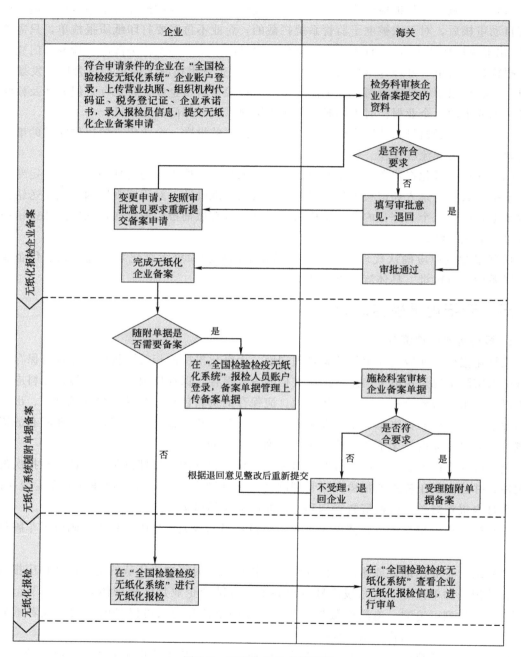

图 2-3　无纸化报检申请流程

检查内容包括：企业报检资料追溯体系管理及存档资料的可追溯性情况；存档资料是否与 CIQ2000 获取信息一致；凭证报检相关备案证书/单是否在有效期内等。

检查中如发现企业未按规定保存相关资料或者追溯体系失效等不符合要求的，暂停该企业的无纸化报检资格直至整改合格。三次发现企业未按照规定不符合要求的，取消其无纸化报检资格。

|† †|† 小案例

> 宁波某国际货运代理有限公司于 2016 年 12 月 13 日 15 时 13 分向宁波检验检疫局无纸化报检两批进口货物。经自动审单系统随机抽查后，其中一批未抽中查验，15 时 15 分信息化系统自动发送电子放行指令到港区电子放行闸口，同时将通关单电子信息发送给海关，并通过信息化系统告知报检企业该批货物已放行，2 分钟即完成全部检验检疫手续。另一批货物抽中查验，信息化系统会发送查验指令到港务部门，要求将需查验集装箱移至查验场地，同时信息化系统将查验任务自动推送到查验人员的无纸化终端，12 月 14 日上午 10 时集装箱移箱到位后，查验人员即开展现场查验，查验合格后通过无纸化终端完成结果登记，并通过信息化系统发送电子放行指令到港区电子放行闸口，同时将通关单电子信息发送给海关，前后仅用 1 个工作日。无纸化为该报检企业平均每批可节省通关时间 1～2 个工作日，企业运营成本进一步压缩，货物通关效率进一步提升。
>
> 试问：无纸化报检的工作程序是什么？

六、无纸化企业应遵守的诚信管理要求

（1）应真实全面提交电子数据，对有关电子数据和电子证单承担法律责任，并在申请时作出书面承诺。

（2）应按照主管海关的要求对留存报检随附单据建档保存，保管期限为：进境 2 年；出境 3 年。档案保管期间，主管海关可根据工作需要调阅，企业应积极配合。

（3）应自觉接受主管海关监管，如发生不如实报检及其他违反检验检疫法律法规等行为的，主管海关视情节轻重取消或暂停其无纸化报检资格。无纸化报检资格取消半年后方可重新申请。

小　　结

（1）进出口商品归类是海关监管、海关征税及海关统计的基础，正确申报商品的归类是进出口货物收发货人或其代理人应尽的法律义务，归类的正确与否与报关人的利益密切相关，影响进出口货物的通关效率。

（2）报检单位按其登记性质分为自理报检单位和代理报检单位。自理报检单位实行备案管理制度；代理报检单位实行注册登记制度。

（3）报检员是指在外贸企业、代理报检企业等企业和机构中专业从事出入境检验检疫报检业务的人员。报检员在办理报检业务时，应当出示报检员证，遵守出入境检验检疫法律法规和有关规定，并承担相应的法律责任。

（4）电子检验检疫的程序主要有电子申报、电子监督、电子放行。

（5）无纸化报检是指符合条件的报检企业实施电子报检后，对通过集中审单系统和电子监管系统校验而未被系统拦截的，无须向检验检疫机构提供纸质报检资料，直接凭报检号办理签证放行手续的业务模式。

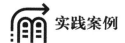 **实践案例**

案例分析

某国际货运代理有限公司于 2017 年 2 月 13 日 15 时 13 分向上海检验检疫局无纸化报检两批进口货物。经自动审单系统随机抽查后，其中一批未抽中查验，15 时 15 分信息化系统自动发送电子放行指令到港区电子放行闸口，同时将通关单电子信息发送给海关，并通过信息化系统告知报检企业该批货物已放行，2 分钟即完成全部检验检疫手续。另一批货物抽中查验，信息化系统会发送查验指令到港务部门，要求将需查验集装箱移至查验场地，同时信息化系统将查验任务自动推送到查验人员的无纸化终端，2 月 14 日上午 10 时集装箱移箱到位后，查验人员即开展现场查验，查验合格后通过无纸化终端完成结果登记，并通过信息化系统发送电子放行指令到港区电子放行闸口，同时将通关单电子信息发送给海关，前后仅用 1 个工作日。无纸化为该报检企业平均每批可节省通关时间 1~2 个工作日，企业运营成本进一步压缩，货物通关效率进一步提升。

业务操作

由 2~4 人组成一个小组，讨论在本行业是否有类似案例，本案例的核心优势在哪里。

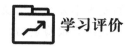 **学习评价**

一、单项选择题

1. 甲公司委托乙公司从国外进口一批生产原料，并由丙加工厂代为加工，以下表述正确的是（   ）。

   A. 入境货物报检单中的"收货人"应填写甲公司的名称

   B. 入境货物报检单中的"发货人"应填写乙公司的名称

   C. 入境货物报检单中的"目的地"应填写丙加工厂所在的地区名称

   D. 甲公司、乙公司和丙加工厂均须事先办理报检单位登记备案手续

2. 报检员证的有效期为 2 年，期满之日前（   ）天，报检员应向发证主管海关提出

审核申请，同时提交审核申请书。

A. 15   B. 20

C. 30   D. 60

3. 主管海关对代理报检单位实行年度审核制度。代理报检单位应当在每年（　　）前向所在地直属海关申请年度审核，并提交上一年度的"年审报告书"。

A. 12 月 31 日   B. 6 月 30 日

C. 3 月 31 日   D. 1 月 31 日

4. 根据《出入境检验检疫代理报检代理报检管理规定》，以下情况中，（　　）属于须具备代理报检资格的单位才可以从事的报检业务。

A. 某服装生产厂为外贸公司采购该厂生产的服装办理出境报检手续

B. 某外贸公司代理某生产厂进口加工原料并办理入境报检手续

C. 某货运代理公司为本公司进口的货物办理入境报检手续

D. 某外贸公司为其他外贸公司出口的货物办理出境报检手续

5. 关于强制性产品认证，以下表述错误的是（　　）。

A. 中国国家认证认可监督管理委员会主管全国认证认可工作

B. 认证标志的名称为"中国强制性认证"

C. 认证范围内的商品应加贴"CCC"标志

D. 只有强制性认证产品的生产者方可提出产品认证申请

6. 申请人应向其（　　）主管海关申请办理自理报检单位备案登记。

A. 工商注册所在地   B. 进口业务发生地

C. 出口业务发生地   D. 货物报关地

7. 关于自理报检单位的权利，以下表述错误的是（　　）。

A. 根据法律法规规定办理出入境货物的报检手续

B. 可要求主管海关必须在合同规定的装运期限内完成检验检疫工作

C. 可要求主管海关及其工作人员对所提供的报检资料予以保密

D. 对检验检疫结果有异议的，可按规定申请复验

8. 根据有关规定，自理报检单位的报检人员凭（　　）办理报检手续。

A. 报检员资格证书   B. 出境货物换证凭条

C. 自理报检单位备案登记证明书   D. 报检员证

9. 以下关于报检员证的表述，正确的是（　　）。

A. 报检员证可转借他人使用

B. 报检员证的有效期为 3 年

C. 报检员应在报检员证有效期届满 30 日前提出延期申请

D. 报检员须经培训并考试合格后，方可延长报检员证有效期

10. 现行《海关实施检验检疫的进出境商品目录》中的"商品编码"由（　　）位数字组成。

A. 6   B. 8

C. 10   D. 11

11. 自理报检单位在首次报检时须先办理（　　）登记手续，取得报检单位代码，方可办理相关检验检疫报检/申报手续。

A. 许可 　　　　　　　　　　　　B. 备案

C. 注册 　　　　　　　　　　　　D. 审批

12. 出境货物受理电子报检后，报检人应按受理报检信息的要求，在（　　）提交报检单和随附单据。

A. 实施检验检疫前 　　　　　　　B. 实施检验检疫时

C. 通关放行时 　　　　　　　　　D. 通关放行后

二、多项选择题

1. 对于某报检员的以下行为，主管海关可取消其报检资格，吊销报检员证的有（　　）。

A. 未如实申报入境法检货物的最终目的地，致使货物无法落实检验检疫

B. 报检时提供虚假的"无木质包装声明"

C. 买卖"入境货物通关单"

D. 涂改"入境货物检验检疫证明"

2. 以下关于代理报检单位权利和义务的表述正确的有（　　）。

A. 报检时必须提交符合主管海关要求的代理报检委托书

B. 有权要求主管海关保守有关商业秘密

C. 有义务代委托人交纳检验检疫费

D. 可以授权他人以自己的名义从事代理报检业务

3. 以下关于电子转单的表述，正确的有（　　）。

A. 须在口岸实施检验检疫并出证的出境货物暂不实施电子转单

B. 主管海关对电子转单的货物不再出具"出境货物换证凭单"

C. 已办理电子转单的货物，不能再向产地主管海关申请出具其他证书

D. 已办理电子转单的货物在口岸出运时由于短装需要减少数重量的，仍可向口岸主管海关申请"出境货物通关单"

4. 申请实施绿色通道制度的企业应具备的条件包括（　　）。

A. 具有一定的生产规模，年出口货物报检量在 1000 批次以上

B. 出口货物质量长期稳定，2 年内未发生过进口国质量索赔和争议

C. 1 年内无违规报检行为

D. 2 年内未受过主管海关行政处罚

5. 关于自理报检单位备案登记，以下表述正确的有（　　）。

A. 自理报检单位首次办理报检业务前须办理备案登记手续

B. 自理报检单位应向报检业务发生地主管海关申请备案

C. 申请备案登记的单位应有一名以上持有报检员资格证书的人员

D. 自理报检单位备案登记后，可在任一主管海关办理自理报检业务

6. 以下所列报检员从事报检活动中的行为，主管海关将取消其报检资格、吊销报检员证的有（　　）。

A. 提供虚假合同、发票　　　　　B. 转借报检员证

C. 伪造检验检疫证单　　　　　　D. 涂改通关单

7. 为提高进出境货物的通关速度，主管海关积极推进"大通关"进程，开发建设了中国电子检验检疫系统工程，并逐渐形成了由（　　　）组成的"三电工程"。

A. 电子通关　　　　　　　　　　B. 电子申报

C. 电子监管　　　　　　　　　　D. 电子放行

8. 关于电子监管，以下表述正确的有（　　　）。

A. 出口电子监管对产品质量控制实现了全面电子化管理

B. 进口电子监管对货物的检验检疫监管信息实现了全面电子化管理

C. 实施电子监管可帮助企业建立科学的产品管理和质量管理体系

D. 实施电子监管大大提高了进出境货物通关速度

9. 以下所列属于申请实施绿色通道制度企业应具备的条件的有（　　　）。

A. 具有良好信誉，诚信度高

B. 已实施 ISO 9000 质量管理体系

C. 出口货物质量长期稳定

D. 一年内无违规报检行为，两年内未受过主管海关行政处罚

10. 国家依法对涉及（　　　）的产品实行统一的强制性产品认证制度。

A. 人类健康和安全　　　　　　　B. 动植物生命和健康

C. 环境保护　　　　　　　　　　D. 公共安全

三、判断题

1. 代理报检单位在接受委托办理报检等相关事宜时，应当遵守出入境检验检疫有关法律法规和规定，并对代理报检各项内容的真实性、合法性负责，承担相应的法律责任。（　　　）

2. 获得报检员资格证的人员，2 年内未从事报检业务的，其报检员资格证自动失效。

（　　　）

3. 2005 年 1 月 1 日起实施的《出入境检验检疫机构实施检验检疫的进出境商品目录》，HS 编码统一调整为不含小数点的 10 位数字。（　　　）

4. 免验企业不得改变免验商品范围，如有改变，应当重新申请办理免验手续。（　　　）

5. HS 分类目录的类注释、章注释和子目注释 HS 不可分割的部分，与 HS 品目条文一样具有同等效力。（　　　）

6. 中国电子检验检疫是国家电子政务重点信息系统"金质工程"的重要组成部分。

（　　　）

7. 取得报检员证的人员，可以兼任两个公司的报检工作。（　　　）

8. 自理报检单位办理出口报检业务时，"出境货物报检单"中的"发货人"可与"报检单位"不一致。（　　　）

9. 货物名称不得填写笼统的商品类，必须填写具体的名称，需要时可填写货物的型号、规格或牌号。（　　　）

10. 认证标志是《实施强制性产品认证的产品目录》中产品准许其出厂销售、进口和使用的证明标记。（　　　）

四、简答题

1. 简述无纸化报检的含义。

2. 概述代理报检单位的权利、义务及责任。

3. 电子检验检疫工作的一般程序。

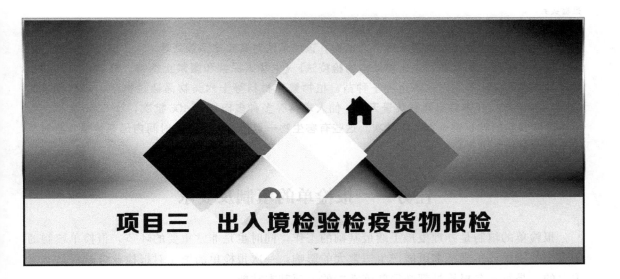

项目三　出入境检验检疫货物报检

知识目标

◆ 掌握报检单的填制
◆ 了解出入境检验检疫货物一般报检和动植物检验检疫
◆ 了解入境货物检验检疫工作程序
◆ 认识特殊监管区域货物的报检
◆ 掌握办理特殊出境货物的报检及出境货物报检单的填制方法

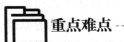

能力目标

◆ 通过掌握报检单的填制以及了解一般出入境检验检疫的相关知识能够在实践操作中具体运用
◆ 能够根据具体货物性质掌握进出口报检要求
◆ 能够进行出入境货物报检的区分
◆ 能够进行出入境货物报检单的制作

重点难点

◆ 掌握进出境报检单的填制
◆ 理解一般报检和动植物报检要求

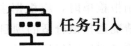

任务引入

2017年4月1日，南京某机场检验检疫局从一名韩国籍旅客行李中截获多肉植物8箱、1496株，为国内单批数量最大违规携带入境多肉植物。该局依法对其实施销毁处理。

根据《中华人民共和国进出境动植物检疫法》《中华人民共和国禁止携带、邮寄进境的动植物及其产品名录》等规定，禁止种子种苗、植物繁殖材料等十六类物品通过携带、邮寄等方式进境。2017年，江苏口岸共截获景天科、仙人掌科等多种多肉植物106批次，计8000余株，检出新菠萝灰粉蚧等有害生物462种次。这些有害生物一旦传入，可在短时间内迅速传播，将对我国生物安全造成很大风险。

任务一　报检单的填制及要求

报检单的填制是办理报检手续最基础的工作，同时也是非常重要的环节，报检单填制的一个小的错误或不规范都可能产生非常大的影响，一次报检单的填制对报检业务过程是非常重要的，是每一名报检员都必须熟练掌握的一项基本技能。

一、报检单填制的基本要求

报检时必须使用海关总署统一印制的报检单，经常使用的报检单主要有："入境货物报检单""出境货物报检单""出入境货物包装检验申请单"。

1. 填制的一般要求

（1）企业应按所申报货物的信息准确填制报检单。填制内容应与随附单证相符。报检单填制应完整、准确、真实，不得涂改，对无法填写的栏目或无需填写内容的栏目，统一填制为"＊＊＊"。

（2）填制完毕的报检单应加盖报检单位公章或已经向主管海关备案的"报检专用章"，报检人应在签名栏手签，不得打印或代签。

（3）填制完毕的报检单在发送数据和办理报检手续前必须认真审核，检查是否有错填、漏填的栏目，所填写的各项内容必须完整、准确、清晰，不得涂改。

（4）企业向主管海关发送电子申报数据后，须打印纸质报检单并持报检单及相关随附单据办理报检手续。企业应保证纸质报检单内容与电子数据信息完全一致。

2. 注意的问题

（1）纸质单据与电子数据不一致。有的企业在电子申报系统中录入报检数据时，可能会因为复制之前单据忘记修改或其他疏忽造成所发送的电子数据有误。报检员发现后，往往只是在打印纸质报检单时进行了修改，并打印出报检单，但是对电子数据却没有进行相应的修改，这是造成纸质单据和电子数据不一致最常见的原因。在日常工作中，企业必须按照成功发送的电子数据打印纸质报检单。对于已经受理报检的电子数据有误的，须填写更改单至主管海关办理更改手续。

（2）空项。有的报检员在发送电子数据和填制报检单时，对系统设定的非必输项不录入任何数据，还有的在应录入数据的项目内填制"＊＊＊"。这都是不符合报检单填制要求的。

（3）填制不规范。报检员在填制报检单时，应根据主管海关的要求规范地录入报检单。对于需要选择的项目，应按照实际情况选择最合适的项目。在填制和选择时，不能填制较笼统或不确切的内容。例如：有的报检员在填制报检单时，"用途"一栏不管什么货物一律都选择"其他"，这种做法在日常工作时是必须要避免的。

二、"入境货物报检单"填制要求

为了认真贯彻执行党中央国务院下发的《有关深化党和国家机构改革方案》，海关总署制定了《全国通关一体化关检业务全面融合框架方案》，明确了关检业务融合的目标、原则和思路。以此为基础，依据综合统计司、稽查司、监管司等业务司局下发企业管理、统一单证申报相关业务实施方案及任务书，在中国国际贸易单一窗口已建成果基础上，数据中心配合完成了关检企业资质一次备案、新报关单一次申报系统。

2018 年 8 月 1 号开始使用关检融合后的新版报关单。原报关单和原报检单整合为一张报关单。

新版报关单精简申报项目，由 229 项缩减到 105 项。整合后的 105 项，是指包括了检务项目的所有项目共 105 项。如果不涉检的，就只需要申报 76 项基本申报项目，全口径报检；如果涉检，必须要报 105 项。单证提供一套即可。

新版报关单中填制规范与老版有很大的改变：

① 报关单由原来的竖版改为横版；

② 报关单表体每联由 8 个品名改为 6 个品名；

③ 取消原正本套打报关单；

④ 新增报关单二维码，加入防伪信息。

新版报关单（其中报检内容）的填制如下。

（1）编号。2018 年 8 月 1 日起新版报关单本栏目填报海关接受申报时给予报关单的编号，一份报关单对应一个海关编号。

报关单海关编号为 18 位，其中第 1～4 位为接受申报海关的编号（海关规定的"关区代码表"中相应海关代码），第 5～8 位为海关接受申报的公历年份，第 9 位为进出口标志（"1"为进口，"0"为出口；集中申报清单"I"为进口，"E"为出口），后 9 位为顺序编号。

删除：在海关 H883/EDI 通关系统向 H2000 通关系统过渡期间，后 9 位的编号规则同 H883/EDI 通关系统的要求，即 1～2 位为接受申报海关的编号（海关规定的"关区代码表"中相应海关代码的后 2 位），第 3 位为海关接受申报公历年份 4 位数字的最后 1 位，后 6 位为顺序编号。

（2）境内收货人代码。该项目为必填项，原海关与原报检项目的"收货人"，现改名为"境内收货人"。编码填报 18 位法人和其他组织统一社会信用代码，没有统一社会信用代码的填报其在海关的备案编码。进口填"境内收货人"。

提醒注意：该项目为原海关与原报检项目的"收发货人"，现改名为"境内收货人"。

特殊情况填报要求如下。

① 进出口货物合同的签订者和执行者非同一企业的，填报执行合同的企业。

② 外商投资企业委托进出口企业进口投资设备、物品的，填报外商投资企业，并在标记唛码及备注栏注明"委托某进出口企业进口"，同时注明被委托企业的 18 位法人和其他组织统一社会信用代码（删除：名称及海关注册编码）。

③ 有代理报关资格的报关企业代理其他进出口企业办理进出口报关手续时，填报委托的进出口企业。

（3）进境关别。根据货物实际进境的口岸海关，填报海关规定的"关区代码表"中相应口岸海关的名称及代码。例如：货物实际进境的口岸海关为"广州机场"，则录入"5141"。

提醒注意：进口转关运输货物，填报货物进境地海关名称及代码。按转关运输方式监管的跨关区深加工结转货物，进口报关单填报转入地海关名称及代码。

在不同海关特殊监管区域或保税监管场所之间调拨、转让的货物，填报对方海关特殊监管区域或保税监管场所所在的海关名称及代码。

其他无实际进出境的货物，填报接受申报的海关名称及代码。

（4）进口日期。进口日期填报运载进口货物的运输工具申报进境的日期。无实际进出境的货物，填报海关接受申报的日期。

进口日期为人工录入，入库后系统自动反填。

本栏目为8位数字，顺序为年（4位）、月（2位）、日（2位），格式为"YYYYMMDD"。

提醒注意：该项目为原报关项目的"进出口日期"和原报检项目的"到货发货日期"，现合并为"进出口日期"。录入要求无变化。

（5）备案号。填报进出口货物收发货人、消费使用单位、生产销售单位在海关办理加工贸易合同备案或征、减、免税审核确认等手续时，海关核发的"加工贸易手册"、海关特殊监管区域和保税监管场所保税账册、"征免税证明"或其他备案审批文件的编号。

提醒注意：一份报关单只允许填报一个备案号。

（6）境外发货人代码。该项目为选填项，境外发货人通常指签订并执行进口贸易合同中的卖方。对于AEO互认国家（地区）企业的，编码填报AEO编码，特殊情况下无境外收发货人的，填报"NO"。

（7）消费使用单位。对应原"收货单位"。消费使用单位填报已知的进口货物在境内的最终消费、使用单位的名称，包括：自行从境外进口货物的单位；委托进出口企业进口货物的单位。

2018年8月1日起新版报关单本栏目可选填18位法人和其他组织统一社会信用代码或10位海关注册编码或9位组织机构代码任一项。没有代码的应填报"NO"。

有10位海关注册编码或18位法人和其他组织统一社会信用代码或加工企业编码的消费使用单位，本栏目应填报其中文名称及编码；没有编码的应填报其中文名称。

（8）运输方式。运输方式包括实际运输方式和海关规定的特殊运输方式，前者指货物实际进出境的运输方式，按进出境所使用的运输工具分类；后者指货物无实际进出境的运输方式，按货物在境内的流向分类。

特殊情况填报要求如下。

① 非邮件方式进出境的快递货物，按实际运输方式填报。

② 进口转关运输货物，按载运货物抵达进境地的运输工具填报；出口转关运输货物，按载运货物驶离出境地的运输工具填报。

③ 不复运出（入）境而留在境内（外）销售的进出境展览品、留赠转卖物品等，填报"其他运输"（代码9）。

④ 进出境旅客随身携带的货物，填报"旅客携带"（代码L）。

⑤ 以固定设施（包括输油、输水管道和输电网等）运输货物的，填报"固定设施运输"（代码G）。

无实际进出境货物在境内流转时填报要求如下。

① 境内非保税区运入保税区货物和保税区退区货物，填报"非保税区"（代码 0）。

② 保税区运往境内非保税区货物，填报"保税区"（代码 7）。

③ 境内存入出口监管仓库和出口监管仓库退仓货物，填报"监管仓库"（代码 1）。

④ 保税仓库转内销货物或转加工贸易货物，填报"保税仓库"（代码 8）。

⑤ 从境内保税物流中心外运入中心或从中心运往境内中心外的货物，填报"物流中心"（代码 W）。

⑥ 从境内保税物流园区外运入园区或从园内运往境内园区外的货物，填报"物流园区"（代码 X）。

⑦ 保税港区、综合保税区与境内（区外）（非海关特殊监管区域、保税监管场所）之间进出的货物，填报"保税港区/综合保税区"（代码 Y）。

⑧ 出口加工区、珠澳跨境工业区（珠海园区）、中哈霍尔果斯边境合作区（中方配套区）与境内（区外）（非海关特殊监管区域、保税监管场所）之间进出的货物，填报"出口加工区"（代码 Z）。

⑨ 境内运入深港西部通道港方口岸区的货物，填报"边境特殊海关作业区"（代码 H）。

⑩ 经广东横琴新区和福建平潭综合实验区（简称"综合实验区"）二线指定申报通道运往境内区外或从境内经二线指定申报通道进入综合实验区的货物，以及综合实验区内按选择性征收关税申报的货物，填报"综合实验区"（代码 T）。

⑪ 海关特殊监管区域内的流转、调拨货物，海关特殊监管区域、保税监管场所之间的流转货物，海关特殊监管区域与境内区外之间进出的货物，海关特殊监管区域外的加工贸易余料结转、深加工结转、内销货物，以及其他境内流转货物，填报"其他运输"（代码 9）。

（9）运输工具名称。填报载运货物进出境的运输工具名称或编号。填报内容应与运输部门向海关申报的舱单（载货清单）所列相应内容一致。

航次号：填报载运货物进出境的航次号。填报内容应与运输部门向海关申报的舱单（载货清单）所列相应内容一致。

直接在进出境地或采用全国通关一体化通关模式办理报关手续的报关单填报要求如下。

① 水路运输。填报船舶编号（来往港澳小型船舶为监管簿编号）或者船舶英文名称。

② 公路运输。启用公路舱单前，填报该跨境运输车辆的国内行驶车牌号，深圳提前报关模式的报关单填报国内行驶车牌号＋"/"＋"提前报关"。启用公路舱单后，免予填报。

③ 铁路运输。填报车厢编号或交接单号。

④ 航空运输。填报航班号。

⑤ 邮件运输。填报邮政包裹单号。

⑥ 其他运输。填报具体运输方式名称。

进口转关运输货物的报关单填报要求如下。

① 水路运输。直转、提前报关填报"@"＋16 位转关申报单预录入号（或13 位载货清单号）；中转填报进境英文船名。

② 铁路运输。直转、提前报关填报"@"＋16 位转关申报单预录入号；中转填报车厢编号。

③ 航空运输。直转、提前报关填报"@"＋16 位转关申报单预录入号（或13 位载货清

单号）；中转填报"@"。

④ 公路及其他运输。填报"@"＋16 位转关申报单预录入号（或 13 位载货清单号）。

⑤ 以上各种运输方式使用广东地区载货清单转关的提前报关货物填报"@"＋13 位载货清单号。

采用"集中申报"通关方式办理报关手续的，报关单填报"集中申报"。

无实际进出境的货物，免予填报。

（10）提运单号。填报进出口货物提单或运单的编号。一份报关单只允许填报一个提单或运单号，一票货物对应多个提单或运单时，应分单填报。

直接在进出境地或采用全国通关一体化通关模式办理报关手续的报关单填报要求如下。

① 水路运输。填报进出口提单号。如有分提单的，填报进出口提单号＋"＊"＋分提单号。

② 公路运输。启用公路舱单前，免予填报；启用公路舱单后，填报进出口总运单号。

③ 铁路运输。填报运单号。

④ 航空运输。填报总运单号＋"＿"＋分运单号，无分运单的填报总运单号。

⑤ 邮件运输。填报邮运包裹单号。

进口转关运输货物的报关单填报要求如下。

① 水路运输。直转、中转填报提单号。提前报关免予填报。

② 铁路运输。直转、中转填报铁路运单号。提前报关免予填报。

③ 航空运输。直转、中转货物填报总运单号＋"＿"＋分运单号。提前报关免予填报。

④ 其他运输方式。免予填报。

⑤ 以上运输方式进境货物，在广东省内用公路运输转关的，填报车牌号。

采用"集中申报"通关方式办理报关手续的，报关单填报归并的集中申报清单的进出口起止日期[按年（4 位）、月（2 位）、日（2 位），年（4 位）、月（2 位）、日（2 位）]。

无实际进出境的货物，免予填报。

（11）货物存放地点。该申报项目为条件必填项。该项目数据类型为字符型，最多支持录入 100 位。填报货物进境后存放的场所或地点，包括海关监管作业场所、分拨仓库、定点加工厂、隔离检疫场、企业自有仓库等。

（12）监管方式。根据实际对外贸易情况按海关规定的"监管方式代码表"选择填报相应的监管方式简称及代码。一份报关单只允许填报一种监管方式。

该项目为原报关项目的"监管方式"和原报检项目的"贸易方式"，现合并为"监管方式"，录入要求无变化。

（13）征免性质（选填）。根据实际情况，按海关规定的"征免性质代码表"选择填报相应的征免性质简称及代码，持有海关核发的"征免税证明"的，按照"征免税证明"中批注的征免性质填报。

录入时可根据下拉菜单选择征免性质或按海关规定的"征免性质代码表"录入相应的征免性质代码。例如：一般征税的货物，下拉菜单时可选择"101-一般征税"或录入"101"，栏目自动生成"一般征税"。

一份报关单只允许填报一种征免性质。

提醒注意：加工贸易货物报关单按照海关核发的"加工贸易手册"中批注的征免性质简

称及代码填报。该项目为原报关项目的"征免性质"。

（14）许可证号（选填）。填报进（出）口许可证、两用物项和技术进（出）口许可证、两用物项和技术出口许可证（定向）、纺织品临时出口许可证、出口许可证（加工贸易）、出口许可证（边境小额贸易）的编号。

提醒注意：一份报关单只允许填报一个许可证号。该项目为原报关项目的"许可证号"，录入要求无变化。

（15）启运港。填报进口货物在运抵我国关境前的第一个境外装运港。

提醒注意：未在"港口代码表"中列明的，填报相应的国家名称及代码；货物从海关特殊监管区域内或保税监管场所运至境内区外，填报"港口代码表"中相应海关特殊监管区域或保税监管场所的名称及代码，未在"港口代码表"中列明的，填报"未列出的特殊监管区"及代码；无实际进出境的，本栏目填报"中国境内"。该项目是原报检项目的"启运口岸"。

（16）合同协议号。填报进口货物合同（包括协议或订单）编号。未发生商业性交易的免予填报。

（17）贸易国（地区）。发生商业性交易按海关规定的"国别（地区）代码表"选择填报相应的贸易国（地区）中文名称及代码。进口填报购自国（地区）。

（18）启运国（地区）。按海关规定的"国别（地区）代码表"填报进口货物启始发出直接运抵我国或者在运输中转国（地）未发生任何商业性交易的情况下运抵我国的国家（地区）。例如：申报进口货物的启运国为美国时，根据下拉菜单选择填报"USA-美国"，也可在本栏录入中文"美国"。

（19）经停港。按海关规定的"港口代码表"选择填报进口货物在运抵我国关境前的最后一个境外装运港。

提醒注意：

① 经停/指运港在"港口代码表"中无港口名称及代码的，可选择填报相应的国家名称及代码。例如：若来自或去往的柬埔寨港口在"港口代码表"中无港口名称和对应代码，则填报"柬埔寨"和代码"KHM000"。

② 无实际进出境的货物，填报"中国境内"及代码"CHN000"。

（20）入境口岸。填报进境货物从跨境运输工具卸离的第一个境内口岸的中文名称及代码；采用多式联运跨境运输的，填报多式联运货物最终卸离的境内口岸中文名称及代码；过境货物填报货物进入境内的第一个口岸的中文名称；从海关特殊监管区域或保税监管场所进境的，填报海关特殊监管区域或保税监管场所的中文名称及代码，其他无实际进境的货物，填报货物所在地的城市名称及代码。

提醒注意：该项目是原报检项目的"入境口岸"。

（21）包装种类。按照海关规定的"包装种类代码表"选择填报进出口货物的所有包装材料，包括运输包装和其他包装。其中，运输包装即提运单所列货物件数单位对应的包装，按照海关规定的"包装种类代码表"，填报运输包装对应的 2 位包装种类代码。例如：使用再生木托作为运输包装的，在本栏填报中文"再生木托"或代码"92"。

若还有其他包装，包括货物的各类包装、植物性铺垫材料等，则在"其他包装"栏目的"包装材料种类"中，按照海关规定的"包装种类代码表"填报 2 位包装种类代码，在"包装件数"栏目中填报对应件数数字。例如：其他包装中含有纸制或纤维板制盒（箱）包装的，在本栏填报中文"纸制或纤维板制盒（箱）"或代码"22"。

（22）件数。填报进出口货物运输包装的件数（按运输包装计），不得填报为零，裸装货物填报为"1"。运输包装指提运单所列货物件数单位对应的包装。

提醒注意：

① 舱单件数为集装箱的，填报集装箱个数；

② 舱单件数为托盘的，填报托盘数。

该项目为原报关、报检项目的"件数"。

（23）毛重。填报进出口货物及其包装材料的重量之和，计量单位为千克，不足1千克的填报为"1"。

提醒注意：报关单毛重栏目不得为空，毛重应大于或等于1，不得为"0"。该项目为原报检项目的"毛重"。

（24）净重。填报进出口货物的毛重减去外包装材料后的重量，即货物本身的实际重量，计量单位为千克，不足1千克的填报为"1"。

提醒注意：报关单净重栏目不得为空，净重应大于或等于1，不得为"0"。

（25）成交方式。根据进出口货物实际成交价格条款，按海关规定的"成交方式代码表"选择填报相应的成交方式代码。

例如：该货物的成交方式为CIF，下拉菜单时可选择"1-CIF"或录入"1"，栏目自动生成"CIF"。

提醒注意：无实际进出境的货物，进口录入CIF，出口录入FOB。该项目为原报关项目的"成交方式"。

（26）运费。进口货物运抵我国境内输入地点起卸前的运输费用。运费可按运费单价、总价或运费率三种方式之一填报。

"运费"项下第一栏为"运费标记"栏。当按照运费率申报时，"运费标记"栏选择填报"1-率"；当按照每吨货物的运费单价申报时，"运费标记"栏选择填报"2-单价"；按照运费总价申报时，"运费标记"栏选择填报"3-总价"。

"运费"项下第二栏为"运费/率"栏。当"运费标记"为"1-率"，在本栏填报运费率；当"运费标记"为"2-单价"，在本栏填报运费单价；当"运费标记"为"3-总价"，在本栏填报运费总价。

"运费"项下第三栏为"运费币制"栏。当"运费标记"栏为"1-率"时，本栏免予录入；如"运费标记"为"2-单价"或"3-总价"时，本栏按海关规定的"货币代码表"录入相应的币种代码。

（27）保险费。进口货物运抵我国境内输入地点起卸前的保险费用。保险费可按保险费总价或保险费率两种方式之一填报。

"保险费"项下第一栏为"保险费标记"栏。当按照保险费率申报时，"保险费标记"栏选择填报"1-率"；按照保险费总价申报时，"保险费标记"栏选择填报"3-总价"。

"保险费"项下第二栏为"保险费/率"栏。当"保险费标记"为"1-率"，在本栏填报保险费率；当"保险费标记"为"3-总价"，在本栏填报保险费总价。

"保险费"项下第三栏为"保险费币制"栏。当"保险费标记"栏为"3-总价"时，本栏按海关规定的"货币代码表"录入相应的币种代码；当"保险费标记"栏为"1-率"，本栏无需填报。

（28）杂费。成交价格以外的，按照《中华人民共和国进出口关税条例》相关规定应计入完税价格或应从完税价格中扣除的费用。杂费可按杂费总价或杂费率两种方式之一填报。

"杂费"项下第一栏为"杂费标记"栏。当按照杂费率申报时，"杂费标记"栏选择填报"1-率"；按照杂费总价申报时，"杂费标记"栏选择填报"3-杂费总价"。

"杂费"项下第二栏为"杂费/率"栏。当"杂费标记"为"1-率"，在本栏填报杂费率；当"杂费标记"为"3-杂费总价"，在本栏填报杂费总价。

"杂费"项下第三栏为"杂费币制"栏。当"杂费标记"栏为"3-杂费总价"时，本栏按海关规定的"货币代码表"录入相应的币种代码；当"杂费标记"栏为"1-率"，本栏无需填报。

（29）随附单据。除进（出）口许可证、两用物项和技术进（出）口许可证、两用物项和技术出口许可证（定向）、纺织品临时出口许可证、出口许可证（加工贸易）、出口许可证（边境小额贸易）以外的其他进出口许可证件或监管证件，按海关规定的"监管证件代码表"选择填报相应证件代码。

提醒注意：

① 加工贸易内销征税报关单，"随附单证代码"栏填报"C"。

② 一般贸易进出口货物"随附单证代码"栏填报"Y"。

海关特殊监管区域和保税监管场所内销货物申请适用优惠税率的，有关货物进出海关特殊监管区域和保税监管场所以及内销时，"随附单证代码"栏按照上述一般贸易要求填报。

向我国香港或者澳门特别行政区出口用于生产香港 CEPA 或者澳门 CEPA 项下货物的原材料时，"随附单证代码"栏按照上述一般贸易要求填报。

③ 各优惠贸易协定项下，免提交原产地证据文件的小金额进口货物"随附单证代码"栏填报"Y"。

该项目为原报关、报检项目的"随附单证代码"。

（30）标记唛码及备注。填报标记唛码中除图形以外的文字、数字，无标记唛码的填报"N/M"。

该项目为原报关项目的"标记唛码及备注"和原报检项目的"标记唛码"，现合并为"标记唛码"。

（31）项号。2018 年 8 月 1 日起新版报关单本栏目分两行填报及打印。第一行填报报关单中的商品顺序编号；第二行专用于加工贸易、减免税等已备案、审批的货物，填报和打印该项货物在"加工贸易手册"或"征免税证明"等备案、审批单证中的顺序编号。

（32）商品编号。填报由 10 位数字组成的商品编号。前 8 位为《中华人民共和国进出口税则》和《中华人民共和国海关统计商品目录》确定的编码；9、10 位为监管附加编号，涉检商品需选择检验检疫名称。

例如：申报进口商品"活龙虾"，需在"商品编号"栏录入"0306329000"10 位数编号，因该商品涉检需在"检验检疫名称列表"栏下拉菜单的"活、鲜或冷的带壳或去壳鳌龙虾（鳌龙虾属如活鳌虾）"、"活、鲜或冷的带壳或去壳龙虾（鳌龙虾属）-鲜或冷的带壳或去壳养殖鳌龙虾（鳌龙虾属）"和"活、鲜或冷的带壳或去壳龙虾（鳌龙虾属）-鲜或冷的带壳或去壳野生鳌龙虾（鳌龙虾属）"中选择。

该项目为原报关项目"商品编号"和原报检项目的"货物 HS 编码",原报关项目"商品编号"填报 10 位数字,原报检项目的"货物 HS 编码"填报 13 位数字,现合并为 13 位"商品编号"。

(33)商品名称。商品名称应据实填报,并与进出口货物收发货人或受委托的报关企业所提交的合同、发票等相关单证相符。

商品名称应当规范,以能满足海关归类、审价及许可证件管理要求为准,可参照《中华人民共和国海关进出口商品规范申报目录》中对商品名称的要求进行填报。

已备案的加工贸易及保税货物,填报的内容必须与备案登记中同项号下货物的商品名称一致。

对需要海关签发"货物进口证明书"的车辆,商品名称栏填报内容为"车辆品牌+排气量(注明单位)+车型(如越野车、小轿车等)"。

由同一运输工具同时运抵同一口岸并且属于同一收货人、使用同一提单的多种进口货物,按照商品归类规则应当归入同一商品编号的,应当将有关商品一并归入该商品编号。商品名称填报一并归类后的商品名称。

加工贸易边角料和副产品内销,边角料复出口,填报其报验状态的名称。

进口货物收货人以一般贸易方式申报进口属于《需要详细列名申报的汽车零部件清单》(海关总署 2006 年第 64 号公告)范围内的汽车生产件的,商品名称填报进口汽车零部件的详细中文商品名称和品牌,中文商品名称与品牌之间用"/"相隔,必要时加注英文商业名称。

出口享惠情况:出口享惠情况为出口报关单必填项目。可选择"出口货物在最终目的国(地区)不享受优惠关税""出口货物在最终目的国(地区)享受优惠关税""出口货物不能确定在最终目的国(地区)享受优惠关税"如实填报。进口货物报关单不填报该申报项。

该项目为原报关项目"商品名称"和原报检项目的"货物名称",现合并为"商品名称"。

(34)数量及单位。货物实际成交的数量;成交计量单位是通过下拉菜单选择货物实际成交所用的计量单位。例如:成交单位为"台",则通过下拉菜单选择"001-台"。

提醒注意:已备案的加工贸易及保税货物,成交计量单位必须与"加工贸易手册"中同项号下货物的计量单位一致,加工贸易边角料和副产品内销、边角料复出口,填报其报验状态的计量单位。

优惠贸易协定项下进出口商品的成交计量单位必须与原产地证书上对应商品的计量单位一致。

(35)总价/币种。填报同一项号下进出口货物实际成交的商品总价格。无实际成交价格的,填报货值。

录入成交数量、成交单位、单价后,总价会自动生成。例如:某进口商品,录入成交数量 1000,成交单位为千克(代码 035),单价 10,总价则会自动生成 10000。

币种按海关规定的"货币代码表"选择相应的货币名称及代码填报,如"货币代码表"中无实际成交币种,需将实际成交货币按申报日外汇折算率折算成"货币代码表"列明的货币填报。

录入时可在本栏下拉菜单中选择币制或按"货币代码表"录入相应的币制代码。

(36) 原产国（地区）。依据《中华人民共和国进出口货物原产地条例》《中华人民共和国海关关于执行〈非优惠原产地规则中实质性改变标准〉的规定》以及海关总署关于各项优惠贸易协定原产地管理规章规定的原产地确定标准，按海关规定的"国别（地区）代码表"选择填报相应的国家（地区）名称及代码。

例如：某进口货物的原产国为"美国"，可在本栏下拉菜单中选择"USA-美国"或录入"USA"，栏目自动生成"USA-美国"。

提醒注意：同一批进出口货物的原产地不同的，分别填报原产国（地区）。进出口货物原产国（地区）无法确定的，填报"国别不详"。

(37) 最终目的国（地区）。按海关规定的"国别（地区）代码表"选择填报已知的进出口货物的最终实际消费、使用或进一步加工制造国家（地区）。

提醒注意：不经过第三国（地区）转运的直接运输货物，以运抵国（地区）为最终目的国（地区）。经过第三国（地区）转运的货物，以最后运往国（地区）为最终目的国（地区）。同一批进出口货物的最终目的国（地区）不同的，分别填报最终目的国（地区）。进出口货物不能确定最终目的国（地区）时，以尽可能预知的最后运往国（地区）为最终目的国（地区）。该项目为原报关项目的"最终目的国（地区）"。

(38) 境内目的地。填报已知的进口货物在国内的消费、使用地或最终运抵地，其中最终运抵地为最终使用单位所在的地区。

提醒注意：

① 最终使用单位难以确定的，填报货物进口时预知的最终收货单位所在地。

② 海关特殊监管区域、保税物流中心（B型）与境外之间的进出境货物，境内目的地/境内货源地填报本海关特殊监管区域、保税物流中心（B型）所对应的国内地区名称及代码。

③ 进口货物需同时在"境内目的地代码"和"目的地代码"两个栏目录入相应的国内地区和县级行政区名称及代码；出口货物需同时在"境内货源地代码"和"产地代码"两个栏目录入相应的国内地区和县级行政区名称及代码。

例如：某批货物的境内目的地是广州市花都区。

在"境内目的地"栏下拉菜单选择"44019-广州其他"，或按海关规定的"国内地区代码表"录入"44019"，栏目自动生成"44019-广州其他"。

同时"目的地"栏下拉菜单选择"440100-广东省广州市"，或根据"中华人民共和国行政区划代码表"录入"440114"，栏目自动生成"广州市花都区"。

(39) 征免。按照海关核发的"征免税证明"或有关政策规定，对报关单所列每项商品选择海关规定的"征减免税方式代码表"中相应的征减免税方式填报。

提醒注意：加工贸易货物报关单根据"加工贸易手册"中备案的征免规定填报；"加工贸易手册"中备案的征免规定为"保金"或"保函"的，填报"全免"。

(40) 特殊关系确认。填报确认进出口行为中买卖双方是否存在特殊关系。买卖双方在经营上相互有联系，一方是另一方的独家代理、独家经销或者独家受让人，如果符合前款的规定，也应当视为存在特殊关系。

提醒注意：出口货物免予填报，加工贸易及保税监管货物（内销保税货物除外）免予填报。

（41）价格影响确认。填报确认纳税义务人是否可以证明特殊关系未对进口货物的成交价格产生影响，纳税义务人能证明其成交价格与同时或者大约同时发生的下列任何一款价格相近的，应视为特殊关系未对成交价格产生影响，在下拉菜单中选择"0-否"，反之则选择"1-是"。

提醒注意：出口货物免予填报，加工贸易及保税监管货物（内销保税货物除外）免予填报。

（42）与货物有关的特许权使用费支付确认。填报确认买方是否存在向卖方或者有关方直接或者间接支付与进口货物有关的特许权使用费，且未包括在进口货物的实付、应付价格中。通过下拉菜单方式选择填报。

提醒注意：出口货物免予填报，加工贸易及保税监管货物（内销保税货物除外）免予填报。

三、"出境货物报检单"填制要求

出境货物报检单的填制具体要求如下。

（1）编号。2018年8月1日起新版报关单本栏目填报海关接受申报时给予报关单的编号，一份报关单对应一个海关编号。

报关单海关编号为18位，其中第1～4位为接受申报海关的编号（海关规定的"关区代码表"中相应海关代码），第5～8位为海关接受申报的公历年份，第9位为进出口标志（"1"为进口，"0"为出口；集中申报清单"I"为进口，"E"为出口），后9位为顺序编号。

（2）境内发货人代码。该项目为必填项，原海关与原报检项目的"发货人"，现改名为"境内发货人"。编码填报18位法人和其他组织统一社会信用代码，没有统一社会信用代码的填报其在海关的备案编码。出口填"境内发货人"。

提醒注意：该项目为原海关与原报检项目的"收发货人"，现改名为"境内收发货人"。

（3）出境关别。据货物实际出境的口岸海关，填报海关规定的"关区代码表"中相应口岸海关的名称及代码。例如：货物实际出境的口岸海关为"广州机场"时，则录入"5141"。

提醒注意：出口转关运输货物填报货物出境地海关名称及代码。按转关运输方式监管的跨关区深加工结转货物，出口报关单填报转出地海关名称及代码。

在不同海关特殊监管区域或保税监管场所之间调拨、转让的货物，填报对方海关特殊监管区域或保税监管场所所在的海关名称及代码。

其他无实际进出境的货物，填报接受申报的海关名称及代码。

（4）出口日期。出口日期指运载出口货物的运输工具办结出境手续的日期，在申报时免予填报。无实际进出境的货物，填报海关接受申报的日期。

出口日期在申报时免予填报，入库后系统自动反填。

本栏目为8位数字，顺序为年（4位）、月（2位）、日（2位），格式为"YYYYMMDD"。

（5）备案号。填报进出口货物收发货人、消费使用单位、生产销售单位在海关办理加工贸易合同备案或征、减、免税审核确认等手续时，海关核发的"加工贸易手册"、海关特殊监管区域和保税监管场所保税账册、"征免税证明"或其他备案审批文件的编号。

提醒注意：一份报关单只允许填报一个备案号。

（6）境外收货人代码。该项目为选填项，境外收货人通常指签订并执行出口贸易合同中的买方或合同指定的收货人对于 AEO 互认国家（地区）企业的，编码填报 AEO 编码，特殊情况下无境外收发货人的，填报"NO"。

（7）生产销售单位。对应原"收货单位/发货单位"。生产销售单位填报出口货物在境内的生产或销售单位的名称，包括：自行出口货物的单位；委托进出口企业出口货物的单位。

2018 年 8 月 1 日起新版报关单本栏目可选填 18 位法人和其他组织统一社会信用代码或 10 位海关注册编码或 9 位组织机构代码任一项。没有代码的应填报"NO"。

有 10 位海关注册编码或 18 位法人和其他组织统一社会信用代码或加工企业编码的生产销售单位，本栏目应填报其中文名称及编码；没有编码的应填报其中文名称。

（8）运输方式。运输方式包括实际运输方式和海关规定的特殊运输方式，前者指货物实际进出境的运输方式，按进出境所使用的运输工具分类；后者指货物无实际进出境的运输方式，按货物在境内的流向分类。

（9）运输工具名称。填报载运货物进出境的运输工具名称或编号。填报内容应与运输部门向海关申报的舱单（载货清单）所列相应内容一致。

航次号：填报载运货物进出境的航次号。填报内容应与运输部门向海关申报的舱单（载货清单）所列相应内容一致。

（10）提运单号。填报进出口货物提单或运单的编号。一份报关单只允许填报一个提单或运单号，一票货物对应多个提单或运单时，应分单填报。

（11）监管方式。根据实际对外贸易情况按海关规定的"监管方式代码表"选择填报相应的监管方式简称及代码。一份报关单只允许填报一种监管方式。

该项目为原报关项目的"监管方式"和原报检项目的"贸易方式"，现合并为"监管方式"，录入要求无变化。

（12）征免性质（选填）。根据实际情况，按海关规定的"征免性质代码表"选择填报相应的征免性质简称及代码，持有海关核发的"征免税证明"的，按照"征免税证明"中批注的征免性质填报。

录入时可根据下拉菜单选择征免性质或按海关规定的"征免性质代码表"录入相应的征免性质代码。例如：一般征税的货物，下拉菜单时可选择"101-一般征税"或录入"101"，栏目自动生成"一般征税"。

一份报关单只允许填报一种征免性质。

提醒注意：加工贸易货物报关单按照海关核发的"加工贸易手册"中批注的征免性质简称及代码填报。该项目为原报关项目的"征免性质"。

（13）许可证号（选填）。填报进（出）口许可证、两用物项和技术进（出）口许可证、两用物项和技术出口许可证（定向）、纺织品临时出口许可证、出口许可证（加工贸易）、出口许可证（边境小额贸易）的编号。

提醒注意：一份报关单只允许填报一个许可证号。该项目为原报关项目的"许可证号"，录入要求无变化。

（14）合同协议号。填报出口货物合同（包括协议或订单）编号。未发生商业性交易的免予填报。

（15）贸易国（地区）。发生商业性交易按海关规定的"国别（地区）代码表"选择填报相应的贸易国（地区）中文名称及代码。出口填报售予国（地区）。

（16）运抵国（地区）。按海关规定的"国别（地区）代码表"填报出口货物离开我国关境直接运抵或者在运输中转国（地区）未发生任何商业性交易的情况下最后运抵的国家（地区）。例如：申报出口货物的运抵国为马来西亚时，根据下拉菜单选择填报代码为"MYS-马来西亚"，也可在本栏录入中文"马来西亚"。

（17）指运港。按海关规定的"港口代码表"选择填报出口货物运往境外的最终目的港。

提醒注意：

① 出口货物的最终目的港不可预知的，按尽可能预知的目的港作为指运港填报。

② 经停/指运港在"港口代码表"中无港口名称及代码的，可选择填报相应的国家名称及代码。例如：若来自或去往的柬埔寨港口在"港口代码表"无港口名称和对应代码，则填报"柬埔寨"和代码"KHM000"。

③ 无实际进出境的货物，填报"中国境内"及代码"CHN000"。

（18）出境口岸。填报出境货物从跨境运输工具离境的第一个境内口岸的中文名称及代码；采用多式联运跨境运输的，填报多式联运货物最初离境的境内口岸中文名称及代码；过境货物填报货物离境的第一个口岸的中文名称；从海关特殊监管区域或保税监管场所进境的，填报海关特殊监管区域或保税监管场所的中文名称及代码，其他无实际进境的货物，填报货物所在地的城市名称及代码。

提醒注意：该项目是原报检项目的"出境口岸"。

（19）包装种类。按照海关规定的"包装种类代码表"选择填报进出口货物的所有包装材料，包括运输包装和其他包装。其中，运输包装即提运单所列货物件数单位对应的包装，按照海关规定的"包装种类代码表"，填报运输包装对应的 2 位包装种类代码。例如：使用再生木托作为运输包装的，在本栏填报中文"再生木托"或代码"92"。

若还有其他包装，包括货物的各类包装、植物性铺垫材料等，则在"其他包装"栏目的"包装材料种类"中，按照海关规定的"包装种类代码表"填报 2 位包装种类代码，在"包装件数"栏目中填报对应件数数字。例如：其他包装中含有纸制或纤维板制盒（箱）包装的，在本栏填报中文"纸制或纤维板制盒（箱）"或代码"22"。

（20）件数。填报进出口货物运输包装的件数（按运输包装计），不得填报为零，裸装货物填报为"1"。运输包装指提运单所列货物件数单位对应的包装。

（21）毛重。填报进出口货物及其包装材料的重量之和，计量单位为千克，不足 1 千克的填报为"1"。

提醒注意：报关单毛重栏目不得为空，毛重应大于或等于 1，不得为"0"。该项目为原报关项目的"毛重"。

（22）净重。填报进出口货物的毛重减去外包装材料后的重量，即货物本身的实际重量，计量单位为千克，不足 1 千克的填报为"1"。

提醒注意：报关单净重栏目不得为空，净重应大于或等于 1，不得为"0"。

（23）成交方式。根据进出口货物实际成交价格条款，按海关规定的"成交方式代码表"选择填报相应的成交方式代码。

提醒注意：无实际进出境的货物，进口录入 CIF，出口录入 FOB。该项目为原报关项目的"成交方式"。

（24）运费。出口货物运至我国境内输出地点装载后的运输费用。运费可按运费单价、总价或运费率三种方式之一填报。

（25）保险费。出口货物运至我国境内输出地点装载后的保险费用。保险费可按保险费总价或保险费率两种方式之一填报。

（26）杂费。成交价格以外的，按照《中华人民共和国进出口关税条例》相关规定应计入完税价格或应从完税价格中扣除的费用。杂费可按杂费总价或杂费率两种方式之一填报。

（27）项号。2018 年 8 月 1 日起新版报关单本栏目分两行填报及打印。第一行填报报关单中的商品顺序编号；第二行专用于加工贸易、减免税等已备案、审批的货物，填报和打印该项货物在"加工贸易手册"或"征免税证明"等备案、审批单证中的顺序编号。

（28）商品编号。填报由 10 位数字组成的商品编号。前 8 位为《中华人民共和国进出口税则》和《中华人民共和国海关统计商品目录》确定的编码；9、10 位为监管附加编号，涉检商品需选择检验检疫名称。

（29）商品名称。商品名称应据实填报，并与进出口货物收发货人或受委托的报关企业所提交的合同、发票等相关单证相符。

该项目为原报关项目"商品名称"和原报检项目的"货物名称"，现合并为"商品名称"。

（30）数量及单位。货物实际成交的数量；成交计量单位是通过下拉菜单选择货物实际成交所用的计量单位。例如：成交单位为"台"，则通过下拉菜单选择"001-台"。

（31）总价/币种。填报同一项号下进出口货物实际成交的商品总价格。无实际成交价格的，填报货值。录入成交数量、成交单位、单价后，总价会自动生成。

币种按海关规定的"货币代码表"选择相应的货币名称及代码填报，如"货币代码表"中无实际成交币种，需将实际成交货币按申报日外汇折算率折算成"货币代码表"列明的货币填报。录入时可在本栏下拉菜单中选择币制或按"货币代码表"录入相应的币制代码。

（32）原产国（地区）。按海关规定的"国别（地区）代码表"选择填报相应的国家（地区）名称及代码。

提醒注意：同一批进出口货物的原产地不同的，分别填报原产国（地区）；进出口货物原产国（地区）无法确定的，填报"国别不详"。

（33）最终目的国（地区）。按海关规定的"国别（地区）代码表"选择填报已知的进出口货物的最终实际消费、使用或进一步加工制造国家（地区）。

该项目为原报关项目的"最终目的国（地区）"。

（34）境内货源地。填报出口货物在国内的产地或原始发货地。

提醒注意：

① 出口货物产地难以确定的，填报最早发运该出口货物的单位所在地。

② 海关特殊监管区域、保税物流中心（B 型）与境外之间的进出境货物，境内目的地/境内货源地填报本海关特殊监管区域、保税物流中心（B 型）所对应的国内地区名称及代码。

③ 出口货物需同时在"境内货源地代码"和"产地代码"两个栏目录入相应的国内地区和县级行政区名称及代码。

（35）征免。按照海关核发的"征免税证明"或有关政策规定，对报关单所列每项商品选择海关规定的"征减免税方式代码表"中相应的征减免税方式填报。

（36）特殊关系确认。填报确认进出口行为中买卖双方是否存在特殊关系。买卖双方在经营上相互有联系，一方是另一方的独家代理、独家经销或者独家受让人，如果符合前款的规定，也应当视为存在特殊关系。

提醒注意：出口货物免予填报，加工贸易及保税监管货物（内销保税货物除外）免予填报。

（37）价格影响确认。填报确认纳税义务人是否可以证明特殊关系未对进口货物的成交价格产生影响，纳税义务人能证明其成交价格与同时或者大约同时发生的下列任何一款价格相近的，应视为特殊关系未对成交价格产生影响，在下拉菜单中选择"0-否"，反之则选择"1-是"。

提醒注意：出口货物免予填报，加工贸易及保税监管货物（内销保税货物除外）免予填报。

（38）与货物有关的特许权使用费支付确认。填报确认买方是否存在向卖方或者有关方直接或者间接支付与进口货物有关的特许权使用费，且未包括在进口货物的实付、应付价格中。通过下拉菜单方式选择填报。

提醒注意：出口货物免予填报，加工贸易及保税监管货物（内销保税货物除外）免予填报。

 小案例

2017 年底，一艘装载 6.46 万吨印度粉铁矿的货轮靠泊北仑港区某泊位。北仑某港埠公司的码头作业人员在未取得检验检疫人员同意，没有完成水尺鉴定的情况下，擅自登轮与货轮大副办理相关卸货手续，并下达指令开始卸船作业。北仑局鉴定人员到达码头时，作业人员已擅自卸货时间长达 20 分钟，部分铁矿石未经重量鉴定被运至堆场，鉴定人员立即要求停止卸货作业。

经过调查得知，这是由于码头作业人员外语较差，在与大副沟通中误以为检验检疫人员已经完成水尺鉴定，于是开始卸货。北仑检验检疫局依照 2017 年 10 月起施行的《进出口商品数量、重量检验鉴定管理办法》认定，港埠公司在检验检疫人员未对货物进行数量、重量检验的情况下，擅自卸货，破坏了进口铁矿石重量检验现场条件，影响了检验结果，依据相关规定，对该港埠公司处以 1 万元人民币的罚款。

请思考：

（1）入境货物报检的分类、报检工作程序如何？

（2）如何正确填制"入境货物报检单"？

任务二　出入境检验检疫一般报检流程

一、入境货物报检的一般要求

1. 入境货物报检的分类

（1）入境一般报检是指法定检验检疫入境货物的货主或其代理人，持有关单证向报关地海关申请对入境货物进行检验检疫以获得入境通关放行凭证，并取得入境货物销售、使用合法凭证的报检。

注意：（签发三联的通关单）报检后实施检验检疫与报关在同一地点。

（2）入境流向报检也称口岸清关转异地进行检验检疫的报检，指法定入境检验检疫货物的货主或其代理人持有关单据在卸货口岸向口岸海关报检，获取"入境货物通关单"（四联）并通关后，由入境口岸海关进行必要的检疫处理，货物调往目的地后，法定入境检验检疫货物的收货人或其代理人再向目的地海关申报，由目的地海关进行检验检疫监管的报检。

注意：（签发四联的通关单）报检后在口岸通关，而未实施检验检疫（货物到达目的地后再异地报检）。

（3）异地施检报检是指已在口岸完成入境流向报检，货物到达目的地后，该批入境货物的货主或其代理人在规定的时间内（海关放行后 20 日内），向目的地海关申请对入境货物实施检验的报检。

注意：口岸通关后，货物到达目的地后报检施检（海关放行后 20 日内）。入境一般报检、入境流向报检才是一个完整的流程。

2. 入境货物检验检疫工作流程

（1）法定检验检疫入境货物报检人应向卸货口岸或到达站的海关申请报检，并按检验检疫有关规定和要求提供有关单证资料。

（2）海关按有关规定审核报检资料，符合要求的，受理报检并计收费。

（3）对来自疫区可能传播检疫传染病和动植物疫情，以及可能夹带有害物质的运载入境货物交通工具或运输包装实施必要的检疫、消毒及卫生处理后，签发"入境货物通关单"（入境废物、活动物等除外）。

（4）报检人凭报关地海关签发的"入境货物通关单"办理通关手续，海关进行验放。

（5）货物通关后，入境货物的货主或其代理人须在主管海关规定的时间和地点，到指定的主管海关，联系对货物实施检验检疫事宜。

（6）经检验检疫合格的入境货物签发"入境货物检验检疫证明"；经检验检疫不合格的入境货物签发"出入境检验检疫处理通知书"；需要索赔的入境货物签发"检验检疫证书"。

3. 报检时限

（1）输入微生物、人体组织、生物制品、血液及其制品或种畜、禽及其精液、胚胎、受精卵的，应当在入境前 30 天报检。

（2）输入其他动物的，应在入境前 15 天报检。

（3）输入植物、种子、种苗及其他繁殖材料的，应在入境前 7 天报检。

（4）入境货物需对外索赔出证的，应在索赔有效期前不少于 20 天内向到货口岸或货物到达地的主管海关报检。

（5）除上述列明的入境货物报检时限外，法律、行政法规及部门规章另有特别规定的从其规定。

4. 报检地点

（1）审批、许可证等有关政府批文中规定了检验检疫地点的，在规定的地点报检。

（2）大宗散装商品、易腐烂变质商品、废旧物品及在卸货时发现包装破损、重/数量短缺的商品必须在口岸海关报检。

（3）需结合安装调试进行检验的成套设备、机电仪器产品以及在口岸开件后难以恢复包装的货物，应在收货人所在地海关报检并检验。

（4）输入动植物、动植物产品和其他检疫物的，应向入境口岸海关报检，并由口岸海关实施检疫。入境后需办理转关手续的检疫物，除活动物和来自动植物疫情流行国家或地区的检疫物须在入境口岸报检和实施检疫外，其他均应到指运地海关报检，并实施检疫。过境的动植物、动植物产品和其他检疫物，在入境口岸报检，出境口岸不再报检。

（5）其他入境货物，应在入境前或入境时向报关地海关报检。

（6）对于符合直通放行条件的货物，可以根据报关地的选择，在口岸海关或者目的地海关报检。

（7）入境的运输工具及人员，应当在入境口岸申报。

5. 提供的单据

（1）入境报检时，应填写"入境货物报检单"并提供外贸合同、发票、提（运）单、装箱单等有关证单。

（2）有特殊规定的商品，提供相关的特殊单证。

① 凡实施认证制度、卫生注册或其他需审批审核的货物，应提供有关证明。

② 申请品质检验的，还应提供国外品质证书或质量保证证书、产品使用说明书及有关标准和技术资料；凭样成交的，须加附成交样品；以品级或重量计价结算的，应同时申请重量鉴定。

③ 入境废物，环保部门批准从事进口固体废物加工利用的证明文件同时由海关或者承担装运前检验的检验机构实施装运前检验并出具装运前检验证书。

④ 申请残损鉴定的，还应提供理货残损单、铁路商务记录、空运事故记录或海事报告等证明货损情况的有关单证。

⑤ 申请数/重量鉴定的，还应提供数/重量明细单、磅码单、理货清单等。

⑥ 货物经收、用货部门验收或其他单位检测的，应随附验收报告或检测结果以及数/重量明细单等。

⑦ 入境动植物及其产品，还必须提供产地证、输出国或地区官方的检疫证书。

⑧ 需办理入境检疫审批的，还应提供入境动植物检疫许可证。

⑨ 过境动植物及其产品，应提供货运单和输出国家或地区官方出具的检疫证书；运输动物过境的，还应提交海关总署签发的动植物过境许可证。

⑩ 入境旅客、交通员工携带伴侣动物的，应提供入境动物检疫证书及预防接种证明。

⑪ 因科研等特殊需要，输入禁止入境物的，须提供海关总署签发的特许审批证明。

⑫ 入境特殊物品，应提供有关的批件或规定的文件。

⑬ 开展检验检疫工作要求提供的其他特殊单证。

二、出境货物报检的一般要求

1. 出境货物报检的分类

出境货物的报检方式通常分为三类：出境一般报检、出境换证报检、出境预检报检。

（1）出境一般报检是指法定检验检疫出境货物的货主或其代理人，持有关证单向产地海关申请检验检疫以取得出境放行证明及其他证单的报检。对于出境一般报检的货物，检验检疫合格后，在当地海关报关的，由报关地海关签发"出境货物通关单"，货主或其代理人持"出境货物通关单"向当地海关报关；在异地海关报关的，由产地海关签发《出境货物换证凭单》或"换证凭条"，货主或其代理人持"出境货物换证凭单"或"换证凭条"向报关地的海关申请换发"出境货物通关单"。

注意：产地和报关地一致。

（2）出境换证报检是指经产地海关检验检疫合格的法定检验检疫出境货物的货主或其代理人，持产地海关签发的"出境货物换证凭单"或"换证凭条"向报关地海关申请换发"出境货物通关单"的报检。

注意：产地和报关地不一致。

（3）出境货物预检报检是指货主或者其代理人持有关单证向产地海关申请对暂时还不能出口的货物预先实施检验检疫的报检。预检报检的货物经检验检疫合格的，当地海关签发"出境货物换证凭单"；正式出口时，货主或其代理人可在检验检疫有效期内持此单向当地海关申请办理放行手续。

注意：申请预报检的货物是经常出口的、非易腐烂变质、非易燃易爆的商品。

2. 出境货物检验检疫工作流程

（1）报检人在规定的时间内向当地海关报检，并按检验检疫有关规定和要求提供有关单证资料。

（2）当地海关按有关规定审核报检资料，符合要求的，受理报检并计收费。

（3）由施检部门实施检验检疫。

（4）对产地和报关地一致的出境货物，经检验检疫合格后出具"出境货物通关单"；对于产地和报关地不一致的出境货物，则出具"出境货物换证凭单"或将电子信息发送至口岸海关出具"出境货物换证凭条"。报检人凭"出境货物换证凭单"或"出境货物换证凭条"向口岸海关报检。口岸海关验证或核查无误后出具"出境货物通关单"。

（5）报检人凭当地海关签发的"出境货物通关单"办理通关手续，海关进行验放。

3. 报检时限

（1）出境货物最迟应在出口报关或装运前7天报检，对于个别检验检疫周期较长的货物，应留有相应的检验检疫时间；

（2）需隔离检疫的出境动物在出境前60天预报，隔离前7天报检；

（3）出境观赏动物应在动物出境前30天到出境口岸海关报检。

4. 报检地点

（1）法定检验检疫货物，除活体动物需由口岸海关检验检疫外，原则上应实施产地检验检疫，在产地海关报检。

（2）法律法规允许在市场采购的货物应向采购地的海关办理报检手续。

（3）异地报关的货物，在报关地海关办理换证报检（实施出口直通放行制度的货物除外）。

注意：对由内地运往口岸分批、并批的货物，应在产地办理预检，合格后，方可运往口岸办理出境货物的查验换证手续。对由内地运往口岸后，由于改变国别或地区有不同检疫要求的、超过检验检疫有效期的、批次混乱货证不符的，或经口岸查验不合格的，须在口岸重新报检。

5. 出境报检应提供的单据

（1）出境货物报检时，应填写"出境货物报检单"；对外贸易合同（收货确认书或函电）、发票、装箱单、信用证等有关单证；报检快件时，应提供报检单及总运单、每一快件的分运单、发票等有关单证。

（2）加工贸易的出口货物，应审核是否提供海关加工贸易手册、电子账册的打印件或其他证明贸易方式的材料。

（3）实施卫生注册及质量许可证管理的货物，应提供主管海关签发的卫生注册/质量许可证副本，并在报检单上注明卫生注册证号或质量许可证号。同时提供厂检合格证。

（4）生产者或经营者检验结果单和数/重量明细单或磅码单。

（5）凭样成交的，应提供经买卖双方确认的样品。

（6）法定检验检疫的出境货物，报检时应提供外包装（如：纸箱、木箱、麻袋、集装箱、塑编袋等）的"出境货物运输包装容器性能检验结果单"正本。

（7）出境危险货物，必须提供"出境货物运输包装性能检验结果单"正本和"出境危险货物运输包装使用鉴定结果单"正本。

（8）有运输包装、与食品直接接触的食品包装，还应提供主管海关签发的"出境货物运输包装性能检验结果单"。

（9）出境特殊物品的，根据法律法规规定应提供有关的审批文件。

（10）预检报检的，应提供生产企业与出口企业签订的贸易合同，尚无合同的，需在报检单上注明检验检疫的项目和要求；在向海关办理换证放行手续时，应提供海关签发的表明"预检"字样的"出境货物换证凭单"正本。

（11）产地与报关地不一致的出境货物，在向报关地主管海关申请"出境货物通关单"时，应提交产地海关签发的"出境货物换证凭单"正本或换证凭条。

（12）开展检验检疫工作要求提供的其他特殊证单，如出境尸体、棺柩、骸骨的报检，报检人应向主管海关提供：

① 死亡者护照或海员证及其身份证复印件一份；

② 死亡者证明书一份；

③ 死亡医学证明书一份；

④ 当地政府出具的有关证明一份。

6. 出境货物报检的变更与撤销

已报检的货物有以下情况时，申请人应及时办理变更手续。

（1）国外开来信用证修改函，凡涉及与检验检疫有关条款的。

（2）由于生产、运输等原因造成数量、重量变化的。

（3）经检验检疫合格的货物，已签发检验检疫证书，需做改动的。

申请变更须提交与变更内容相关的单证，并退回原签发的证书、通关单等。经主管海关审核同意后，方可变更。经审核不符合规定的，不准变更，可重新报检。

已向主管海关报检的出境货物，由于生产、货源、运输、批文等方面不能出境的，应向主管海关申请撤销报检，经审核同意后，方可办理撤销手续。对已完成检验检疫工作的货物，撤销报检时应按规定缴纳检验检疫费用。

小案例

> 2009 年，某塑胶制品有限公司经深圳皇岗口岸从中国台湾地区进口 ABS 塑胶粒共 5 批次，货物总量 90 吨，总值 158220 美元。该 5 批货物进境时，皇岗检验检疫局依法签发了 5 份"入境货物调离通知单"，并明确告知"上述货物调往目的地检验检疫机构实施检验检疫，请及时与目的地检验检疫机构联系。上述货物未经检验检疫，不准销售、使用"。然而该公司在货物通关进境后，不但没有与报检申报的目的地检验检疫机构联系，而且无视该局执法人员的多次催报，将货物全部予以使用。
>
> 该公司仅办理了进境流向报检手续而没有办理异地施检的报检手续，即擅自将货物予以使用，造成了逃避进口商品法定检验的事实。根据我国进出口商品检验法及其实施条例的相关规定，检验检疫局对该企业作出了处以进口商品货值金额 5% 罚款的行政处罚。
>
> 请思考下列问题：入境货物报检范围如何规定？何谓入境一般报检、入境流向报检和异地施检报检？入境货物检验检疫工作程序主要有哪些环节？

任务三 入境动植物及产品的报检流程

一、入境动物及其产品的报检

（一）动物及动物产品报检范围

（1）根据《动植物检疫法》规定，动物是指饲养、野生的活动物，如畜、禽、兽、蛇、龟、鱼、虾、蟹、贝、蚕、蜂等；动物产品是指来源于动物未经加工或者虽经加工但仍有可能传播疫病的产品，如生皮张、毛类、肉类、脏器、油脂、动物水产品、奶制品、蛋类、血液、精液、胚胎、骨、蹄、角等；其他检疫物是指动物疫苗、血清、诊断液、动植物性废弃物等。

凡是入境动物、动物产品及其他检疫物，装载动物、动物产品及其他检疫物的装载容器包装物，以及来自动植物疫区的运输工具，均属于实施检疫的范围。

（2）以下动物产品风险较低，无需申请办理检疫审批手续：蓝湿（干）皮、已鞣制皮毛、洗净羽绒、洗净毛、碳化毛、毛条、贝壳类、水产品、蜂产品、蛋制品（不含鲜蛋）、奶制品（鲜奶除外）、熟制肉类产品（如香肠、火腿、肉类罐头、食用高温炼制动物油脂）。

（3）海关总署根据动物疫区的情况，公布禁止从动物疫病流行国家和地区输入动物及其产品清单。

（4）所有入境动物及其产品的检疫审批都是由海关总署办理（西藏地区销售使用的由西藏检验检疫局审批，除部分动物产品外的边境小额贸易）。须检疫审批入境的动物包括以下几种。

① 活体动物。动物（饲养、野生的活动物，如畜、禽、兽、水生动物等）、胚胎、精

液、受精卵、种蛋及其他动物遗传物质。

② 食用性动物产品。肉类及其产品（含脏器、熟制肉类产品）、鲜蛋、鲜奶。

③ 非食用性动物产品。皮张类、毛类、骨蹄角及其产品、明胶、蚕茧、动物源性饲料及其饲料添加剂等。

④ 水产品。两栖类（如蛙类）、爬行类（如鳄鱼等）、水生哺乳类（如鲸等）、养殖三文鱼等。

（二）动物及动物产品报检时限、要求

（1）货主或其代理人应在货物入境前或入境时向口岸海关报检，约定检疫时间。

① 输入种畜、禽及其精液、胚胎的，应在入境 30 日前报检；

② 输入其他动物的，应在入境 15 日前报检；

③ 输入上述以外的动物产品在入境时报检。

（2）经现场检疫合格的，允许卸离运输工具，对运输工具、货物外包装、污染场地进行消毒处理并签发"入境货物通关单"，将货物运往指定存放地点。该批货物未经海关实施检验检疫，不得加工、销售、使用。报检后，经检验检疫合格的，签发"入境货物检验检疫证明"，准予加工、销售、使用；经检验检疫不合格的，签发"检验检疫处理通知书"，在海关的监督下，作退回、销毁或者无害化处理。

（三）动物及动物产品报检地点

货主或其代理人应在检疫审批单规定的地点向主管海关报检。在检疫审批单中对检疫地点规定的一般原则如下。

（1）输入动物、动物产品和其他检疫物，向入境口岸海关报检，由口岸海关实施检疫。

（2）入境后需办理转关手续的检疫物，除活动物和来自动植物疫情流行国家或地区的检疫物由入境口岸检疫外，其他均在指运地海关报检并实施检疫。指运地一般为转关货物运输目的地和最终报关地。

（3）涉及品质检验且在目的港或到达站卸货时没有发现残损的，可在合同约定的目的地向海关报检并实施检验。

 小链接

程序：现场检疫—运往隔离场—检验检疫—加工销售。

（1）现场货物检疫完毕并运走后，则对运输工具、包装物、污染场地消毒；

（2）检验检疫结束，出具相应单证，合格发放"入境货物检验检疫证明"，不合格发放"检验检疫处理通知书"。

（四）动物及动物产品提供的单据

货主或其代理人在办理进境动物、动物产品及其他检疫物报检手续时，除填写"入境货物报检单"外，还需按检疫要求出具下列有关单证。

（1）外贸合同、发票、装箱单、海运提单或空运/铁路运单、原产地证等。

（2）输出国或地区官方出具的检疫证书（正本）。

（3）输入动物、动物产品的需提供"进境动植物检疫许可证"；分批进口的，还需提供许可证复印件进行核销。

（4）种用/观赏用水生动物、种畜禽等活动物应提供隔离场审批证明。

（5）输入动物产品的应提供加工厂注册登记证书。

（6）输入国（地区）规定禁止或限制入境动物产品，须持有特许审批单报检。无输出国或者地区官方机构出具的有效检疫证书，或者未依法办理检疫审批手续的，主管海关根据具体情况，作退回或销毁处理。

其他检验检疫规定和要求如下。

1. 境外产地预检

输入活体动物及动物遗传物质的，海关总署根据有关的要求确定是否需要进行境外产地检疫。需要进行境外检疫的要在进口合同中加以明确。

2. 隔离检疫

进口种用观赏用水生动物、畜、禽以及海关总署批准入境的其他动物，须在临时隔离场实施隔离检疫的，申请单位应在办理检疫审批初审前，向主管海关申请"隔离场使用证"。

入境种用大中动物应当在国家隔离场隔离检疫，当国家隔离场不能满足需求，需要在指定隔离场隔离检疫时，应当报海关总署批准。入境种用大中动物之外的其他动物应当在国家隔离场或者指定隔离场隔离检疫。

入境种用大中动物隔离检疫期为 45 天，其他动物隔离检疫期为 30 天。需要延长或者缩短隔离检疫期的，应当报海关总署批准。

3. 注册登记

输入我国的水生动物，必须来自输出国或者地区官方注册的养殖场。

输入动物遗传物质的，输出国或地区的国外生产单位须经主管海关检疫注册登记。输入动物遗传物质的使用单位应当到所在地直属海关备案。

4. 检疫放行和处理

经现场查验合格的，允许卸离运输工具，对运输工具外表包装、被污染场地等进行防疫消毒处理并签发"入境货物通关单"，将货物运往指定存放场所后进一步实施隔离检疫和实验室检验。

经检验检疫合格的，签发"入境货物检验检疫证明"，准予转移、销售、使用；经检验检疫不合格的，签发"动物检疫证书"，须做检疫处理的签发"检验检疫处理通知书"，在主管海关的监督下，作退回、销毁或无害化处理。

5. 其他要求

水生动物输往我国之前，须在输出国或者地区官方机构认可的场地进行不少于 14 天的隔离养殖。输往我国的水生动物在隔离检疫期间，不得与其他野生或者养殖的水生动物接触。

（五）肉类产品及水产品报检范围

肉类产品是指动物屠体的任何可供人类食用部分，包括胴体、肉类、脏器、副产品以及以上述产品为原料的制品（熟制肉类产品，如熟制香肠、火腿、肉类罐头、食用高温炼制油脂除外）。

水产品是指供人类食用的水生动物（不含活水生动物及其繁殖材料）及其制品，包括头索类、脊椎类、甲壳类、脊皮类、脊索类、软体类等水生动物和藻类等水生植物及其制品。

1. 肉类产品及水产品检疫审批

（1）海关总署对入境肉类产品实行检疫审批制度。货主或者其代理人应当在贸易合同签订前办理检疫审批手续，取得"进境动植物检疫许可证"。未取得"进境动植物检疫许可证"的，不得进口。

（2）水产品、熟制肉类产品（如香肠、火腿、肉类罐头、食用高温炼制动物油脂）无须办理进境检疫审批。

2. 肉类产品及水产品报检要求

（1）境外产地预检。海关总署根据需要可以派员到输出国或者地区进行产地预检。

（2）中转进口预检。

（3）注册登记及备案。

（4）检疫放行和处理。

3. 肉类产品及水产品报检地点

（1）货主或其代理人应在货物入境前或入境时向口岸海关报检，约定检疫时间。

（2）入境后需调离入境口岸办理转关手续的，货主或其代理人应向口岸海关报检，到达指运地时，应当向指运地海关申报并实施检疫。

（3）进境肉类产品及水产品只能从海关总署指定的口岸进境。

4. 报检时应提供的证单

（1）肉类产品及水产品进境前或者入境时，货主或者其代理人应当持"进境动植物检疫许可证"正本（水产品无须提供）、输出国或者地区政府官方签发的检验检疫证书正本、原产地证书、贸易文件（合同、协议、信用证）、提单、发票等单证向入境口岸海关报检。

（2）对无输出国或者地区政府官方检验检疫证书或者检验检疫证书不符合要求的，以及无有效"进境动植物检疫许可证"的，作退回或者销毁处理。

（3）经我国港澳地区中转的肉类产品，必须加验港澳中检公司签发的检验证书正本。没有港澳中检公司的检验证书正本，不得受理报检。

（4）对列入《实施企业注册的进口食品目录》的水产品，报检时还应当提供注册编号。

（六）动物源性饲料及饲料添加剂报检范围

动物源性饲料及饲料添加剂（简称"动物源性饲料产品"）。动物源性饲料产品是指源于动物或产自于动物的产品经工业化加工、制作的供动物食用的产品及其原料。主要包括饲料用活动物、饲料用（含饵料用）冰鲜冷冻动物产品及水产品、加工动物蛋白及油脂、宠物食品及咬胶、配合饲料以及含有动物源性成分的添加剂预混合饲料及饲料添加剂。

1. 动物源性饲料及饲料添加剂检疫审批

动物源性饲料产品应当按照相关规定办理"进境动植物检疫许可证"。货主或者其代理人应当在贸易合同签订前办理检疫审批手续，取得"进境动植物检疫许可证"。未取得"进境动植物检疫许可证"的，不得进口。

2. 动物源性饲料及饲料添加剂报检要求

（1）注册登记及备案

① 海关总署对允许进口饲料的国家或者地区的生产企业实施注册登记制度，进口饲料应当来自注册登记的境外生产、加工企业。"注册登记证"自颁发之日起生效，有效期5年。经注册登记的境外生产企业停产、转产、倒闭或者被输出国或者地区主管部门吊销生产许可证、营业执照的，海关总署注销其注册登记。

② 海关对饲料进口企业实施备案管理。进口企业应当在首次报检前或者报检时提供营业执照复印件向所在地主管海关备案。

（2）检疫放行和处理

① 经现场查验及实验室检测合格的，海关签发"入境货物检验检疫证明"，准予加工、销售和使用，货主或者其代理人未取得海关出具的"入境货物检验检疫证明"前，不得擅自加工、销售和使用。

② 经检验检疫不合格的，海关签发"检验检疫处理通知书"，由货主或者其代理人在主管海关的监督下，作除害、退回或者销毁处理，经除害处理合格的准予进境；需要对外索赔的，由海关出具相关证书。

（3）其他。进口饲料包装上应当有中文标签，标签应当符合中国饲料标签国家标准。散装的进口饲料，进口企业应当在主管海关指定的场所包装并加施饲料标签后方可入境，直接调运到主管海关指定的生产、加工企业用于饲料生产的，免予加施标签。

3. 动物源性饲料及饲料添加剂报检提供的单据

货主或者其代理人应当在饲料入境前或者入境时向主管海关报检，报检时应当提供原产地证书、贸易合同、信用证、提单、发票等，并提供"进境动植物检疫许可证"、输出国或者地区检验检疫证书、"进口饲料和饲料添加剂产品登记证"（复印件）。需要办理并取得农业农村部"进口饲料和饲料添加剂产品登记证"的产品种类。

二、入境植物及其产品的报检

（一）入境植物及植物产品报检范围

入境植物、植物产品及其他检疫物。"植物"是指栽培植物、野生植物及其种子、种苗及其他繁殖材料等；"植物产品"是指来源于植物未经加工或者虽经加工但仍有可能传播病虫害的产品，如粮食、豆、棉花、油、麻、烟草、籽仁、干果、鲜果、蔬菜、生药材、木材、饲料等；"其他检疫物"包括植物废弃物：垫舱木、芦苇、草帘、竹篓、麻袋、纸等废旧植物性包装物、有机肥料等。

植物繁殖材料是植物种子、种苗及其他繁殖材料的统称，指栽培、野生的可供繁殖的植物全株或者部分，如植株、苗木（含试管苗）、果实、种子、砧木、接穗、插条、叶片、芽体、块根、块茎、鳞茎、球茎、花粉、细胞培养材料（含转基因植物）等。

（二）种子、苗木等植物繁殖材料报检

1. 检疫审批

（1）输入植物繁殖材料的，必须事先办理检疫审批手续，并在贸易合同中列明检疫审批提出的检疫要求。

（2）因科学研究、教学等特殊原因，需从国外引进《中华人民共和国进境植物检疫禁止进境物名录》植物繁殖材料的，引种单位、个人或其代理人须按照有关规定向海关总署申请办理特许检疫审批手续。

（3）引进禁止进境以外的种子、种苗和其他植物繁殖材料，货主或其代理人应按照我国引进种子的审批规定，事先向农业农村部、国家林业和草原局，各省植物保护站等有关部门申请办理"引进种子、苗木检疫审批单"或"引进林木种子、苗和其他繁殖材料检疫审批单"。带有土壤或生长介质的还须向海关总署办理土壤和生长介质的特许审批。转基因产品需到农业农村部申领许可证。

2. 种子、苗木等植物繁殖材料报检要求

（1）输入植物、种子、种苗及其他繁殖材料的，货主或其代理人应在入境前 7 天持有关资料向主管海关报检，预约检疫时间。植物繁殖材料到达入境口岸时，检疫人员要核对货证是否相符，按品种、数（重）量、产地办理核销手续。

（2）在植物种子、种苗入境前，经主管海关实施现场检疫或处理合格的，签发"入境货物通关单"。

（3）入境后需要进行隔离检疫的，还要向海关申请隔离场或临时隔离场。

从事进境种苗花卉生产经营企业要向所在地主管海关备案。

引种单位、个人或其代理人应在植物繁殖材料进境前 7 日持经直属海关核查备案的"进境动植物检疫许可证"或"引进种子、苗木检疫审批单"、输出国（或地区）官方植物检疫部门出具的植物检疫证书、产地证书、贸易合同或信用证、发票以及其他必要的单证向指定的海关报检。

受引种单位委托引种的，报检时还需提供有关的委托协议。

3. 种子、苗木等植物繁殖材料提供的单据

货主或其代理人报检时应填写"入境货物报检单"，并随附合同、发票、提单、"进境动植物检疫许可证"（适用于需海关总署审批的种子、苗木）或"引进种子、苗木检疫审批单"或"引进林木种子、苗木和其他繁殖材料检疫审批单"及输出国官方植物检疫证书、产地证等有关文件。

 小链接

进境植物繁殖材料到达入境口岸后，未经海关许可不得卸离运输工具。因口岸条件限制等原因，经海关批准，可以运往指定地点检疫、处理。在运输装卸过程中，引种单位、个人或者其代理人应当采取有效防疫措施。

供展览用的进境植物繁殖材料，在展览期间，必须接受所在地海关的检疫监管，未经其同意，不得改作他用。展览结束后，所有进境植物繁殖材料须作销毁或退回处理，如因特殊原因，需改变用途的，按正常进境的检疫规定办理。展览遗弃的植物繁殖材料、生长介质或包装材料在海关监督下进行无害化处理。

对进入保税区（含保税工厂、保税仓库等）的进境植物繁殖材料须外包装完好，并接受海关的监管。

（三）水果、烟叶和茄科蔬菜报检

1. 检疫审批

进口水果、烟叶和茄科蔬菜（主要有番茄、辣椒、茄子等）须在签订进境水果贸易合同或协议前提出申请，办理检疫审批手续，取得"进境动植物检疫许可证"。转基因产品需到农业农村部申领许可证。我国对进口水果的原产国有明确的规定，详见《我国允许进境水果种类及输出国家/地区名录》。因科研、赠送、展览等特殊用途需要进口国家禁止进境水果的，货主或其代理人须事先向海关总署或直属海关申请办理特许检疫审批手续。

2. 水果、烟叶和茄科蔬菜报检要求

货物入境前货主或其代理人应持有关资料向口岸海关报检，约定检疫时间，经口岸主管海关检疫合格的，签发"入境货物通关单"准予入境。

3. 水果、烟叶和茄科蔬菜报检应提供的单据

货主或其代理人报检时应填写"入境货物报检单"并随附合同、发票、提单、"进境动植物检疫许可证"及输出国官方植物检疫证书、产地证等有关文件。

（四）粮食和植物源性饲料报检

1. 报检要求

（1）报检地点：货主或其代理人应当在入境前向入境口岸海关报检。

（2）需要办理并取得农业农村部"进口饲料和饲料添加剂产品登记证"的产品还应提供"进口饲料和饲料添加剂产品登记证"（复印件）。

2. 粮食和植物源性饲料报检提供的单据

报检时应填写"入境货物报检单"并随附合同、发票、提单、约定的检验方法标准或成交样品、产地证及按规定应当提供的其他有关单证，并根据产品的不同要求提供"进境动植物检疫许可证"、输出国或者地区检验检疫证书。

（五）其他植物产品报检要求

（1）进口原木须附有输出国或地区官方检疫部门出具的植物检疫证书，证明不带有中国关注的检疫性有害生物或双边植物检疫协定中规定的有害生物和土壤。进口原木带有树皮的应当在输出国家或地区进行有效的除害处理，并在植物检疫证书中注明除害处理方法、使用药剂、剂量、处理时间和温度；进口原木不带树皮的，应在植物检疫证书中作出声明。

（2）进口干果、干菜、原糖、天然树脂、土产类、植物性油类产品等，货主或其代理人应当根据这些货物的不同种类进行不同的报检准备。需要办理检疫审批的，如干辣椒等，在货物入境前事先提出申请，办理检疫审批手续，取得许可证。在进口上述货物前应当持合同、输出国官方出具的植物检疫证书向主管海关报检，约定检疫时间。经海关实施现场检疫、实验室检疫合格或经检疫处理合格的，签发"入境货物检验检疫证明"，准予入境销售或使用。

（六）转基因产品报检

1. 报检范围

"转基因产品"是指国家《农业转基因生物安全管理条例》规定的农业转基因生物及其他法律法规规定的转基因生物与产品，包括通过各种方式（包括贸易、来料加工、邮寄、携带、生产、代繁、科研、交换、展览、援助、赠送以及其他方式）进出境的转基因产品。

2. 转基因产品进境的报检要求

（1）海关总署对进境转基因动植物及其产品、微生物及其产品和食品实行申报制度。

（2）货主或其代理人在办理进境报检手续时，应当在"入境货物报检单"的货物名称栏中注明是否为转基因产品。申报为转基因产品的，除按规定提供有关单证外，还应当提供法律法规规定的主管部门签发的"农业转基因生物安全证书"和"农业转基因生物标识审查认可批准文件"。

（3）国家对农业转基因生物实行标识制度。对于"实施标识管理的进境转基因产品"，主管海关核查标识，符合"农业转基因生物标识审查认可批准文件"的，准予进境；不按规定标识的，重新标识后方可进境；未标识的，不得进境。

（4）对列入《实施标识管理的农业转基因生物目录》（国务院农业行政主管部门制定并公布）的进境转基因产品，如申报是转基因的，海关实施转基因项目的符合性检测；如申报是非转基因的，主管海关进行转基因项目抽查检测；对实施标识管理的农业转基因生物目录以外的进境动植物及其产品、微生物及其产品和食品，主管海关可根据情况实施转基因项目抽查检测。

（5）海关按照国家认可的检测方法和标准进行转基因项目检测。经转基因检测合格的，准予进境。如有下列情况之一的，主管海关通知货主或其代理人作退货或者销毁处理。

① 申报为转基因产品，但经检测其转基因成分与批准文件不符的；

② 申报为非转基因产品，但经检测其含有转基因成分的。

进境供展览用的转基因产品，须获得法律法规规定的主管部门签发的有关批准文件后方可入境，展览期间应当接受主管海关的监管。展览结束后，所有转基因产品必须作退回或者销毁处理。如因特殊原因，需改变用途的，须按有关规定补办进境检验检疫手续。

3. 转基因产品过境的报检要求

过境的转基因产品，货主或其代理人应当事先向海关总署提出过境许可申请，并提交以下资料。

（1）转基因产品过境转移许可证申请表。

（2）输出国或者地区有关部门出具的国（境）外已进行相应的研究证明文件或者已允许作为相应用途并投放市场的证明文件。

（3）转基因产品的用途说明和拟采取的安全防范措施。

（4）其他相关资料。

海关总署自收到申请之日起 20 日内作出答复，对符合要求的，签发"转基因产品过境转移许可证"并通知进境口岸海关；对不符合要求的，签发不予过境转移许可证，并说明理由。

过境转基因产品进境时，货主或其代理人须持规定的单证和过境转移许可证向进境口岸海关申报，经检验检疫审查合格的，准予过境，并由出境口岸海关监督其出境。对改换原包装及变更过境线路的过境转基因产品，应当按照规定重新办理过境手续。

小案例

> 美国宾夕法尼亚州一家禽交易市场发生 H5N2 亚型低致病性禽流感。为防止禽流感疫情传入我国，海关总署根据我国《进出境动植物检疫法》等有关法律法规作出下列规定：禁止直接或间接从美国宾夕法尼亚州输入禽类及其产品；停止签发从美国宾夕法尼亚州输入禽类及其产品的"进境动植物检疫许可证"，撤销已经签发的从美国宾夕法尼亚州进口禽类及其产品的"进境动植物检疫许可证"；凡是来自美国的禽类及其产品进境一经发现，一律作退回或销毁处理。凡违反上述规定者，由出入境主管海关依照我国有关法律法规的规定处理。
>
> 请问：进境动物及动物产品报检范围及检疫审批规定有哪些？进境动物及动物产品报检程序的环节及内容如何？

任务四　出境动植物及产品的报检流程

一、出境动物及其产品的报检

（一）动物及动物产品报检范围

（1）活体动物。活体动物指饲养、野生的活体动物，有大中小动物包括各种鸟类动物；水生动物和两栖爬行动物包括鱼（包括种苗）、虾、蟹、贝、海参、海胆、沙蚕、海豆芽、酸酱贝、蛙、鳖、龟、蛇、蜥蜴、珊瑚类。

（2）动物产品。非食用动物产品，指来源于动物但非供人类或者动物食用的动物产品，有生皮张、毛类（含羽毛、羽绒）、骨（含牙）、蹄、角（不含鹿茸）、油脂、动物源性饲料、明胶、腺体、组织液、分泌物、蚕产品、蜂产品、水产品等及其制品，含动物成分的有机肥料等。食用的动物产品指肉类及其产品、动物产品及其制品、蛋类及其制品、奶类及其制品等。

其他检疫物：指动物病原体（包括菌种、毒种）、动物疫苗、诊断液、动物性废弃物、血清、动物尸体等。

（二）动物及动物产品报检时限、要求

1. 报检范围

凡我国法律法规规定必须由出入境海关检验检疫的，或进口国家或地区规定必须凭海关出具的证书方准入境的，或有关国际条约规定须经检验检疫的出境动物产品，均应向当地出入境海关报检。

2. 报检的时间和地点

（1）需隔离检疫的出境动物，应在出境前 60 天预报检，隔离前 7 天正式报检。

（2）出境观赏动物，应在动物出境前 30 天到出境口岸海关报检。

（3）出境野生捕捞水生动物，应在出境前 3 天向出境口岸海关报检。

（4）出境养殖水生动物（包括观赏鱼），应在出境前 7 天向注册登记养殖场、中转场所

在地海关报检。

货主或其代理人输出动物产品时，除野生濒危动物产品外，其他动物产品，货主可以直接到口岸出入境海关报检。

3. 动物及动物产品提供的单据

（1）出境观赏动物，应提供贸易合同或展出合同、产地检疫证书。

（2）输出国家规定的保护动物，应有国家濒危物种进出口管理办公室出具的许可证。

（3）输出非国家屠宰用的畜禽，应有农牧部门品种审批单。

（4）输出实行检疫监督的输出动物，须出示生产企业的输出动物检疫许可证。

（5）出境野生捕捞水生动物的，应提供下列单据：

① 所在地县级以上渔业主管部门出具的捕捞船舶登记证和捕捞许可证。

② 捕捞渔业与出口企业的供货协议。

③ 主管海关规定的其他单证。

（6）输出实验动物，应有国家濒危物种进出口管理办公室出具的"允许进出口许可证"。

4. 其他规定和要求

（1）除捕捞后直接出口的野生捕捞水生动物外，出境水生动物必须来自注册登记养殖场或者中转场。注册登记养殖场、中转场应当使其出境水生动物符合进口国家或者地区的标准或者合同要求，并向出口商出具"出境水生动物供货证明"。

（2）中转场需凭注册登记养殖场出具的"出境水生动物供货证明"接收水生动物。

（3）出境水生动物必须凭产地海关出具的动物卫生证书或"出境货物换证凭单"及检验检疫封识进入口岸海关检疫。

凡是在口岸中转场内改变包装的、出口前变更输入国或地区的或超过规定有效期的，必须重新向口岸海关报检。

 小链接

对输入国或者地区要求中国对向其输出水生动物的生产、加工、存放单位注册登记的，海关总署对出境水生动物养殖场、中转场实施注册登记制度。

出境水生动物养殖场、中转场申请注册登记应当符合下列条件。

（1）周边和场内卫生环境良好，无工业、生活垃圾等污染源和水产品加工厂，场区布局合理，分区科学，有明确的标识；

（2）养殖用水符合国家渔业水质标准，具有政府主管部门或者海关出具的有效水质监测或者检测报告；

（3）具有符合检验检疫要求的养殖、包装、防疫、饲料和药物存放等设施、设备和材料；

（4）具有符合检验检疫要求的养殖、包装、防疫、饲料和药物存放及使用、废弃物和废水处理、人员管理、引进水生动物等专项管理制度；

（5）配备有养殖、防疫方面的专业技术人员，有从业人员培训计划，从业人员持有健康证明；

（6）中转场的场区面积、中转能力应当与出口数量相适应。

（三）检验检疫依据

（1）有强制性的国家标准或检验检疫标准的，按照相应的标准进行检验检疫。

（2）没有强制性的国家标准或检验检疫标准的，按照对外贸易合同签订的标准进行检验检疫；凭样成交的，应当按照贸易双方确认的样品进行检验检疫。

（3）强制性的国家标准或检验检疫标准低于进口国的标准要求或对外贸易合同签订的标准的，按照进口国的标准要求或对外贸易合同签订的标准进行检验检疫。

（4）法律、行政法规未规定有强制性的国家标准或检验检疫标准，对外贸易合同也未约定检验检疫要求或检验检疫要求不明确的，按照海关总署对此类产品的规定进行检验检疫。

（四）施检部门检验检疫

1. 施检员审核单证

（1）审核所附合同、信用证、厂检合格单是否齐全，其商品品名、规格、数量、重量与报检单是否相符。

（2）审核出口国别，了解进口国相关检验检疫要求。

2. 现场检验检疫

（1）检查发货单位是否按合同要求将货配齐；唛头标识是否清晰；商品品名、规格、数量、重量、包装要求是否与单证相符。

（2）检查出口动物产品的生产、加工过程是否符合相关要求。

（3）检查产品储藏情况是否符合相关规定。存储仓库应做到清洁干燥、保持通风、温度适宜，并有防腐、防虫措施。

（4）采样。采样由主管海关负责，货主或代理人应协助采样工作。根据相应标准或合同指定的要求进行采样，并出具《抽/采样凭证》。样品应具有代表性、典型性、随机性，样品应代表或反映货物的真实情况，并满足检验检疫的需要。抽样数（重）量应符合相应的标准，不得低于最低采样量，也不得高于最高采样量。样品的保存温度和条件以及送样时间，应符合规定的要求。

（5）根据国家相关法规，对必须进行熏蒸或消毒处理的出境动物产品，要监督进行熏蒸或消毒处理。

（五）检验检疫监管

根据法律法规规定，对出境动物产品的生产、加工、存放过程实施检验检疫监督管理。

1. 监管内容

包括出境动物产品生产、加工过程及生产工艺，质量管理实施情况，兽医卫生防疫措施执行情况，产品的存储、运输等情况以及对主管海关要求的检疫处理措施的执行情况。

2. 检验检疫监管方式

包括驻厂监管、定期监管和不定期抽查监管。需要主管海关兽医驻厂的，其生产、加工须在官方兽医的监督下进行，否则生产、加工产品不得出口。

（六）签证与放行

（1）根据现场检验检疫、感官检验检疫和实验室检验检疫结果，进行综合判定。填写"出境货物检验检疫原始记录"，内容包括：检验检疫时间、地点、检验检疫依据、品名、数（重）量、抽样数量、出口国别、注册号、现场检验检疫情况、核销箱单情况、检验检疫人员、评定意见等。

（2）对判定为合格的，缮制有关单证予以放行，允许其产品出境。

（3）对判定为不合格，不准其产品出境。部分动物产品可经过消毒、除害以及再加工，处理后合格的，准允出境；无法进行消毒、除害处理或者再加工仍不合格的，不准出境。

（4）拟证。检验检疫人员在完成检验检疫工作后，依据检验检疫结果和证稿的管理使用的特定要求拟制相关的证稿。一般包括出境货物通关单、兽医卫生证书等，货物离境口岸不在出证检验检疫机关所在地的，还须出具"出境货物换证凭单"。证书内容包括：证书名称、品名、数量、重量、收发货人名称、地址、港口、运输方式、卫生注册编号、生产加工企业地址、生产及检验检疫时间、包装标识、证明内容、签证日期、签证地点、官方兽医签字等。

（5）计收检验检疫费用。按国家物价财务管理部门的规定计算收取相应的检验检疫费用。

（6）缮印签发相关证单按照检验检疫业务人员拟制的证稿，缮印证书，并由授权签发人签发。

（七）出境口岸检验检疫

对检验检疫出证机关和货物离境口岸海关分属不同地方管辖的，当出境动物产品运至出境口岸时，出境口岸海关一般按下列规定处理。

（1）启运地原集装箱原铅封（含陆运、空运、海运）直运出境的，由出境口岸海关验证放行。

（2）出境动物产品到达出境口岸时，已超过检验检疫规定有效期限的，需要向出境口岸海关重新报检。

（3）出境动物产品到达出境口岸后，需改换包装或者拼装、更改输入国或地区，而更改后的输入国或地区又有不同检疫要求的，均须向出境口岸海关重新报检。

⠿ 小链接

动物检疫处理是指主管海关对经检疫不合格的动物、动物产品及其他检疫物所采取的强制性的处理措施。检疫处理的方式有除害、扑杀、销毁、退回或封存、不准出境、不准过境等。

根据《中华人民共和国进出境动植物检疫法》的规定，检疫处理按下列原则办理。

（1）在输入动物时，检出中国政府规定的一类传染病、寄生虫病的，其阳性动物与其同群的其他动物全群退回或全群扑杀并销毁尸体；

（2）在输入动物时，检出中国政府规定的二类传染病、寄生虫病的，其阳性动物退回或扑杀，同群其他动物在动物检疫隔离场和动植物检疫机关指定的地点继续隔离观察；

（3）输入动物产品和其他检疫物，经检疫不合格的，作除害、退回或销毁处理，处理合格的，准予进境；

（4）输入的动物、动物产品和其他检疫物检出带有一、二类传染病、寄生虫病名录以外的，对农、林、牧、渔业生产有严重危害的其他疾病的，由口岸海关根据有关情况，通知货主或其代理人作除害、退回或销毁处理，经除害处理合格的，准予进境；

(5) 出境动物、动物产品和其他检疫物经检疫不合格或达不到输入国要求而又无有效方法作除害处理的，不准出境；

  (6) 过境的动物经检疫发现有我国公布的一、二类传染病、寄生虫病的，全群动物不准过境；

  (7) 过境动物的饲料受病原污染的，作除害、不准过境或销毁处理；

  (8) 过境的动物尸体、排泄物、铺垫材料及其他废弃物，须在口岸海关的监督下进行无害化处理；

  (9) 对携带、邮寄我国规定的禁止携带、邮寄物进境的动物、动物产品和其他检疫物进境的，作退回或销毁处理；

  (10) 携带、邮寄允许通过携带、邮寄方式进境的动物、动物产品及其他检疫物经检疫不合格而又无有效方法作除害处理的，作退回或销毁处理；

  (11) 进境运输工具上的动物性废弃物，必须经动植物检疫机关处理。根据检疫结果，对需要进行检疫处理的动物、动物产品和其他检疫物由口岸海关签发相关单证，通知货主或其代理人进行检疫处理，由口岸海关监测处理结果，或由口岸海关指定或认可的单位按要求进行处理。

 小案例

  2017 年 5 月，美国 FDA（食品药品管理局）对来自中国进口的鲶鱼、虾和鳗鱼等水产品中抽取 89 个样本，其中 22 个样本发现有药品残留剂，包括硝基呋喃和孔雀石绿等禁用抗菌剂的污染。由于孔雀石绿和硝基呋喃类药物可能会诱发癌症，FDA 于 6 月 28 日发布警报，禁止中国的鲶鱼、虾和鳗鱼入境，除非进口商通过独立的检测来证明这些产品不含未经批准的残留物质。对我国而言，美国餐桌上每 10 只虾就有 1 只来自中国，每 50 条鲶鱼中有 1 条来自中国，因此中国养殖海产品因食品安全问题成为国际贸易战的焦点。

  请思考下列问题：出境动物及动物产品报检范围如何界定？

二、出境植物及其产品的报检

(一) 出境植物及植物产品报检范围

(1) 贸易性出境植物、植物产品及其他检疫物（商品）；

(2) 作为展出、援助、交换、赠送等的非贸易性出境植物、植物产品及其他检疫物（非商品）；

(3) 进口国（或地区）有植物检疫要求的出境植物产品；

(4) 以上出境植物、植物产品及其他检疫物的装载容器、包装物及铺垫材料。

  植物是指栽培植物、野生植物及其种子、种苗及其他繁殖材料等，包括所有栽培、野生的可供繁殖的植物全株或者部分，通常称为种子、苗木（简称"种苗"）。

  植物产品是指来源于植物未经加工或者虽经加工但仍有可能传播病虫害的产品，如粮食、豆、棉花、油、麻、烟草、籽仁、干果、鲜果、蔬菜、生药材、木材、饲料等。

  其他检疫物包括植物废弃物：垫舱木、芦苇、草帘、竹篓、麻袋、纸等废旧植物性包装物、有机肥料等。

（二）植物及植物产品报检时限、要求

1. 时间报检

（1）货主或其代理人应在货物出境前 10 天，并在规定的地点进行报检。

（2）须做熏蒸处理的应提前 15 天报检。

（3）出境检验检疫结果有效期限：经检验检疫合格出具检疫证书的当天算起，至本批货物离开国境不超过 21 天的，视为在有效期内。辽宁、吉林、黑龙江、内蒙古、新疆冬季（11 月至次年 2 月底）检疫的货物，其检疫的有效期可适当延长，但最长不能超过 35 天。

2. 植物及植物产品提供的单据

按规定填写"出境货物报检单"并提供相应外贸单据，还应提供如下相应单证。

（1）出境濒危和野生动植物资源的，须出示国家濒危物种进出口管理办公室或其授权的办事机构签发的允许出境证明文件。

（2）输往欧盟、美国、加拿大等国家或地区的出境盆景，应提供"出境盆景场/苗木种植场检疫注册证"。

（3）出境水果来自注册登记果园、包装厂的，应当提供"注册登记证书"，来自本辖区以外其他注册果园的，由注册果园所在地主管海关出具产地供货证明。

（4）供我国港澳蔬菜，报检时提供港澳蔬菜加工原料证明文件、出货清单以及出厂合格证明。

3. 其他规定和要求

（1）国家对出境种苗实施花卉基地注册登记制度，推行"公司＋基地＋标准化"管理模式。从事出境种苗花卉生产经营企业，应向所在地主管海关申请注册登记。

未获得注册登记的企业，不得从事出境种苗花卉生产经营业务。

来自未实施注册登记生产经营企业的种苗花卉，不准出口。

（2）来自非注册果园、包装厂的水果，以及出境水果来源不清楚的，不准出口。

（3）对输往智利的水果，所有水果包装箱应统一用英文标注"水果种类、出口国家、产地（区或省）、果园名称或其注册号、包装厂及出口商名称"等信息。承载水果包装箱的托盘货物外表应加贴"输往智利共和国"英文标签。

（4）对输往秘鲁的柑橘，包装箱上应用英文标出产地（省份）、果园名称或其注册号、包装厂名称或注册号、"中国输往秘鲁"的字样。

（5）国家对供应我国港澳蔬菜种植基地和供港澳蔬菜生产加工企业实施备案管理。种植基地和生产加工企业应当向所在地主管海关备案。

（三）出境植物检疫物的检疫处理

出入境海关在接受报检时应仔细审核有关单证，包括审查国外货主开具的信用证或合同中的检疫要求是否合理、我国能否做到和接受，对不合理的检疫要求应通知货主或其代理人修改合同或信用证。货主或其代理人陪同检疫人员实施检疫，检疫人员首先要了解货物存放的周围环境是否符合检疫管理的要求，要检查全部货物的存放情况及报检货物的生产加工日期及地点、存放时间、包装情况等，同时核对报检单与货物的相符情况。

海关根据检疫情况作出签证放行或者重新整理、换货或除害处理合格后放行的处理。经检验检疫合格的，海关出具出境货物通关单或出境货物换证凭单。根据政府间双边植物检验

检疫协定、协议和备忘录或输入国（地区）要求，经检验检疫合格的出具植物检疫证书或检验证书、卫生证书；经认可的检疫处理合格后，出具熏蒸/消毒证书或植物检疫证书。

货主或其代理人应当在出境货物换证凭单有效期内，向出境口岸海关申请换发出境货物通关单，超过出境货物换证凭单有效期的货主或其代理人应当向出境口岸海关重新报检。

出境口岸海关按照1%～3%的比例抽查、核对货证，经查验货证相符的，换发出境货物通关单；经查验货证不符的，不准出境。

 小链接

出境水果检验检疫监督管理

（1）管理。

① 海关总署统一管理全国出境水果检验检疫与监督管理工作。

② 海关总署设在各地的出入境主管海关负责所辖地区出境水果检验检疫与监督管理工作。

③ 我国与输入国或地区签订的双边协议、议定书等明确规定，或者输入国家或地区法律法规要求对输入该国家的水果果园和包装厂实施注册登记的，当地海关应当按照规定对输往该国家或地区的出境水果果园和包装厂实行注册登记。

④ 我国与输入国家或地区签订的双边协议、议定书未有明确规定，且输入国家或地区法律法规未明确要求的，出境水果果园、包装厂可以向主管海关申请注册登记。

（2）注册登记。申请注册登记的出境水果果园应当具备以下条件：

① 连片种植，面积在100亩（1亩≈666.7平方米）以上；

② 周围无影响水果生产的污染源；

③ 有专职或者兼职植保员，负责果园有害生物监测防治等工作；

④ 建立完善的质量管理体系，质量管理体系文件包括组织机构、人员培训、有害生物监测与控制、农用化学品使用管理、良好农业操作规范等有关资料；

⑤ 近两年未发生重大植物疫情；

⑥ 双边协议、议定书或输入国家或地区法律法规对注册登记有特别规定的，还须符合其规定。

除具备上述条件外还应当具备以下条件：

① 厂区整洁卫生，有满足水果贮存要求的原料场、成品库；

② 水果存放、加工、处理、储藏等功能区相对独立、布局合理，且与生活区采取隔离措施并有适当的距离；

③ 具有符合检疫要求的清洗、加工、防虫防病及除害处理设施；

④ 加工水果所使用的水源及使用的农用化学品均须符合有关食品卫生要求及输入国家或地区的要求；

⑤ 有完善的卫生质量管理体系，包括对水果供货、加工、包装、储运等环节的管理，对水果溯源信息、防疫监控措施、有害生物及有毒有害物质检测等信息有详细记录；

---

⑥ 配备专职或者兼职植保员，负责原料水果验收、加工、包装、存放等环节防疫措施的落实、有毒有害物质的控制、弃果处理和成品水果自检等工作；

⑦ 有与其加工能力相适应的提供水果货源的果园，或与供货果园建有固定的供货关系；

⑧ 双边协议、议定书或输入国家或地区法律法规对注册登记有特别规定的，还须符合其规定。

（3）申请注册登记的果园，应当向所在地海关提出书面申请，并提交以下材料（一式两份）。

①《出境水果果园注册登记申请表》；

② 合法经营、管理果园的有效证明文件（果园土地承包、租赁或者使用的有效证明等）以及果园示意图、平面图；

③ 果园质量管理体系文件；

④ 植保员有关资格证明或者相应技术学历证书复印件。

任务五　特殊监管区域货物的报检流程

特殊监管区域是国家赋予某区域有别于本国关境内一般地区的特殊政策，采取特别措施进行监管的区域。特殊区域是指经国务院批准设立的保税区、出口加工区、边境经济技术合作区、边境自由贸易区和边境特别管理区。这些区域享受特殊优惠政策，区内的检验检疫管理与通常的检验检疫管理也不尽相同。

保税区是经国务院批准设立、海关实施特殊监管、我国目前开放度和自由度最大的经济区域。保税区具有"境内关外"的特点。

海关总署统一管理全国保税区的检验检疫监督管理工作。主管海关对进出保税区的应检物实施检验检疫和监督管理。

一、保税区报检

（一）报检范围

（1）列入《海关实施检验检疫的进出境商品目录》的进出境货物；

（2）法律法规规定由主管海关负责检验检疫的进出境货物；

（3）运输工具和集装箱；

（4）应实施检验检疫的包装物及铺垫材料。

（二）报检要求

保税区内出入境货物及其运输工具、集装箱的报检要求与一般的报检要求基本相同。

（1）进出保税区的应检物，货主或其代理人须向主管海关申报或报检，主管海关凭主管海关出具的"入境货物通关单"或"出境货物通关单"验放。

（2）保税区内应检物出境报检时，报检人应填写"出境货物报检单"，并提供外贸合同、信用证、发票、厂检单等单据。按照法律法规规定须提供相关批准文件的，应在报检前办妥相关手续。

（3）保税区内应检物入境报检时，报检人应填写"入境货物报检单"并提供外贸合同、发票、提（运）单等有关单证。按照法律法规规定须提供相关批准文件的，应在报检前办妥相关手续。

（4）保税区内企业从境外进入保税区的仓储物流货物以及自用的办公用品、出口加工所需原材料、零部件，免予实施强制性产品认证。

（5）保税区内从事进出口加工、国际贸易、国际物流以及进出口商品展示的企业办理报检手续前，应在海关办理备案或注册登记手续；保税区内从事加工、储存出境食品的企业还应办理出口食品生产企业卫生注册登记手续。

（三）检验检疫程序

1. 保税区与境外之间进出的应检物

从境外输入保税区的应检物，应当向进境口岸海关报检。从境外进入保税区的应检物，属于卫生检疫范围的，由主管海关实施卫生检疫；应当实施卫生处理的，由主管海关进行卫生处理；属于动植物检疫范围的，由主管海关实施动植物检疫，应当实施动植物检疫除害处理的，在主管海关的监督下，依法进行除害处理。

主管海关对从境外进入保税区的可以用作原料的固体废物、旧机电产品、成套设备实施检验和监管，对外商投资财产按照有关规定进行价值鉴定，对未办理通关手续的货物不实施检验。

保税区内企业从境外进入保税区的仓储物流货物以及自用的办公用品、出口加工所需原材料、零部件免予实施强制性产品认证。

从保税区输往境外的应检物，主管海关依法实施检验检疫。

2. 保税区与非保税区之间进出的应检物

应检物从中华人民共和国境内的非保税区（不含港澳台地区，简称"非保税区"）进入保税区时，不需要办理海关通关手续的，保税区海关不实施检验检疫；需要办理海关通关手续的，保税区海关应当按照规定对应检物实施检验检疫。

从保税区输往非保税区的应检物，属于实施食品卫生监督检验和商品检验范围的，保税区海关实施检验。对于集中入境分批出区的货物，可以分批报检，分批检验；符合条件的，可以于入境时集中报检，集中检验，经检验合格的出区时分批核销。

从非保税区进入保税区后不经加工直接出境的，保税区海关凭产地海关签发的检验检疫合格证明换证放行，不再实施检验检疫。超过检验检疫有效期、变更输入国家或地区并又有不同检验检疫要求、改换包装或重新拼装、已撤销报检的，应当按规定重新报检。

从保税区输往非保税区的应检物，列入强制性产品认证目录的，应当提供相应的认证证书，其产品上应当加贴强制性产品认证标志。从保税区输往非保税区的预包装食品和化妆品，应当向海关申请办理标签审核手续。

保税区内企业加工出境产品，符合有关规定的，可以向海关申请签发普惠制原产地证书或者一般原产地证书、区域性优惠原产地证书、专用原产地证书等。

在入境时已经实施检验的保税区内的货物，输往非保税区的，不实施检验。从非保税区进入保税区的货物，又输往非保税区的，不实施检验。

3. 保税区内相互流通的应检物

保税区内企业之间进行销售、转移的货物及其包装物、铺垫材料、运输工具、集装箱，海关免予实施检验检疫，无须报检。

4. 经保税区转口的应检物

经保税区转口的动植物、动植物产品和其他检疫物，入境报检时应当提供输出国或地区政府部门出具的官方检疫证书；转口动物的，还应当取得海关总署签发的"动物过境许可证"，并在入境报检时提供输入国或者地区政府部门签发的允许进境的证明。

经保税区转口的应检物，在保税区短暂仓储，原包装转口出境并且包装密封状况良好，无破损、撒漏的，入境时仅实施外包装检疫，必要时进行防疫消毒处理；如果由于包装不良以及在保税区内经分级、挑选、刷贴标签、改换包装形式等简单加工的原因，转口出境的，海关实施卫生检疫、动植物检疫以及食品卫生检验。

转口应检物出境时，除法律法规另有规定和输入国或地区政府要求入境时出具我国海关签发的检疫证书或检疫处理证书的以外，一般不再实施检验和检疫处理。

（四）监督管理

保税区内设立的进出口加工、国际贸易、国际物流以及进出口商品展示企业，应向保税区海关申请备案。

保税区内从事加工、储存出入境动植物产品的企业应当符合有关检验检疫规定。

保税区内从事加工、储存出境食品的企业应办理出口食品生产企业卫生注册登记，输入国或地区另有要求的，还应符合输入国或地区的要求；加工、存储入境食品的企业应当按照食品企业通用卫生规范要求接受海关的监督管理。

保税区内设立检验检疫查验场地以及检疫熏蒸、消毒处理场所应当符合检验检疫有关要求。

海关按照有关法律法规规定对保税区实施疫情监测，对进出保税区的动植物及其产品的生产、加工、存放和调离过程实施检疫监督。

保税区内企业之间销售、转移进出口应检物，免予实施检验检疫，入境动植物及其产品已经办理检疫审批的，需要变更审批事项的，应当申请变更检疫审批手续。

出口企业报关进入上述国内特殊区域后，且必须要销售给特殊区域内单位或者境外单位、个人才可以办理出口退税。简单理解就是付货款的单位或个人如果不是境外或者区域内的，需视同内销征税。

出口企业报关进入"保税区"（不包含综合保税区）须视同内销征收增值税。但是"保税区"仓储转的可以退税，即运入保税区的货物，是销售给境外单位、个人，境外单位、个人将其存放在保税区内的仓储企业，离境时由仓储企业办理报关手续，海关在其全部离境后，签发进入保税区的出口货物报关单的，保税区外的出口企业可以适用出口退税，申报退税时，除提供出口报关单还须提供仓储企业的出境货物备案清单。

 小案例

> 2018年3月21日，某公司向检验检疫部门办理了一批1000吨柴油的报检手续，该批柴油储存在某保税罐中。3月26日，该公司在未经检验检疫部门重量检验的情况下，擅自将其中494.219吨柴油从保税罐中提出，调运至上海某公司。检验检疫部门根据《进出口商品检验法》第三十三条规定，对该公司实施了行政处罚。
>
> 试问：保税区货物报检的范围有哪些？

二、出口加工区报检

(一) 出口加工区报检范围

出口加工区是一个国家或地区在其港口、国际机场等地方，划出一定的范围，新建和扩建码头、车站、道路、仓库和厂房等基础设施以及提供免税等优惠待遇，鼓励外国企业在区内投资设厂，生产以出口为主的制成品的加工区域。

法律、法规规定应当实施检验检疫的货物及其包装物、铺垫材料、运输工具、集装箱（简称"应检物"）如下。

（1）列入《海关实施检验检疫的进出境商品目录》的"应检物"；

（2）虽未列入《目录》，但国家有关法律法规明确由主管海关负责检验检疫的货物；

（3）运输工具和集装箱；

（4）加工区内有关场所应实施检验检疫的包装物及铺垫材料。

(二) 出口加工区检验检疫程序

1. 加工区与境外之间进出货物、集装箱和运输工具的检验检疫

对从境外以直通式或转关运输方式进入加工区的货物、集装箱、运输工具按下列规定办理。

（1）应检货物、集装箱以及运输工具，应当接受卫生检疫。对来自检疫传染病疫区的、被检疫传染病污染的以及可能传播检疫传染有关的啮齿动物和病媒昆虫的集装箱、货物、废旧物等以及运输工具应实施卫生处理。

（2）动植物及其产品和其他检疫物，装载动植物、动植物产品和其他检疫物的装载容器、集装箱、包装物、铺垫材料，以及来自动植物疫区的运输工具，应实施动植物检疫及检疫监督管理。

（3）区内企业为加工出口产品所需的应检货物免予实施品质检验。但以废物作为原料的，按有关规定实施环保检验。

（4）区内企业在加工区内自用的办公和生活消费用品，主管海关免予实施品质检验。

对加工区内的中外合资、合作企业及各种对外补偿贸易方式中，境外（包括港、澳、台地区）投资者以实物作价投资的或企业委托境外投资者用投资资金从境外购买的财产，应由主管海关实施财产价值鉴定。

对从加工区出境的属商品检验和食品卫生检验范围内的应检货物，有下列情况之一的，应实施品质检验或卫生检验。

① 标明中国制造的；

② 使用中国注册商标的；

③ 申领中国产地证的；

④ 需主管海关出具品质证书的。

对从加工区出境的，属卫生检疫和动植物检疫范围内的应检货物，按输入国（或地区）要求和我国的有关规定实施检验检疫。

对装运出境易腐烂变质的食品、冷冻品的集装箱应实施适载检验。

2. 加工区与区外之间进出应检货物的检验检疫

对区外运入加工区的任何货物，主管海关不予检验检疫。加工区运往区外的应检货物，视同进口，按下列规定办理。

（1）属商品检验范围内的，须由主管海关实施品质检验；

（2）属食品卫生检验范围内的，须由主管海关实施食品卫生检验；

（3）属进口商品安全质量许可制度目录内的，需按照进口商品安全质量许可制度的规定办理；

（4）属动植物检疫范围内的，不再实施动植物检疫；

（5）属卫生检疫范围内的，不再实施卫生检疫；

（6）从加工区运往区外的废料和旧机电产品，海关按有关规定实施环保项目检验。

（三）报检应提供的单据

（1）加工区内货物出境报检时，报检人应填写"出境货物报检单"，并提供相关的外贸单证。

申请重量鉴定的应提供磅码单；属商品检验和食品卫生检验范围内的应检货物，应提供包装检验合格单。

（2）属于强制性产品认证目录内的产品，需按照规定提供强制性产品认证证书或相关的免办证明。

（3）来自美国、日本、欧盟和韩国的应检货物入境时，报检人须按规定提交与包装有关的证书或声明。

（4）入境旧机电产品的应按旧机电产品备案手续办理相关证明。

（四）对加工区和区内企业的检验检疫监督管理

需要实施卫生注册登记和出口质量许可制度管理的企业，应按规定申请办理有关手续；从事食品、动植物产品的加工、存放场所应当符合仪器卫生和动植物检疫的有关规定。主管海关应建立对区内企业的监管档案，做好日常监督管理及抽查检验纪录，负责对加工区实施疫情监测。

三、边境贸易报检

1. 边境贸易报检范围

边境经济技术合作区、边境自由贸易区和边境特别管理区等区域有一定的特殊性，其检验检疫管理具有一定特点。依托以上区域开展的边境贸易，主要分为边民互市贸易和边境小额贸易。

边境小额贸易指沿陆地边境线经国家批准对外开放的边境县（旗）、边境城市辖区内（以下简称"边境地区"）经批准有边境小额贸易经营权的企业，通过国家指定的陆地边境口岸，与毗邻国家边境地区的企业或其他贸易机构之间进行的贸易活动。

边民互市贸易指边境地区边民在边境线 20 千米以内、经政府批准的开放点或指定的集市上，在不超过规定的金额或数量范围内进行的商品交换活动。

海关总署主管全国边境贸易出入境检验检疫工作，主管海关负责本辖区内边境贸易出入境检验检疫和监督管理工作。

主管海关对边境贸易进出口商品实行全申报（报检）管理制度。

（1）边境小额贸易中属《目录》内的进出口商品，边境小额贸易公司或其代理人应当依照有关法律、法规和规章的要求，向主管海关办理报检手续。

（2）边境小额贸易中不属《目录》的进出口商品、边民互市贸易的所有进出口商品，边境小额贸易公司或其代理人、边民互市贸易的货主或其代理人应当向口岸主管海关如实申报进出口商品的品名、数量、金额、国别等信息。

2. 边境贸易报检程序

边境小额贸易中货物的报检手续与一般贸易进出口货物的报检手续基本相同。由于边民互市贸易的形式比较灵活，批量小，批次多，一般没有正规的贸易合同和单据，因此报检手续较为简化。

3. 边境贸易报检应提供的单据

（1）边境小额贸易的，应填写"出境货物报检单"或"入境货物报检单"并提供边境贸易合同（合约、确认书）、发票、装箱单、厂检单等。边民互市贸易的，应填写适用于边民互市贸易且符合主管海关要求的申报单。

（2）属于实行检疫许可制度或者卫生注册登记制度管理的货物报检时，应提供检疫许可证明或者卫生注册登记证明。

（3）属于旧机电产品的应按旧机电产品备案手续办理相关证明。

（4）属于可用途原料的固体废物，应提供相关的证明文件。

（5）边境小额贸易出口商品原则上应当在商品生产地检验，在口岸进行现场检疫和查验。

（6）边民互市贸易出口商品原则上在口岸实施检验检疫。

4. 监督管理

直属海关对边境小额贸易出口商品实施逐批检验检疫和监督抽查管理两种工作模式。主管海关应当对食品、农产品和日常消费品等检验检疫高风险类的边境小额贸易出口商品严格按照国家有关规定实施检验检疫和监督管理。

边境小额贸易出口商品原则上应当在商品生产地检验，在口岸进行现场检疫和查验。

边民互市贸易出口商品原则上在口岸实施检验检疫。

主管海关应当按照进口国或地区强制性标准，对边境贸易出口商品进行检验检疫和监督管理；进口国或地区没有强制性标准要求的，依照我国标准或边境贸易合同（合约、确认书）或双方确认的样品要求，对边境贸易出口商品进行检验检疫和监督管理。

小　　结

（1）原国家质检总局出入境检验检疫管理职责和队伍正式划入海关总署，实现关检业务融合。企业通过"单一窗口"系统向海关发送电子申请信息，实现报关报检注册登记备案"一口对外，一次办理"。报关单的填制是办理报检手续最基础的工作，同时也是非常重要的环节，报关单填制是每一名报检员都必须熟练掌握的一项基本技能。了解报关单填制的一般要求，掌握进出境报检单内容的填制。

（2）2018 年 8 月 1 号开始使用关检融合后的新版报关单。整合：原报关单和原报检单整合为一张报关单。新版报关单精简申报项目：229 项缩减到 105 项。单证：将提供一套单证即可。

（3）入境检验检疫的分为一般入境报检、入境流向报检、异地施检报检；出境检验检疫的分为出境一般报检、出境换证报检、出境预检报检。

（4）入境检验检疫的一般要求入境货物报检人应向卸货口岸或到达站的海关申请报检，并按检验检疫有关规定和要求提供有关单证资料。

（5）产地和报关地一致时，出境货物的货主或其代理人，持有关证单向产地海关申请检验检疫以取得出境放行证明及其他证单的报检；产地和报关地不一致时，由产地海关签发"出境货物换证凭单"或"换证凭条"，货主或其代理人持"出境货物换证凭单"或"换证凭条"向报关地的海关申请换发"出境货物通关单"。

（6）输入种畜、禽及其精液、胚胎的，应在入境30日前报检；输入其他动物的，应在入境15日前报检；输入上述以外的动物产品在入境时报检。

（7）需隔离检疫的出境动物，应在出境前60天预报检，隔离前7天正式报检；出境观赏动物，应在动物出境前30天到出境口岸海关报检；出境野生捕捞水生动物，应在出境前3天向出境口岸海关报检；出境养殖水生动物（包括观赏鱼），应在出境7天前向注册等级养殖场、中转场所地海关报检。

（8）输入植物、种子、种苗及其他繁殖材料的，货主或其代理人应在入境前7天持有关资料向主管海关报检，预约检疫时间。

（9）出境植物或植物产品，货主或其代理人应在货物出境前10天，并在规定的地点进行报检；需作熏蒸处理的应提前15天报检。

（10）特殊区域是指经国务院批准设立的保税区、出口加工区、边境经济技术合作区、边境自由贸易区和边境特别管理区。这些区域享受特殊优惠政策，区内的检验检疫管理与通常的检验检疫管理也不尽相同。

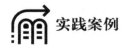 实践案例

案例分析

1. ABC贸易公司委托徐州盛通食品厂 ABC贸易公司资料

（1）ABC贸易公司资料如下。

地址	南京市武宁路100号荣耀大厦01室
邮编	210005
法人代表	赵晓刚
业务联系人	张玲
联系电话	025-4715055
企业性质	私营有限责任公司

（2）食品厂资料如下。

厂名	徐州华荣食品厂
地址	徐州市建和路 15 号
邮编	221009
法人代表	李立
业务联系人	赵晓丹
联系电话	0516-340270
企业性质	私营有限责任公司

2. ABC 贸易公司规定报检委托书只在当月有效

CANNED MUSHROOM PIECES & STEMS（蘑菇罐头）的海关编码为 2003101100。

信用证

BASIC HEADER   F 01 BKCHCNBJA940 0588 550628

APPLICATION HEADER   0 700 1057 010320 RJHISARIA×××7277 977367

020213 1557N

* AIRAJHI BANKING AND INVESTMENT

* CORPORATION

* RIYADH

*（HEAD OFFICE）

USER HEADER   SERVICE CODE 103：（银行盖信用证通知专用章）

BANK. PRIORITY 113：

MSG USER REF. 108：

INFO. FROM CI 115：

SEQUENCE   1/1

FORM OF DOC. CREDIT   IRREVOCABLE

DOC. CREDIT NUMBER   0011LC123756

DATE OF ISSUE   060320

DATE/PLACE EXP.   DATE 060505 PLACE CHINA

APPLICANT   NEO GENERAL TRADING CO.

P. O. BOX 99552，RIYADH 22766，KSA

TEL：00966-1-4659220 FAX：0966-1-4659213

BENEFICIARY   ABC TRADING CO. , LTD.

HONOR MANSION RM01 WONING ROAD,NAN-

JING210005，CHINA

TEL：0086-25-4715055 FAX：0086-25-4711332

AMOUNT   CURRENCY USD AMOUNT 13260

AVAILABLE WITH/BY   ANY BANK IN CHINA，

BY NEGOTIATION

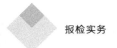

DRAFTS AT...	SIGHT
DRAWEE	RJHISARI
	* ALRAJHI BANKING AND INVESTMENT
	* CORPORATION
	* RIYADH
	* （HEAD OFFICE）
PARTIAL SHIPMTS	NOT ALLOWED
TRANSSHIPMENT	NOT ALLOWED
LOADING ON BRD	CHINA MAIN FORT，CHINA
	DAMMAM PORT，SAUDI ARABIA
LATEST SHIPMENT	060430
GOODS DESCRIPT	ABOUT 1700 CARTONS CANNED MUSRHOOM PIECES & STEMS 24 TINS × 227 GRAMS NET WEIGHT（GW. 425 GRAMS）AT USD7. 80 PER CARTON. CFR DAMMAM PORT，SAUDI ARABIA　ROSE BRAND
DOCS REQUIRED	DOCUMENTS REQUIRED
	+SIGNED COMMERCIAL INVOICE IN TRIPLICATE ORIGINAL. AND MUST SHOW BREAK DOWN OF THE AMOUNT AS FOLLOWS：FOB VALUE， FREIGHT CHARGES AND TOTAL AMOUNT　C AND F
	+FULL SET CLEAN ON BOARD BILL OF LADNG MADE OUT TO THE ORDER OF AL RAJHI BANKING AND INVESTMENT CORP.， MARKED FREIGHT PREPAID AND NOTFY APPLICANT, INDICATING THE FULL NAME，ADDRESS AND TEL NO. OF THE CARRYING VESSEL IS AGENT AT THE PORT OF DISCHARGE
	+PACKING LIST IN ONE ORIGINAL PLUS 5 COPIES, ALL OF WHICH MUST BE MANUALLY SIGNED
	+INSPECTION（HEALTH）CERTIFICATE FROM C. I. Q. （ENTRY-EXIT INSPECTION AND QUARANTINE OF THE PEOPLE'S REPUBLIC OF CHINA） + CERTIFICATE OF ORIGIN
	DULY CERTIFIED BY　C. C. P. I. T.
	STATING THE NAME OF THE MANUFACTURERS OF PRODUCERS AND THAT GOODS EXPORTED ARE WHOLLY OF CHINESE ORIGIN

+THE PRODUCTION DATE OF THE GOODS NOT TO BE EARLIER THAN HALF MONTH AT TIME OF SHIPMENT. BENEFICIARY MUST CERTIFY THE SAME.

+SHIPMENT TO BE EFFECTED BY CONTAINER AND BY REGULAR LINE. SHIPMENT COMPANY'S CERTIFICATE TO THIS EFFECT SHOULD ACCOMPANY THE DOCUMENTS

DD. CONDITIONS ADDITIONAL CONDITION：

+A DISCREPANCY FEE OF USD50.00 WILL BE IMPOSED ON EACH SET OF

DOCUMENTS PRESENTED FOR NEGOTIATION UNDER THIS L/C WITH DISCREPANCY. THE FEE WILL BE DEDUCTED FROM THE BILL AMOUNT

PAYMENT UNDER THE GOODS WERE APPROVED BY SAUDI GOVERNMENT LAB.

+MORE OR LESS 10PCT OF CREDIT AMOUNT IS ALLOWED

CHARGES ALL CHARGES AND COMISSIONS OUTSIDE KSA ON BENEFICIARIES ACCOUNT INCLUDING REIMBURSING

BANK COMMISSION DISCREPANCY FEE（IF ANY）AND COURIER CHARGES.

CONFIRMAT INSTR WITHOUT

REIMBURS. BANK AL RAJHI BANKING AND INVESTMENT CORP. RIYADH(HEAD OFFICE)

IN PAYING BANK DOCUMENTST TO BE DESPATCHED IN ONE LOT BY COURIER.

ALL CORRESPONDENCE TO BE SENT TO AL-RAJHI BANKING AND INVESTMENT COPRORATION RIYADH（HEAD OFFICE）

SEND REC INFO REIMBURSEMENT IS SUBJECT TO ICC URR 525

TRAILER ORDER IS <MAC：> <PAC：> <ENC：> <CHK：> <TNG：> <PDE：>

MAC：E55927A4

CHK：7B505952829A

HOB：

业务操作

由 2～4 人组成一个小组，完成出境货物报检单的填制。

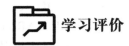 **学习评价**

一、单项选择题

1. 入境的动植物及其产品，在提供贸易合同、发票、产地证书的同时，还必须提供（   ）官方出具的检疫证书。

   A. 输出国（或地区）　　　　　　　B. 输入国（或地区）

   C. 签订合同国家（或地区）　　　　D. 第三国（或地区）

2. 根据有关法律法规规定，因科研等特殊需要输入禁止入境物的，必须提供（   ）签发的特许审批证明。

   A. 农业农村部　　B. 商务部　　　C. 国家卫生健康委员会　　D. 海关总署

3. 某公司从法国进口一批瓶装葡萄酒，用小木箱包装，（   ）不是报检时应当提供的单据。

   A. 进口食品标签审核证书　　　　　B. 官方的检验检疫证书

   C. 进境动植物检疫许可证　　　　　D. 原产地证书

4. 法定检验检疫货物完成入境报检后，报检人应领取（   ）到海关办理通关手续。

   A. 入境货物通关单　　　　　　　　B. 检验证书

   C. 检验检疫通知单　　　　　　　　D. 以上都需要

5. 检验检疫人员需到现场抽取样品进行检验，如不能直接进行检验的，应对样品进行（   ）。

   A. 生产　　　　B. 化验　　　　　C. 制样　　　　D. 以上都不是

6. 出境货物的检验检疫流程一般为（   ）。

   A. 报检—签发单证—实施检验检疫　　B. 签发单证—实施检验检疫—报检

   C. 签发单证—报检—实施检验检疫　　D. 报检—实施检验检疫—签发单证

7. 以下货物出口时，须由口岸海关实施检验检疫的是（   ）。

   A. 活牛　　　　B. 家用电器　　　C. 冻鸡肉　　　D. 烟花爆竹

8. 对涉及人类健康与安全的入境产品实行（   ）制度。

   A. 强制性认证　　B. 检验检疫　　　C. 注册　　　　D. 备案

9. 某商品的"检验检疫类别"为"P. R/Q"，该商品出境时应实施（   ）。

   A. 商品检验和食品卫生监督检验　　B. 动植物检疫和食品卫生监督检验

   C. 动植物检疫　　　　　　　　　　D. 检验检疫

10. 某企业进口一批货物（检验检疫类别为M/N），经检验检疫合格并取得（   ）后，方可销售、使用该批货物。

    A. 入境货物通关单　　　　　　　　B. 入境货物调离通知单

    C. 入境货物检验检疫证明　　　　　D. 检验检疫处理通知书

11. 在填制"入境货物报检单"时，不能在"贸易方式"一栏中填写的是（   ）。

    A. 来料加工　　B. 无偿援助　　　C. 观赏或演艺　　D. 外商投资

12. 以下关于预报检表述正确的是（   ）。

    A. 需要分批装运出口的货物，不得申请整批货物的预报检

B. 为便于易腐烂变质货物的及时出口，可以申请预报检

C. 出口货物预报检时，可不提供"出境货物运输包装性能检验结果单"

D. 主管海关对预报检的出境货物实施检验检疫，合格的签发"出境货物换证凭单"

13. 进境动物产品检疫审批的有效期为（　　）。

A. 1 个月　　　　B. 3 个月　　　　C. 半年　　　　D. 1 年

14. 某公司向日本出口一批冷藏蔬菜，报检时不需提供（　　）。

A. 合同、发票、装箱单

B. 卫生注册证书号码

C. 集装箱检验检疫结果单

D. 出境货物运输包装性能结果单

15. 入境的动植物及其产品，在提供贸易合同、发票、产地证书的同时，还必须提供（　　）官方出具的检疫证书。

A. 输出国　　　　B. 输入国　　　　C. 签订合同国家　　　D. 第三国

16. 对未列入《海关实施检验检疫的进出境商品目录》的必须实施标识查验的纺织品，海关凭（　　）验放。

A. 产地海关出具的"出境货物换证凭单"

B. 报关地海关在报关单上加盖的检验检疫专用章

C. 报关地海关出具的"出境货物通关单"

D. 报关地海关出具的"出口纺织品标识查验放行单"

17. 某公司从澳大利亚进口一批羊毛，在韩国转船后运抵我国，报检不需提供（　　）。

A. 进境动植物检疫许可证

B. 澳大利亚官方出具的检疫证书

C. 关于包装的证书和声明

D. 产地证

18. 输往欧盟、美国、加拿大等国家或地区的盆景，报检时应提供（　　）。

A. 出境盆景场/苗木种植场检疫注册证

B. 出境动植物检疫许可证

C. 盆景/苗木允许出境证明

D. 栽培介质的特许审批单

19. 某公司从日本进口一批菠菜种子，从美国进口一批生牛皮，（　　）不是办理这两批商品的报检时都要提供的单据。

A. 进境动植物检疫许可证　　　　　B. 官方的检疫证书

C. 产地证书　　　　　　　　　　　D. 有关包装情况的证书或声明

20. 某公司向日本出口一批冷藏菜，报检时不须提供（　　）。

A. 合同、发票、装箱单　　　　　　B. 卫生注册证书号码

C. 集装箱检验检疫结果单　　　　　D. 出境货物运输包装性能检验结果单

21. 海关总署对向中国输出水果的国外果园实行（　　）。

A. 质量许可制度　　　　　　　　　B. 备案登记制度

C. 注册登记制度　　　　　　　　　D. 强制性认证制度

22. 以下关于预报检表述正确的是（　　）。

    A. 须分批装运出口的货物，不得申请整批货物的预报检

    B. 为便于易腐烂变质货物的及时出口，可以申请预报检

    C. 出口货物预报检时，可不提供出境货物运输包装性能检验结果单

    D. 直属海关对预报检的出境货物实施检验检疫，合格的签发出境货物换证凭单

23. 对商品进行归类时，品目条文所列的商品，应包括该项商品的非完整品或未制成品，只要在进口或出口时这些非完整品或未制成品具有完整或制成品的（　　）。

    A. 基本功能　　　B. 相同用途　　　C. 本质特征　　　D. 核心组成部件

24. 出境观赏动物，应在动物出境前（　　）天持外贸合同或展出合约、产地检疫证书、国家濒危物种进出口管理办公室出具的许可证、信用证到出境口岸检验检疫机构报检。

    A. 15　　　　　B. 30　　　　　C. 45　　　　　D. 60

25. 深圳某水产公司拟向香港出口一批养殖的鲜活虾，该公司应在出境（　　）天前向深圳海关报检。

    A. 3　　　　　B. 7　　　　　C. 15　　　　　D. 30

26. 输出国家规定保护动物的，须有（　　）出具的许可证。

    A. 国务院　　　　　　　　　　B. 动物保护协会

    C. 濒危物种进出口办公室　　　D. 海关总署

27. 下列不属于《动植物检疫法》中"植物产品"范畴的是（　　）。

    A. 棉花　　　　B. 垫舱木　　　C. 干果　　　D. 生药材

二、多项选择题

1. 法定检验检疫的入境货物到货后，收货人应向卸货口岸或到达站的主管海关办理报检，未报检验检疫的（　　）。

    A. 不准销售　　　B. 不准使用　　　C. 可以使用　　　D. 可以销售

2. 某公司从巴西进口了一船大豆，报检时须提供（　　）。

    A. 国家质检总局签发的"进境动植物检疫许可证"

    B. SGS 签发的品质和重量证书

    C. 巴西官方的植物检疫证书

    D. 进出口食品标签审核证书

3. 从日本进口动物及其产品报检时，除提供合同、发票、装箱单、各运程提单等贸易单证外，还应按要求提供（　　）。

    A. 输出国家官方检验检疫机构出具的检疫证书

    B. 中华人民共和国进境动植物检疫许可证

    C. 装船前检验证书

    D. 相关的木质包装声明和官方出具的"植物检疫证书"

4. 某企业进口一批法检货物，以下表述正确的有（　　）。

    A. 货物通关放行后向检验检疫机构报检

    B. 货物通关放行后可将货物投入使用

    C. 货物经检验检疫合格后投入使用

D. 货物未经检验检疫使用的将受到行政处罚

5. 入境货物检验检疫的一般工作程序是（　　　）。
   A. 报检　　　　　B. 通关　　　　　C. 检验检疫　　　D. 卫生处理

6. 办理进口（　　　）的报检手续时须提供输出国官方检疫证书。
   A. 芝麻　　　　　B. 原木　　　　　C. 种子　　　　　D. 土壤

7. 入境货物报检分为（　　　）。
   A. 进境一般报检　　　　　　　　　B. 进境流向报检
   C. 异地施检报检　　　　　　　　　D. 进境特殊报检

8. 根据商检法规定，以下所列，属于《海关实施检验检疫的进出境商品目录》制定原则的有（　　　）。
   A. 保护人类健康和安全　　　　　　B. 保护环境
   C. 维护国家安全　　　　　　　　　D. 防止欺诈行为

9. 经检验检疫合格的货物，出境前发生以下情况，应重新报检的有（　　　）。
   A. 改换包装　　　　　　　　　　　B. 重新拼装
   C. 变更输入国　　　　　　　　　　D. 超过检验检疫有效期限

10. 以下进口货物，应在卸货口岸实施检验检疫的有（　　　）。
    A. 已发生残损、短缺的货物　　　　B. 可用作原料的固体废物
    C. 大宗散装货物　　　　　　　　　D. 易腐烂变质货物

11. 应实施动植物检疫的"植物"是指（　　　）。
    A. 栽培植物　　　　　　　　　　　B. 野生植物及其种子
    C. 种苗　　　　　　　　　　　　　D. 繁殖材料

12. 实施动植物检疫是为了防止"病虫害"传入、传出国境，保护农、林、牧、渔业生产和人体健康，促进对外贸易的发展。其中"病虫害"是指（　　　）。
    A. 动物传染病　　　　　　　　　　B. 寄生虫病
    C. 植物危险性病、虫、杂草　　　　D. 有害生物

13. 某公司向日本出口一批观赏鱼，报检时应提供的单据包括（　　　）。
    A. 动物检疫证书　　　　　　　　　B. 无木质包装证明
    C. 养殖场供货证明　　　　　　　　D. 合同、发票

14. 下列需进行出境植物及其产品报检的有（　　　）。
    A. 出口到日本的 30 吨菠菜
    B. 参加法国农业博览会的 100 克优良大豆样品
    C. 通过快递方式向日本出口的 5 克种子
    D. 供应香港的 10 吨蔬菜

15. 出境货物经检疫合格后，凡有下列情况之一的应重新报检（　　　）。
    A. 超过检验检疫有效期的
    B. 变更输入国或地区，并有不同检验检疫要求的
    C. 改换包装或重新拼装的
    D. 已撤销报检的

16. 某公司从法国进口一批大麦，报检时应提供的单证包括（　　　）。

A. 关于包装的证书或声明

B. 产地证书

C. 中华人民共和国进境动植检疫许可证

D. 装船前检验证书

17. 装载动植物、动植物产品的进出境集装箱必须实施（　　）。

    A. 卫生检疫　　　B. 动植物检疫　　　C. 适载鉴定　　　D. 熏蒸消毒

18. 携带进境的动物、动物产品和其他检疫物，经检验检疫不合格又无有效办法处理的，或经除害处理后仍不合格的，可以（　　）。

    A. 限期退回　　　B. 销毁　　　　　C. 重新检疫　　　D. A、B、C 都不是

19. 某公司向日本出口一批观赏鱼，报检时应提供的单据包括（　　）。

    A. 动物检疫证书　　　　　　　　B. 无木质包装证明

    C. 养殖场供货证明　　　　　　　D. 合同、发票

20. 下列属于主管海关实施卫生注册管理的出口商品的是（　　）。

    A. 纺织品　　　B. 水产品　　　C. 肉类产品　　　D. 食用油

21. 主管海关对出口食品企业监督管理有（　　）的形式。

    A. 过程监督管理　　　　　　　　B. 日常监督管理

    C. 随机监督检查　　　　　　　　D. 定期监督检查

22. 进口以下货物，收货人应办理审批手续的有（　　）。

    A. 血液及其制品　　　　　　　　B. 活动物

    C. 水果　　　　　　　　　　　　D. 小麦

23. 对出口水果，下列说法正确的有（　　）。

    A. 应在包装厂所在地海关报检

    B. 来自注册登记果园、包装厂的，应当提供"注册登记证书"

    C. 对来自非注册果园、包装厂的水果，不准出口

    D. 出境水果来源不清楚的，不准出口

三、判断题

1. 进口食品添加剂、食品包装材料、食品用工具设备都属于"进口食品"的报检范畴。

    （　　）

2. 主管海关一律按照国际标准进行转基因项目检测检验。　　　　　　　　（　　）

3. 出口易腐烂变质的商品，可以申请预报检。　　　　　　　　　　　　　（　　）

4. 经主管海关预检的出口货物，可直接向口岸海关办理换证放行手续，无须提供任何单证。　　　　　　　　　　　　　　　　　　　　　　　　　　　　　　（　　）

5. 出境的法定检验检疫货物，除活动物须由口岸海关检疫外，原则上应坚持产地检验检疫。　　　　　　　　　　　　　　　　　　　　　　　　　　　　　　（　　）

6. 报检人在填写报检日期时，应按海关受理报检的日期来填写。　　　　　（　　）

7. 出入境主管海关是我国行使国家卫生检疫、进出境动植物检疫、进出口商品检验等职能的行政执法机构。　　　　　　　　　　　　　　　　　　　　　　　（　　）

8. 对检验合格的进出口商品，主管海关可根据需要加施标志或者封识。　　（　　）

9. 已办理检疫审批的货物应当从检疫许可证列明的口岸入境。　　　　　　（　　）

10. 进口货物取得入境货物通关单后方可销售或使用。（　　）

11. 进境种苗带有栽培介质的，货主或代理人必须到林业部门申请办理栽培介质的检疫审批。（　　）

12. 法定检验检疫的进口货物或其代理人应当在海关规定的时间和地点向报关地的主管海关报检，未经检验检疫的，不准销售、使用。（　　）

13. 在填制入境货物报检单时，进口货物的品名应与进口合同相一致，但废旧货物应在品名中特别注明。（　　）

14. 输入植物种子、种苗及其他繁殖材料的，应当在进境14天报检。（　　）

15. 根据《中华人民共和国进出境动植物检疫法》的规定，"动物产品"是指来源于动物未经加工或者虽经加工但仍有可能传播疫病的产品。（　　）

16. 法定检验检疫的出境货物，由于是先检验检疫再通关，所以应在产地先进行检验检疫，然后凭换证单或转单凭条到报关地海关换发通关单；而对于入境货物，由于报关地海关已出具了通关单，因此，一般来说都应当由报关地的海关实施检验检疫。（　　）

17. 根据《中华人民共和国进出境动植物检疫法》及其实施条例的规定，不论输往国是否有特殊要求，出境货物的要质包装及动植物性铺垫材料均须依照规定实施检疫。（　　）

18. "入境货物通关单"是直属海关对进境货物的放行通知单。（　　）

19. 国家对生产出境动物产品的企业实施质量认证制度。（　　）

20. 输出动物，出境前须经隔离检疫的，在口岸海关指定的隔离场所隔离检疫。（　　）

21. 输出国家规定保护动物的，应有国家动物保护协会出具的许可证。（　　）

22. 某出口公司从广州出口一批产自陕西一注册登记苹果园的优质苹果，应向广州海关提供陕西海关出具的产地供货证明。（　　）

四、简答题

1. 简述入境货物的报检范围包括哪些。

2. 简述入境报检的分类及基本概念。

3. 概述出境货物的报检范围包括哪些。

4. 简述出入境动植物检验检疫需要的单证。

五、案例分析

南昌外贸某电子有限公司向南昌海关申请直通放行并获得了批准，该公司生产了一批液晶电视机、等离子电视机等货物，拟通过直通放行的方式报检，并从广州口岸出口。

1. 该公司申请直通放行的条件是（　　）。

A. 2年内没有行政处罚记录

B. 年进出口额在1000万美元以上

C. 检验检疫诚信管理（分类管理）的A类企业（一类企业）

D. 已经在ISO9000质量管理体系，并获得相应质量体系评审合格证书

2. 该批货物发生哪些情况，不能实施直通放行（　　）。

A. 通过散装方式出口　　　　　B. 在口岸更换包装

C. 在口岸分批出境　　　　　　D. 在口岸重新拼装

3. 以下表述正确的是（　　）。

A. 在报关单上注明"直通放行"字样

  B. 应向南昌海关申请通关单

  C. 应向南昌海关申请换证凭单

  D. 应向广州海关申请通关单

4. 该批货物的报检地点是（ ）。

  A. 自由选择 B. 广州   C. 南昌   D. 根据报关地决定

5. 发生以下情况，企业将被停止直通放行（ ）。

  A. 直通放行的出口货物因质量问题发生退货、理赔，造成恶劣影响

  B. 直通放行后擅自调换货物

  C. 非直通放行货物经口岸查验发现货证不符

  D. 受到行政处罚

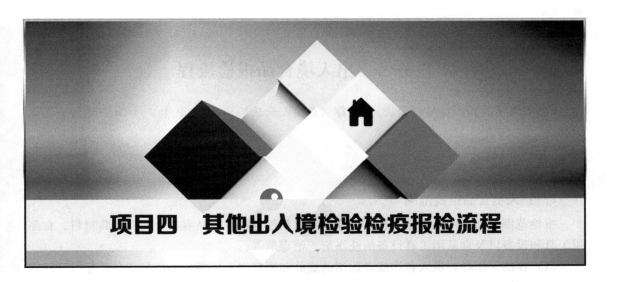

项目四　其他出入境检验检疫报检流程

　知识目标

◆ 掌握出入境检验检疫证单
◆ 熟知出入境食品、集装箱、交通运输工具、人员、携带物及伴侣动物、快件、邮寄物、木质包装报检
◆ 熟悉出入境携带物检疫范围

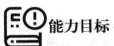　能力目标

◆ 能够根据不同的报检对象进行报检，并具备填写出入境货物报检单的能力
◆ 能够进行木质包装的报检操作

　重点难点

◆ 掌握不同进出境报检对象的证单
◆ 理解报检对象报检要求

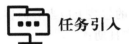　任务引入

　　天津主管海关工作人员分别在对美国进口的某品牌纯净饮用水和来自德国的某品牌果汁进行标签检验时，发现纯净水的配料表中含有非法添加剂柠檬酸钙，进口果汁的原文标签的配料中添加了糖精钠、泛酸、维生素 A、维生素 B_1。根据我国食品添加剂和营养强化剂使用标准的规定，上述添加剂不允许添加在包装饮用水和果汁产品中，属于超范围使用食品添加剂，不符合我国食品安全国家标准要求，经判定为不合格产品，并予以退运或销毁处理。

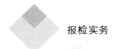

任务一　出入境食品报检流程

《中华人民共和国食品安全法》（简称《食品安全法》）于 2009 年 2 月 28 日通过并予以公布，自 2009 年 6 月 1 日起实施。

一、入境食品报检

（一）入境食品报检范围

报检范围包括进口的食品、预包装食品、食品添加剂、食品容器、食品包装材料、食品用工具和设备以及食品用工具设备的洗涤剂、消毒剂等。

（1）食品。指各种供人食用或者饮用的成品和原料以及按照传统既是食品又是药品的物品。如糖果类、坚果炒货类、肉制品类、罐头类、面制品类、蜜饯类、蜂产品类、蛋制品类、乳与乳制品类、饮料类、酒类、保健食品类、冷冻食品类等，但是不包括以治疗为目的的物品。

（2）预包装食品。指预先定量包装或者制作在包装材料和容器中的食品。

（3）食品添加剂。指为改善食品品质和色、香、味，以及为防腐、保鲜和加工工艺的需要而加入食品中的人工合成或者天然物质。

（4）食品容器、包装材料。指包装、盛放食品或者食品添加剂用的纸、竹、木、金属、搪瓷、陶瓷、塑料、橡胶、天然纤维、化学纤维、玻璃等制品和直接接触食品或食品添加剂的涂料。

（5）食品用工具、设备。指在食品或者食品添加剂生产、流通、使用过程中直接接触食品或者食品添加剂的机器、管道、传送带、容器、用具、餐具等。

（二）报检要求

1. 办理时限

入境食品应在入境前或入境时向报关地主管海关办理报检手续。

申请人向主管海关提交纸面单据和电子报检数据后，各主管海关审核后合格的，当场受理报检并出具报检编号，电子报检数据自动转施检部门；审核不合格的，应一次性告知申请人，待申请人补充或修改后重新提交报检申请。

2. 标签审核

食品标签是指在食品包装容器上或附于食品包装容器上的一切附签、吊牌、文字、图形、符号说明物。

《食品安全法》规定预包装食品的包装上应当有标签。标签应当标明下列事项：

（1）名称、规格、净含量、生产日期；

（2）成分或者配料表；

（3）生产者的名称、地址、联系方式；

（4）保质期；

（5）产品标准代号；

（6）贮存条件；

（7）所使用的食品添加剂在国家标准中的通用名称；

（8）生产许可证编号；

（9）法律、法规或者食品安全标准规定必须标明的其他事项；

（10）专供婴幼儿和其他特定人群的主辅食品，其标签还应当标明主要营养成分及其含量。

食品和食品添加剂的标签、说明书，不得含有虚假、夸大的内容，不得涉及疾病预防、治疗功能。进口预包装食品应当有中文标签、中文说明书。

目前，主管海关对食品的标签审核，与进口食品检验检疫结合进行。凡以保健食品名义报检的进口食品须增加功能性复核实验项目，合格后签发卫生证书。报检单注明需换领证书的份数。

进口尚无食品安全国家标准的食品，或者首次进口食品添加剂新品种、食品相关产品新品种，进口商应当向主管海关提交经国务院卫生行政部门批准颁发的许可文件。

向我国境内出口食品的出口商或者代理商应当向主管海关备案。向我国境内出口食品的境外生产企业应当向主管海关注册。

进口商应当建立食品进口和销售记录制度。食品进口和销售记录应当真实，保存期不得少于两年。

对申报仅用于工业用途，不用于人类食品或动物饲料添加剂及原料的产品，企业须提交贸易合同及非用于人类食品和动物饲料添加剂及原料产品用途的证明，经主管海关查验无误后，对检验检疫类别仅为 R 或 S 的，直接签发"出/入境货物通关单"。检验检疫类别非 R 或 S 的，按规定实施品质检验。

进口入境人类食品和动物饲料添加剂及原料产品时，外包装上须印明产品用途，所印内容必须与向主管海关申报的用途一致。

（三）报检时提交的材料

对入境食品，除按一般入境货物报检时应审核的贸易及运输单证外，还应提供以下单据。

1. 入境食品添加剂

（1）注明产品用途（食品加工用）的贸易合同，或者贸易合同中买卖双方出具的用途声明（食品加工用）。

（2）食品添加剂完整的成分说明。

（3）进口企业是经营企业的，应提供加盖进口企业公章的工商营业执照或经营许可证复印件；进口企业是食品生产企业的，应提供加盖进口企业公章的食品生产许可证复印件。

（4）特殊情况下还应提供下列材料：

① 需办理进境检疫审批的，应提供进境动植物检疫许可证；

② 首次进口食品添加剂新品种，应提供国家卫生健康委员会准予进口的有关证明文件和经国家卫生健康委员会批准或认可的产品质量标准和检验方法标准文本；

③ 首次进口食品添加剂，应提供进口食品添加剂中文标签样张、说明书，并应在报检前经主管海关审核合格；

④ 进口食品添加剂全部用来加工后复出口的，应提供输入国或者地区的相关标准或技术要求，或者在合同中注明产品质量安全项目和指标要求。

2. 入境人类食品和动物饲料添加剂及原料产品

入境人类食品和动物饲料添加剂及原料产品指国家质量监督检验检疫总局、商务部、海关总署 2007 年第 70 号公告中所列的 124 种人类食品和动物饲料添加剂及原料产品，国家质量监督检验检疫总局、海关总署 2011 年第 203 号公告所列食品添加剂。

（1）对申报仅用于工业用途或医药工业用途的，不用于人类食品或动物饲料添加剂及原料的产品，需提供非用于人类食品或动物饲料添加剂及原料的用途证明。

（2）用于人类食品加工或动物饲料加工的，应在报检单"用途"一栏选择并注明"食用"或"饲用"；用于工业用途的，应在"用途"一栏选择"其他"，同时，报检人在报关单"特殊要求"一栏注明商品用途，如"工业用"。

3. 进口预包装食品及食品添加剂

进口预包装食品及食品添加剂以及相关产品应当符合我国食品安全国家标准。报检时应提供下述特殊单证，经主管海关审核合格的，在按规定提供的检验证明文件中加注"标签经审核合格"。

（1）进口食品中文标签样张和外文原标签及翻译件。进口食品中文标签、中文说明书应当符合《食品安全法》以及我国其他有关法律、行政法规和食品安全国家标准的要求，载明食品的原产地以及境内代理商的名称、地址、联系方式。预包装食品及食品添加剂没有中文标签、中文说明书或者标签、说明书不符合前述要求的，不得进口。

（2）证明材料。当进口食品标签中特别强调某一内容，如获奖、获证、法定产区等内容时，应提供相应的证明材料。

4. 进口食品

合同、发票、装箱单、提单等必要的凭证；相关批准文件；法律法规、双边协定、议定书以及其他规定要求提交的输出国家（地区）官方检疫（卫生）证书；首次进口预包装食品，应当提供进口食品标签样张和翻译件；首次进口尚无食品安全国家标准的食品，应当提交国务院卫生行政管理部门出具的许可证明文件；进口食品应随附的其他证书或证明文件。

（四）入境检验要求

（1）作为商品直接进口的与食品接触材料和制品及已盛食品的食品包装，进口商应向到货地口岸海关报检。报检时应填写"入境货物报检单"，同时随单提供提单、合同、发票、装箱单等，还应提交"出入境食品包装备案书"（复印件）。经检验合格出具"入境货物检验检疫证明"。

（2）盛装进口食品的食品包装，在进口食品报检时列明包装情况。检验检疫部门在对进口食品报检的同时，对食品包装进行抽查检验。

（3）对未能提供"入境食品包装备案书"的，在主管海关予以受理报检时，进口商可按备案管理规定及时办理相关手续。进出口食品包装备案不是行政许可。主管海关对未经备案企业进口或生产的食品包装实施批批检测。

小案例

> 2016年，我国出入境检验检疫机构从韩国生产的中加吉等5个品牌的泡菜、太阳草等2个品牌的辣椒酱和清净园1个品牌的烤肉酱产品中检出寄生虫卵。为维护消费者健康安全，国家质检总局从即日起停止上述韩国品牌的泡菜、辣椒酱、烤肉酱及相关产品的进口入境，并加强对来自韩国的泡菜、辣椒酱、烤肉酱及相关产品的检验工作。凡检验不合格的产品作退货或销毁处理并暂停受理相关品牌的产品的进口报检。对已入境的韩国生产的不合格泡菜、辣椒酱及烤肉酱进行强制性召回并作销毁处理。
>
> 请思考下列问题：入境食品报检的范围及程序有哪些规定？入境食品标签审核的对象及程序如何？

（五）入境食品收货人备案

入境食品收货人应当于食品进口前向工商注册所在地海关申请备案。申请备案须提供以下材料：

（1）填制准确完备的收货人备案申请表；

（2）工商营业执照、组织机构代码证书、法定代表人身份证明、对外贸易经营者备案登记表等的复印件并交验正本；

（3）企业质量安全管理制度；

（4）与食品安全相关的组织机构设置、部门职能和岗位职责；

（5）拟经营的食品种类、存放地点；

（6）2年内曾从事食品进口、加工和销售的，应当提供相关说明（食品品种、数量）；

（7）自理报检的，应当提供自理报检单位备案登记证明书复印件并交验正本。上述材料第3项和第4项可加盖收货人公章，剩余每份材料均需单独加盖收货人公章。

收货人在提供上述纸质文件材料的同时，应当通过备案管理系统填写并提交备案申请表，提供收货人名称、地址、联系人姓名、电话、经营食品种类、填表人姓名、电话以及承诺书等信息。收货人应当保证在发生紧急情况时可以通过备案信息与相关人员取得联系。收货人提交备案信息后，获得备案管理系统生成的申请号和查询编号，凭申请号和查询编号查询备案进程或者修改备案信息。

备案申请资料齐全的，海关受理并在5个工作日内完成备案工作。海关对收货人的备案资料及电子信息核实后，发放备案编号。

收货人名称、地址、电话等发生变化时，应当及时通过备案管理系统提出修改变更申请，由海关审核同意后，予以修改。备案管理系统保存出口商或者代理商所提交的信息以及信息修改情况。

收货人在申请备案时提供虚假备案资料和信息的，不予备案；已备案的，取消备案编号。

收货人转让、借用、篡改备案编号的，纳入信誉记录管理，并加强其进口食品检验检疫。

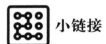 小链接

从事食品进口工作时，有几个方面必须加以注意。

一、企业应合法，业务要得到认可

代理商或经销商必须要审查国外生产企业的资质，确保其合法性。

根据新出台的《进口食品国外生产企业注册管理规定》（简称《规定》），国家认证认可监督管理局（即国家认监委）统一管理进口食品国外生产企业注册和监督管理工作，并负责制定、公布《实施企业注册的进口食品目录》（简称《目录》）。

国外生产企业向中国输出《目录》中所列的食品时，除企业要向国家认监委申请，企业所在国家（地区）的兽医服务体系、植物保护体系、公共卫生管理体系也须经国家认监委评估合格。

二、进口食品收货人要准备好相关的材料

包括货物的品质证书、产地证、安全卫生证书、农药及熏蒸剂、添加剂使用证明等单据。在货物入境申报时，进口食品收货人须将这些单据与其他货运单据及商业单据一同提供给检验检疫机关。进口预包装食品时，应提前印制中文标签，其内容应符合《食品安全国家标准 预包装食品标签通则》（GB 7718—2011）的规定。

三、进口食品到港后的申报

进口食品进港后，要由进口商或代理人向口岸海关申报，并提供相关货运单据、商业单据、卫生资料等。上述材料经审查合格后，为尽快疏港，监督人员将开具"卫生检验放行通知单"，货主凭此单报关、提货。货物通关后，应存放到口岸海关认可的库房，监督人员将对货物进行现场卫生检查和卫生监督，同时随机抽取部分样品。监督人员根据我国食品卫生标准和卫生要求，参照输出国（地区）食品卫生状况，货物在运输、贮存中的状况及现场监督情况，确定检验项目，将样品送实验室检验。在此期间，货物应封存，不得使用或销售。如检验合格，主管海关将出具卫生证书，该批食品可以使用或销售；如检验不合格，根据国家有关规定，该批货物将视不同情况，给予销毁、退货、改作他用或重加工后食用的处理。

二、出境食品报检

（一）报检范围

一切出口食品（包括各种供人食用、饮用的成品和原料以及按照传统习惯加入药物的食品）及相关产品，用于出口食品的食品添加剂等。

食品添加剂是指为了改善食品品质和色、香、味，以及为了防腐和加工工艺的需要而加入食品中的化学合成或者天然物质。

食品相关产品，指用于食品的包装材料、容器、洗涤剂、消毒剂和用于食品生产经营的工具、设备。

⠿ 小链接

国家质量监督检验检疫总局、海关总署关于《出入境检验检疫机构实施检验检疫的进出境商品目录》(2018 年) 中取消涉及食品添加剂的 90 个海关商品编码海关监管条件 "B"，保留海关监管条件 "A"，检验检疫部门不再实施出境检验检疫，仅实施进境检验检疫。

(二) 报检要求

(1) 国家对出口食品的生产、加工、储存企业实施卫生注册和登记制度。货主或其代理人向主管海关报检的出口食品，须产自或储存于经卫生注册或登记的企业或仓库，未经卫生注册或登记的企业或仓库所生产或储存的出口食品，主管海关不予受理。

(2) 出口预包装仪器的经营者或代理者在食品出口前应向指定的主管海关申请食品标签审核。

(三) 报检时应提供的单证

(1) 报检人按规定填写 "出境货物报检单" 并提供相关外贸单据，如出口贸易合同、商业发票、装箱单等。

(2) 出口食品需提供生产企业 (包括加工厂、冷库、仓库) 的卫生注册或登记号码。

(3) 出入境食品包装及材料检验检疫结果单，如为预包装食品应提供 "进出口食品标签审核证书" 或标签审核受理证明、标签样张和翻译件。

(四) 出口食品生产企业备案

国家实行出口食品生产企业备案管理制度，国家认监委对主管海关实施的出口食品生产企业备案工作进行指导和监督。

1. 适用范围

适用于出口食品生产企业，不包括出口食品添加剂、食品相关产品的生产、加工、储存企业。供港澳食品、边境小额和互市贸易出口食品，海关总署有规定的按其规定。

2. 备案程序与要求

出口食品生产企业申请备案时，应当向所在地主管海关提交以下文件和证明材料，并对其真实性负责。

(1) 营业执照、法定代表人或者授权负责人的身份证明；

(2) 企业承诺符合相关法律法规和要求的自我声明和自查报告；

(3) 企业生产条件、产品生产加工工艺、食品原辅料和食品添加剂使用以及卫生质量管理人员等基本情况；

(4) 建立和实施以危害分析和预防控制措施为核心的食品安全卫生控制体系的基本情况；

(5) 依法应当取得其他相关行政许可的，提供相应许可证照。

主管海关应当自出口食品生产企业申请备案之日起 5 日内，对出口食品生产企业提交的备案材料进行初步审查，材料齐全并符合法定形式的，予以受理；材料不齐全或者不符合法定形式的，应当一次性告知出口食品生产企业需要补正的全部内容。

主管海关应当自受理备案申请之日起 20 日内，组织专家完成评审工作，并出具专家评审报告。专家评审主要采取文件评审方式，对进口国（地区）有特殊注册要求或者风险程度较高的企业，可以实施现场评审。

主管海关应当自收到专家评审报告之日起 20 日内进行审查，并作出是否准予备案的决定。准予备案的，自作出决定之日起 10 日内，向企业颁发"出口食品生产企业备案证明"（以下简称"备案证明"）；不予备案的，应当书面告知企业并说明理由。

"备案证明"有效期为 5 年。出口食品生产企业需要延续"备案证明"有效期的，应当在其有效期届满 30 日前，向所在地主管海关提出延续申请。主管海关应当在"备案证明"有效期届满前作出是否准予延续的决定。

出口食品生产企业的企业名称、法定代表人、营业执照等备案事项发生变更的，应当自发生变更之日起 15 日内，向所在地检验检疫部门申请办理变更手续。

出口食品生产企业生产地址搬迁、新建或者改建生产车间以及食品安全卫生控制体系发生重大变更等情况的，应当在变更前向所在地主管海关报告，并重新办理备案。

3. 监督管理

国家认监委对检验检疫部门实施的出口食品生产企业备案工作进行指导和监督。

直属海关应当依法对所辖区域内的出口食品生产企业进行监督检查。发现违法违规行为的，应当及时查处，并将处理结果上报国家认监委。

（1）出口食品生产企业有下列情形之一的，主管海关应当责令其限期整改，整改期间不受理企业相关食品的出口报检：

① 出口食品因企业自身安全卫生方面的问题在 1 年内被进口国（地区）主管当局通报 3 次以上的；

② 出口食品经检验检疫时发现存在安全卫生问题的；

③ 不能持续符合备案条件，出口食品存在安全卫生隐患的。

（2）出口食品生产企业有下列情形之一的，主管海关应当撤销"备案证明"，予以公布，并向国家认监委报告。

① 出口食品发生重大安全卫生事故的；

② 出口食品生产、加工过程中有非法添加非食用物质、违规使用食品添加剂或者采用不适合人类食用的方法生产、加工食品等行为的；

③ 出租、出借、转让、倒卖、涂改"备案证明"的；

④ 不接受检验检疫部门监督管理，或者在接受监督管理时隐瞒有关情况、提供虚假材料，且拒不改正的；

⑤ 经整改后仍不能符合要求的；

⑥ 依法应当撤销"备案证明"的其他情形。

（3）出口食品生产企业有下列情形之一的，主管海关应当注销"备案证明"，予以公布，并向国家认监委报告：

①"备案证明"有效期届满，未申请延续的；

② 出口食品生产企业依法终止或者申请注销的；

③ "备案证明"依法被撤销的;

④ 依法应当注销"备案证明"的其他情形。

任务二 出入境集装箱报检流程

一、入境集装箱报检

(一) 入境集装箱报检的范围

入境集装箱是指国际标准化组织所规定的集装箱,其报检范围如下。

1. 所有入境集装箱

所有入境的集装箱都必须实施卫生检验检疫,包括进境和过境的实箱及空箱。

2. 来自动植物疫区的集装箱

来自动植物疫区的集装箱,装载动植物、动植物产品和其他检验检疫物的集装箱,以及箱内带有植物性包装或铺垫材料的集装箱,应实施动植物检疫。

3. 法规、合同约定实施检验检疫的集装箱

法律、行政法规、国际条约规定或者贸易合同约定的其他应当实施检验检疫的集装箱,按有关规定、约定实施检验检疫。

(二) 入境集装箱报检要求

(1) 集装箱入境前、入境时或过境时,承运人、报检人必须向入境口岸海关报检,未经海关许可,集装箱不得提运或拆箱。

(2) 入境集装箱报检时,报检人应根据不同的情况填写"入境货物报检单"或"出/入境集装箱报检单";提供提货单、到货通知单等有关单据,提供集装箱数量、规格、号码,到达或离开口岸的时间,装箱地点和目的地,以及货物的种类、数量和包装材料等情况。

(3) 海关受理入境集装箱报检后,对报检人提供的相关材料进行审核,并将审核结果通知报检人。

(4) 在入境口岸结关的以及国家有关法律法规规定必须在入境口岸查验的集装箱,在入境口岸实施检验检疫或作卫生除害处理。

(5) 指运地结关的集装箱,入境口岸海关受理报检后,检查集装箱外表(必要时进行卫生除害处理),办理调离和签封手续,并通知指运地海关,到指运地进行检验检疫。

(6) 装运经国家批准进口的废物原料的集装箱,应当由入境口岸主管海关实施检验检疫。经检验检疫符合国家环保标准的,签发检验检疫情况通知单;不符合国家环保标准的,出具检验检疫证书,并移交当地海关、环保部门处理。

(7) 入境地集装箱及其装载的应检货物经检验检疫合格的,准予放行;经检验检疫不合格的,按有关规定处理。

(8) 过境集装箱经查验发现有可能中途撒漏造成污染的,报检人应按进境口岸主管海关的要求,采取密封措施;无法采取密封措施的,不准过境。发现被污染或危险性病虫害的,应作卫生除害处理或不准过境。

（三）入境集装箱报检程序

1. 装载法定检验检疫商品的入境集装箱报检

（1）报检人应填写"入境货物报检单"，在入境口岸结关的集装箱和货物一次性向入境口岸主管海关报检。

（2）海关受理后，集装箱结合货物一并实施检验检疫。检验检疫合格的准予放行，并统一出具"入境货物通关单"。经检验检疫不合格的，按规定处理。

（3）需实施卫生除害处理的，签发"检验检疫处理通知书"，完成处理后应报检人要求出具"熏蒸/消毒证书"。

2. 装载非法定检验检疫商品的入境集装箱和入境空箱报检

（1）在入境口岸结关的集装箱，报检人应填写"出/入境集装箱报检单"，向入境口岸海关报检。

（2）海关受理报检后，根据集装箱箱体可能携带的有害生物和病媒生物种类以及其他有毒、有害物质情况实施检验检疫。

（3）实施检验检疫后，对不需要实施卫生除害处理的，应报检人的要求出具"集装箱检验检疫结果单"；对需要实施卫生除害处理的，签发"检验检疫处理通知书"，完成处理后应报检人要求出具"熏蒸/消毒证书"。

（四）集装箱检验方法

1. 集装箱检查

集装箱是否来自疫区；是否被人类传染病和动物传染病病原体污染；是否带有植物危险性病、虫、杂草以及其他有害生物；有无啮齿动物、蚊、蝇、蟑螂等病媒生物；是否被有毒有害物质污染；是否清洁；是否带有土壤、动植物残留物；有无废旧物品、特殊物品、尸体、棺椁等，并按规定实施卫生除害处理。

2. 集装箱检疫要求

（1）装箱箱体表面标有集装箱所用裸露木材已按照有关规定进行免疫处理的免疫牌（标识）；

（2）集装箱未携带啮齿动物及蚊、蝇、蟑螂等病媒昆虫；

（3）集装箱未被人类传染病和国家公布的一、二类动物传染病、寄生虫病病原体污染；

（4）集装箱未携带植物危险性病、虫、杂草以及其他有害生物；

（5）集装箱未携带土壤、动物尸体、动植物残留物。

3. 箱体外表检疫查验

（1）以目视方法核查集装箱箱号，查看集装箱箱体是否完整。

（2）检查集装箱箱体是否有免疫牌。

（3）检查集装箱外表是否带有土壤、非洲大蜗牛等。携带土壤的，清除土壤并进行卫生除害处理。

4. 箱内检疫查验

（1）检查箱内有无啮齿动物、病媒昆虫或它们的粪便、足迹、咬痕、巢穴以及其他有害生物等，若有要采样；

（2）检查箱内有无植物危险性病、虫、杂草、土壤、动物体、动植物残留物等，若有要采样并进行卫生除害处理；

（3）检查箱内有无被病原微生物或理化因子污染的，如发现，采样送实验室检验，并作消毒处理。

（五）入境集装箱判定处理

1. 实施卫生除害处理

（1）携带土壤的；

（2）携带有医学媒介生物和其他医学生物的；

（3）检疫发现有《中华人民共和国进境动物一、二类传染病、寄生虫病名录》及《中华人民共和国进境植物检疫危险性病、虫、杂草名录》中所列有害生物和对农、林、牧、渔业有严重危险的其他有害生物的；

（4）发现超过规定标准的一般性病虫害的；

（5）携带动物尸体、动植物残留物的；

（6）载有腐败变质货物、食品的，被传染病污染的。

2. 实施其他除害处理

（1）查验发现被有害化学物质污染的集装箱必须采取冲洗、擦拭、酸碱中和、稀释等有效清洁措施；

（2）查验发现一般放射性超标的集装箱，在条件许可的情况下，可以采取放置衰变法、表面去污法、净化处理法等方法进行防辐射处理。

3. 实施销毁货物或集装箱连同货物退运处理

（1）非装运进口废物原料的集装箱夹带有废旧物品的；

（2）严重超过放射性标准的且无法实施防辐射处理的货物的（不包括专用放射源）；

（3）特殊物品包装泄漏或被污染的；

（4）国家法律、行政法规针对具体情况有明确规定的。

4. 集装箱及其货物的卫生除害处理方法

（1）熏蒸法（用于实箱）。插管熏蒸：将通气管的插管部分插入集装箱投药熏蒸。打开钢瓶气门通入气体，通过电子流量计或磅秤法准确输入投药量，用药后，一般密封24小时，进口废旧物品密封48小时。优点在于熏蒸剂的渗透性强，对潜伏在植物体内或除缝内的害虫，一般杀虫剂很难发挥毒效甚至无效，而熏蒸剂却能杀死它，且消毒过程快，可一次处理大量物体。这比喷雾、喷粉、药剂浸泡等快得多。货物的集中处理，药剂费用和人工费用都较节省。另外，熏蒸散毒后，气体容易溢出，不像一般杀虫剂、杀菌剂残毒问题严重。

（2）喷洒法（用于空箱或开顶箱）。打开箱门或顶端篷布，在箱内喷洒杀虫剂或消毒剂。然后关闭箱门或顶端篷布，在箱门贴集装箱卫生处理开箱须知，密闭12～24小时。

 小案例

从厦门海沧检验检疫机构获悉，近日该局工作人员在对一批来自法国的入境货物实施现场检验检疫时，发现7种活体外来物种。在检疫现场，工作人员发现该批货物外包装上有活体虫害在爬行，继续掏箱，发现在集装箱的底板及货物上携带多种活体虫害。经取样送厦门出入境检验检疫局技术中心实验室鉴定，确认该批货物共计携带7种活体外来物种，分别为长蝽、叶蝉、蚊、瓢虫、鼠妇、蚂蚁、姬蜂。从一个集装箱货物中同时截获7种活体外来物种尚属首次。据介绍，该批货物品名为乙烯丙烯酸丁酯共聚合物，原产地为法国，从比利时的安特卫普（Antwerp）港运至厦门海沧港。货物重量共计22吨，价值4.4万欧元。海沧出入境检验检疫局已按照相关规定对上述入境货物及其木质包装材料实施严格的检疫除害处理，并通过国内收货人将进境货物携带疫情种类反馈给国外相关企业，敦促其整改自律，防止外来有害性生物的传入和疫情扩散。

试问：集装箱报检的范围有哪些？如何对入境集装箱进行监督管理？

二、出境集装箱报检

（一）出境集装箱报检的范围

1. 所有出境集装箱

所有出境的集装箱，包括出境和过境的实箱及空箱，都必须实施卫生检验检疫。

2. 装载动植物及其产品集装箱

装载动植物及其产品和其他检验检疫物的集装箱，应实施动植物检疫。

3. 装载易腐烂变质食品、冷冻食品的集装箱

装运出口易腐烂变质食品、冷冻食品的集装箱，应实施清洁、卫生、冷藏、密固等适载检验。

4. 输入国要求实施检验检疫的集装箱

输入国要求实施检验检疫的集装箱，按要求实施检验检疫。

5. 法规、合同约定实施检验检疫的集装箱

法律、行政法规、国际条约规定或者贸易合同约定的其他应当实施检验检疫的集装箱，按有关规定、约定实施检验检疫。

（二）出境集装箱报检要求

（1）主管海关受理报检并实施检验检疫后，对不需要实施卫生除害处理的，应报检人的要求出具"集装箱检验检疫结果单"；对需要实施卫生除害处理的签发"检验检疫处理通知书"，完成处理后应报检人要求出具"熏蒸/消毒证书"。

（2）出境口岸海关凭启运口岸海关出具的"集装箱检验检疫结果单"或"熏蒸/消毒证书"验证放行。

（3）集装箱检验检疫有效期限为21天，超过有效期限的出境集装箱需要重新检验检疫。

（三）出境集装箱报检程序

1. 受理报检

承运人、货主或代理人在集装箱装货前应向所在地海关报检，填写"出/入境集装箱报检单"，并提供相关单据向海关办理报检手续。如果在出境口岸装载拼装货物的集装箱，须向出境口岸海关报检。未经海关许可，集装箱不准装运。

2. 检疫查验

（1）在出境口岸装载拼装货物的集装箱，由出境口岸海关实施检验检疫。

（2）出境易腐烂变质食品的集装箱可在装运前进行预检，由预检人员填写"集装箱适载性检验预检记录"。

（3）检验检疫人员审核有关单证，确定抽查集装箱数和箱号，并填写"进出境集装箱抽查通知单"，书面通知报检人。

（4）现场查验后，根据情况分别填写"出境集装箱检验检疫原始记录"。

（5）对不符合适载性检验要求的集装箱，应经整理或通过调换集装箱等方式达到适载性检验要求。

3. 出口核查

（1）检验检疫后，如需要实施卫生除害处理的，签发"检验检疫处理通知书"，完成处理后向报检人出具"熏蒸/消毒证书"。

（2）如不需要进行卫生除害处理，则出具"集装箱检验检疫结果单"。出境口岸海关凭启运口岸海关出具的"集装箱检验检疫结果单"或"熏蒸/消毒证书"放行。值得注意的是，集装箱检验检疫有效期限为 21 天，逾期需重新检验检疫。

（3）法律、法规另有规定的除外。

（四）出境集装箱检疫监督管理

1. 出境集装箱卫生除害处理

（1）来自检疫传染病或监测传染病疫区的；

（2）被传染病污染的，或可能传播检疫传染病的；

（3）携带有与人类健康有关的病媒昆虫或啮齿动物的；

（4）检疫发现有《中华人民共和国进境动物一、二类传染病、寄生虫病名录》及《中华人民共和国进境植物检疫危险性病、虫、杂草名录》中所列病虫害和对农、林、牧、渔业有严重危险的其他病虫害的，发现超过规定标准的一般性病虫害的；

（5）装载废旧物品或腐败变质有碍公共卫生物品的；

（6）装载尸体、棺枢、骨灰等特殊物品的；

（7）输入国或地区要求作卫生除害处理的；

（8）国家法律、行政法规和国际条约规定必须作卫生除害处理的。

2. 出境集装箱卫生除害处理的方法

（1）熏蒸。即利用化学药品的燃烧、化学反应生成有毒气体来熏杀啮齿动物、有害微生物和动植物等。

（2）消毒。是应用消毒剂进行灭杀啮齿动物、有害微生物和动植物等。

（3）杀虫。是利用杀虫剂进行灭杀啮齿动物、有害微生物和动植物等。

3. 过境集装箱检疫

过境集装箱经查验发现有可能中途撒漏造成污染的，报检人员应按进境口岸海关的要求，采取密封措施；无法采取密封措施的，不准过境。发现被污染或危险性病虫害的，应作卫生除害处理或不准过境。

4. 监督管理

从事出境集装箱清洗、卫生除害处理的单位须经主管海关考核认可，接受海关的指导和监督。海关对装载法检商品的进出境集装箱实施监督管理，其包括查验集装箱封识、标志是否完好，箱体是否有损伤、变形、破口等。

 小链接

出境集装箱的检验检疫分两种情况。

（一）非新造集装箱的检验检疫

（1）出境集装箱应在装货前向所在地海关报检，未经海关许可，不准装运。

（2）申请出境集装箱检验检疫时，报检人应填写"出/入境集装箱报检单"，并提供相关的资料和单据，经检验检疫合格的领取"集装箱检验检疫结果单"。

（3）经海关检疫合格的集装箱，不能及时装货时，应由申请人自己加封，妥善保管。

（4）经海关检验不符合装运技术条件的集装箱，装运部门要根据要求进行整理，重新申请检验检疫。经检验检疫仍不合格，装箱部门必须采取有效措施达到技术条件要求，再次申请检验。

（5）装载出境货物的集装箱，出境口岸海关凭启运地主管海关出具的检验检疫证单验证放行。法律、法规另有规定的除外。

（6）在出境口岸装载拼装货物的集装箱，由出境口岸海关实施检验检疫。

（二）新造集装箱的检验检疫

新造集装箱，是指由专门的集装箱生产企业生产的未曾使用过的集装箱。海关总署对新造集装箱出口检验检疫有特殊的规定。

对不使用木地板的新造集装箱，仅作为商品空箱出口时不实施检验检疫，不收取任何检验检疫费。

对使用木地板的新造集装箱，仅作为商品空箱出口时，按如下规定办理。

（1）所使用的木地板为进口木地板，且进口时附有由澳大利亚检验检疫机构认可的标准作永久性免疫处理的证书，并经主管海关检验合格的，出口时可凭检验检疫合格证书放行，不实施出境检疫，不收费。

（2）所使用的木地板为国产木地板，且附有已由澳大利亚检验检疫机构认可的标准作永久性免疫处理证明的，出口时可凭该处理证明放行，不实施出境检疫，不收费。

（3）使用的进口木地板，没有进口检验检疫合格证书或使用国产木地板，没有用澳大利亚检验检疫机构认可的标准作永久性免疫处理的，应实施出境动植物检疫，并收取相应检疫费用。

（4）对装载货物出口的新造集装箱的检验检疫，按现行集装箱检验检疫的有关规定执行。

任务三　出入境交通工具报检流程

出入境交通运输工具是指出入境船舶、飞机、车辆（包括火车、汽车及其他车辆）等交通运输工具，根据《国境卫生检疫法》及其实施细则、《进出境动植物检疫法》及其实施条例的规定，主管海关依法对出入境交通运输工具实施检验检疫。

一、出入境船舶的报检

（一）入境船舶报检

入境船舶报检是指在入境船舶抵港前，依据船舶负责人或其代理人提交的申请和预报资料预先进行的检查。

1. 入境船舶报检范围

入境船舶报检范围包括所有入境的国际航行船舶以及来自动植物疫区的国际航行船舶。所有的入境船舶都必须实施卫生检疫。

来自疫区的船舶入境时，无论是否装载动植物、动植物产品和其他检疫物，都必须在口岸进行动植物检疫。

2. 入境船舶报检要求

（1）船方或其代理人应当在船舶预计抵达口岸 24 小时前向入境口岸主管海关申报。

（2）受入境检疫的船舶，在航行中发现检疫传染病（鼠疫、霍乱、黄热病）、疑似检疫传染病，或者有人非因意外伤害而死亡且死因不明的，船方必须立即向入境口岸海关报告。

（3）受入境检疫的船舶，按规定悬挂检疫信号，在发给入境检疫证之前，不得降下检疫信号。

白天：悬挂"Q"字旗，表示没有染疫，请发给入境检疫证；悬挂"QQ"字旗，表示本船有染疫或有染疫嫌疑，请即刻实施检疫。

夜间：悬挂红灯三盏，表示没有染疫，请发给入境检疫证；悬挂红、红、白、红四盏灯，表示本船有染疫或有染疫嫌疑，请即刻实施检疫。

（4）检疫地点必须在最先到达的国（地区）境口岸的检疫锚地或者经主管海关同意的指定地点实施。

3. 入境船舶报检内容

（1）入境船舶的检疫方式。检疫方式分为 4 种：锚地检疫、随船检疫、靠泊检疫和电讯检疫。

① 锚地检疫。对有下列情况之一的船舶，应实施锚地检疫：来自检疫传染病疫区的；有检疫传染病病人、疑似传染病病人或者有人非意外伤害而死亡且死因不明的；发现有啮齿动物异常死亡的；未持有有效的"除鼠证书/免予除鼠证书"的；没有申请随船检疫、靠泊检疫或电讯检疫的；装载活动物的。

② 随船检疫。对旅游船、军事船、要人访问所乘船舶等特殊船舶以及遇到有特殊情况的船舶，如船上有病人需要救治，特殊物资急需装卸，船舶急需抢修等，经船方或者代理人申请，可以实施随船检疫。

③ 靠泊检疫。对未持有我国主管海关签发的有效"交通工具卫生证书"，并且没有应实

施锚地检疫所列情况或者因天气、潮水等原因无法实施锚地检疫的船舶，经船方或者代理人申请，可以实施靠泊检疫。

④ 电讯检疫。对持有我国主管海关签发的有效"交通工具卫生证书"，并且没有应实施锚地检疫所列情况的船舶，经船方或者代理人申请，可以实施电讯检疫。

电讯检疫是指出入境的交通工具通过无线通信或其他便捷通信方式，按要求向主管海关申报规定内容。经主管海关进行风险评估，认为其符合检疫要求，准予其无疫通行，不实施登交通工具检疫。

电讯检疫必须是持有有效"交通工具卫生证书"的国际航行船舶在抵港前 24 小时，通过船舶公司或船舶代理人向港口或锚地所在的主管海关以电报形式报告。电报内容包括：船名、国籍；预定到达港口或检疫锚地的日期和时间；发航港、最后寄港、驶离日期；船员人数、旅客人数、健康状况；交通工具卫生证书编号、签发日期、签发港；除鼠证书/免予除鼠证书的签发日期、签发港；食品、饮用水、压舱水装载日期、签发港和数量；货物、集装箱种类、数量及装载港和日期；其他必须说明的问题。

（2）入境船舶检疫与签证。主管海关实施检疫的情况如下。

① 实施卫生除害处理。

② 实施各地与就地诊验。对船上的检疫传染病疫人应当实施隔离，对染疫嫌疑人实施不超过该检疫传染病潜伏期的留验或者就地诊验。

③ 实施退回与销毁。对船上的染疫动物实施退回或者扑杀、销毁，对可能被传染的动物实施隔离。发现禁止进境的动植物、动植物产品和其他检疫物的，必须作封存或者销毁处理。

④ 对来自疫区且国家明确规定应当实施卫生除害处理的压舱水需要排放的，应当在排放前实施相应的卫生除害处理。对船上的生活垃圾、泔水、动植物性废弃物，应当放置于密封有盖的容器中，在卸载前应当实施必要的卫生除害处理。

⑤ 实施隔离与检疫。对船上的伴侣动物，船方应当在指定区域隔离，确实需要带离船舶的伴侣动物、船用动植物及其产品，按照有关检疫规定处理。

主管海关对经检疫判定没有染疫的入境船舶，签发"船舶入境卫生检疫证"；对经检疫判定染疫、染疫嫌疑或者来自传染病疫区应当实施卫生除害处理的或者有其他限制事项的入境船舶，在实施相应的卫生除害处理或者注明应当接受的卫生除害处理事项后，签发"船舶入境检疫证"；对来自动植物疫区经检疫判定合格的船舶，应船舶负责人或者其代理人要求签发"运输工具检疫证书"；对须实施卫生除害处理的，应当向船方出具"检验检疫处理通知书"，并在处理合格后，应船方要求签发"运输工具检疫处理证书"。

（3）入境船舶办理报检所需单证。船方或者其代理人应向主管海关提交"航海健康申报书""挂港记录""入境船舶检疫申报书""总申报单""船员/旅客名单""船员/旅客预防接种证书清单""船员健康证书清单"（中国籍船员）、"货物申报单""船用物品申报单""压舱水报告单""压舱水排放申请单"（船舶在本港需排放压舱水的）"船舶免予卫生控制措施证书/船舶卫生控制措施证书"复印件、"入境集装箱申报表"（集装箱船舶），并应检验检疫人员的要求提交"交通工具卫生证书"复印件以及"航海日志""船员体温清单""船员就医记录"等有关资料。具体流程见图 4-1。

（二）出境船舶报检

出境船舶报检是指船方或其代理人应当在船舶离境前 4 小时内申报、办理出境检疫

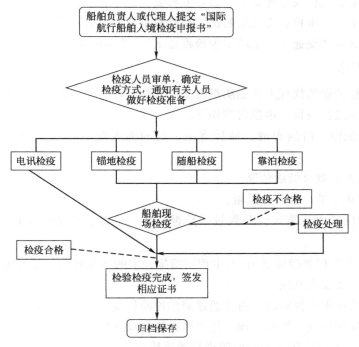

图 4-1　入境船舶检疫查验流程

手续。

出境船舶的报检范围是对所有出境国际航行船舶在离境口岸实施卫生检疫,办理出境检验检疫手续。

1. 出境船舶报检要求

(1) 出境船舶报检时间规定。出境的船舶,船方或者其代理人应当在船舶离境前 4 小时内向主管海关申报,办理出境检验检疫手续。已办理手续但出现人员、货物的变化或者因其他特殊情况 24 小时内不能离境的,须重新办理手续。船舶在口岸停留时间不足 24 小时的,经主管海关同意,船方或者其代理人在办理入境手续时,可以同时办理出境手续。

(2) 报检地点的规定。船舶必须是在最后离开的出境港口接受检疫。

(3) 出境船舶办理报检所需单证。办理出境检验检疫手续时,船方或者其代理人应当向主管海关提交"航海健康申报书"(下一港为国外港口)、"总申报单""货物申报单""船舶购置食品、饮用水报告单"(附购物发票或复印件)、"出境集装箱申报表"(集装箱船舶)等有关资料。如人员有变化,需加附"船员/旅客名单""船员/旅客预防接种证书清单""船员健康证书清单"(中国籍船员)等,并应检验检疫人员的要求提交"航海日志""船员体温清单""船员就医记录"等有关资料。

2. 出境船舶的检验检疫与签证

(1) 实施适载检验。对装运出口易腐烂变质食品、冷冻品的船舱,必须在装货前申请适载检验,取得检验证书。未经检验合格的,不准装运。

(2) 实施除害处理。装载动植物、动植物产品和其他检疫物出境的船舶,应当符合国家有关动植物防疫和检疫的规定,取得"运输工具检疫证书"。对需实施除害处理的,作除害

125

处理并取得"运输工具检疫处理证书"后，方可装运。

（3）签发证单。经审核船方提交的出境检验检疫资料或者经登轮检验检疫，符合有关规定的，主管海关签发"交通工具出境卫生检疫证书"，并在船舶出口岸手续联系单上签注。

（三）报检程序

（1）国际航行船舶的代理人在船舶抵港24小时前（航程不足24小时的，在驶离上一口岸时）向主管海关进行报检，申报内容如下：

① 船舶的发航港、沿途寄港、最后寄港、目的港及发航日期、最后寄港日期和预抵日期。

② 船员和旅客人数及健康情况。

③ 载货种类和重量，集装箱数量。

④ 是否装载压舱水、装载港及数量、是否排放；是否装载垫舱物料、装载港及数量、是否卸下。

⑤ 船舶免予卫生控制措施证书/卫生控制措施证书的签发日期和签发港，交通工具卫生证书的签发日期、签发港及编号。

（2）主管海关根据申报的以上内容通过船舶检验检疫电子管理系统，发给锚地检疫、靠泊检疫和电讯检疫的回执，船舶代理人持回执办理检疫手续。

① 主管海关对下列情况之一的船舶进行锚地检疫。

来自检疫传染病疫区的；来自动植物疫区，国家有明确要求的；有检疫传染病病人、疑似检疫传染病病人，或者有人非因意外伤害而死亡并死因不明的；装载的货物为活体动物的；发现有啮齿动物异常死亡的废旧船舶；未持有有效的"船舶免予卫生控制措施证书/卫生控制措施证书"的；船方申请锚地检疫的；主管海关工作需要的。

② 持有我国主管海关签发的有效"交通工具卫生证书"，并没有以上第①条所列情况的船舶，经船方或者其代理人申请，检验检疫机构应当实施电讯检疫。船舶在收到检验检疫机构同意电讯检疫的批复后，即视为已实施电讯检疫。船舶代理人必须在船舶抵达口岸24小时内到主管海关办理入境检验检疫手续。

③ 对未持有有效"交通工具卫生证书"，且没有以上第①条所列情况的船舶或者因天气、潮水等原因无法实施锚地检疫的船舶，经船方或者其代理人申请，主管海关可以实施靠泊检疫。对于国际航行的旅游船没有以上第①条所列情况的，实施靠泊检疫。

（3）对于锚地检疫的船舶检验检疫人员乘交通艇前往检疫锚地登轮检疫，乘交通艇往返的时间在1小时内。

（4）登轮办理入境检验检疫手续时，船方或者其代理人应当向主管海关提交"航海健康申报书""入境船舶检疫申报书"（见图4-2）、"总申报单""货物申报单""船员名单""旅客名单""船用物品申报单""压舱水报告单"、载货清单、"免予卫生控制措施证书/卫生控制措施证书""交通工具卫生证书""航海日志"以及船员"预防接种证书""健康证书"等有关资料。

（5）检验检疫人员对船员宿舱、厨房、配餐间、餐厅、食品储存场所等生活区进行卫生检查，并指导卫生处理单位人员进行生活区消毒，对来自动植物疫区的动植物产品进行封存；检查船舶携带媒介生物情况和是否配备足量的消毒、除鼠、除虫的药物和器械；检查船舶垃圾、泔

入 境 船 舶 检 疫 申 报 书
QUARANTINE DECLARATION FOR ARRIVAL

船名（航次）Name of Ship_____　　国籍 Nationality_____

1. 食品、饮用水 Food，fresh water

品名 Provisions	数量 Quantity	来源 Loading port
1. 肉类及制品 Meat and its products		
2. 鱼类及水产品 Fish and Marine Products		
3. 蔬菜、水果 Vegetable & fruit		
4. 粮食、豆类 Grain and beans		
5. 奶类及制品 milk and its products		
6. 禽蛋类		
7. 饮用水 Fresh water		

本港是否采购食品？Will any food be taken at this port？　　否 NO □；是 YES □.

本港是否采购饮用水？Will any fresh water be taken at this port？　否 NO □；是 YES □.

如果有，请填写"船舶购置食品、饮用水报告单"。If yes，please fill the "FOOD AND WATER FROM LOCAL SUPPLIER".

2. 本港是否有船员离船 Will any crew sign off at this port？　否 NO □；是 YES □.

有船员离船，是否携带以下特殊物品？If yes，anything below will be taken from the ship？

动物产品 Animal products　　　□　动物尸体标本 Animal carcasses and specimen　□

土　　壤 Soil　　　□　　　　血液或血液制品 Blood or blood products　　　□

生物产品 Biological products □

3. 伴侣动物 Pets/Birds：无 NO □；有 YES □.

如果有，请填写下表。If yes，please fill the form below.

种类 Kinds	数量 Quantity	预防接种情况 Vaccination
1.		
2.		

4. 本港是否有船舶废弃物移下？Will any vessel waste be discharged at this port？否 NO □；是 YES □.

5. 垫舱物料 dunnage：无 NO □；有 YES □.

如果有，请填写下表。If yes，please fill the form below.

种类 Kinds	数量 Quantity	来源 Loading port
1.		
2.		
3.		

本港是否有垫舱物料移下？Will any dunnage be discharged at this port？否 NO □；是 YES □.

本港是否有垫舱物料需求？Will any dunnage be taken at this port？　　否 NO □；是 YES □.

船长签名/Signature and stamp_____　日期/Date_____

图 4-2　入境船舶检疫申报书

水、废水、废物的存放情况，指导卫生处理单位人员对垃圾、泔水、废水、废物进行消毒。

（6）对无"交通工具卫生证书"的船舶，按照"船舶卫生检查评分卡"的内容，对船舶生活区（包括船员宿舱、厨房、配餐间、餐厅、食品储存场、生活区甲板等）进行严格的卫生检查，同时检查是否配备足量的消毒、除鼠、除虫的药物和器械；检查船舶垃圾、泔水、废水、废物的存放情况，根据检查情况进行卫生评分，对评分合格的船舶签发"交通工具卫生证书"。

（7）对经检疫判定没有染疫的入境船舶，签发"船舶入境卫生检疫证"；对经检疫判定染疫、染疫嫌疑或者来自传染病疫区应当实施卫生除害处理的或者有其他限制事项的入境船舶，在实施相应的卫生除害处理或者注明应当接受的卫生除害处理事项后，签发"船舶入境检疫证"；对来自动植物疫区经检疫判定合格的船舶，应船舶负责人或者其代理人要求签发"运输工具检疫证书"；对须实施卫生除害处理的，在处理合格后，应船方要求签发"运输工具检疫处理证书"。

（8）办理出境检验检疫手续时，船方或者其代理人应当向主管海关提交"航海健康申报书""总申报单""货物申报单""船员名单""旅客名单"及"食品装载清单"和"载水清单""船舶出境卫生检疫申请书"（见表4-1）等有关资料（入境时已提交且无变动的可免予提供）。检验检疫人员根据"食品装载清单"严格检查食品库并检查食品供应发票，如果发现从未经检验检疫机关卫生许可的供应单位购买的食品，或者未从定点超市采购的禽类产品和蛋类一律截留。

（9）经出境检验检疫合格的船舶，检验检疫人员签发"交通工具出境卫生检疫证书"。

表 4-1　船舶出境卫生检疫申请书

船名	中文		国籍	
	英文			
船舶所有人	中文		IMO 编号	
	英文			
总吨位		船舶类型		建造年份	
出发港		国　家		出发日期	
经过港口		预到日期		预靠泊位	
开往港口		国　家		预离日期	
SSCEC/SSCC	签发地点		签发日期		

入　境	船员总数　名	其中	中国籍	男　名、女　名
			外国籍	男　名、女　名
			健康状况	
	载　货	种类		吨数
申请事宜	□入境卫生检疫 □更换 SSCEC □除鼠 □除虫 □健康体检 □预防接种 □更换船员（　名）□其他_____			

我公司确保上述信息准确无误，请予以办理相关手续。

申请人：(公司)

(签章)

年　月　日

小链接

船舶代理企业备案

（1）新开业国际航行船舶代理企业应于开展报检业务前，携带下列文件到总站业务处进行登记备案并提出网上报检申请。

① 企业法人营业执照（正本及复印件一份）；

② 税务登记证（正本及复印件一份）；

③ 国际船舶代理经营资格登记证（正本及复印件一份）；

④ 中华人民共和国组织机构代码证（正本及复印件一份）；

⑤ 单位情况说明及以单位名义出具的备案申请书；

⑥ 国际航行船舶边防检查网上报检申请表。

（2）总站业务处收到国际船舶代理企业的备案申请后即对有关材料进行审核，对于达到边检报检要求的国际船舶代理企业核发国际航行船舶代理企业备案证明，并于5个工作日内将备案情况书面通知各海港边检站。

（3）国际航行船舶代理企业备案证明的有效期与国际船舶代理经营资格登记证有效期相同，国际航行船舶代理企业备案证明到期后，国际航行船舶代理企业应到总站业务处重新办理备案。

（4）国际航行船舶代理企业首次到边检站办理业务，应出示国际航行船舶代理企业备案证明原件和单位介绍信，受理业务的边检站审核无误后，为其办理注册手续并办理有关业务。

二、出入境航空器报检

（一）出入境航空器报检要求

1. 报检范围

出入中华人民共和国国境口岸的外国籍航空器；航行国际航线的中华人民共和国国籍航空器。

所有出入境交通工具应当实施卫生检疫。根据交通工具运营者或其代理人申请，经海关进行风险评估，可以对符合条件的出入境交通工具，实施电讯检疫。

2. 报检的时间和地点

（1）入境的航空器，必须在最先到达的国境口岸的指定地点接受检疫。

（2）出境的航空器，必须在最后离开的国境口岸接受检疫。

出入境航空器申请电讯检疫的，入境航空器在预计降落前30分钟，出境航空器在离境关闭舱门前15分钟向主管海关申报。

（二）出入境航空器报检基本流程

1. 申报

出入境报检航空器的报检均采取动态管理的方式，航空器的入境检疫申报要根据航空器来自疫区与非疫区分别处理。

（1）来自非疫区的航空器申报。来自非疫区的航空器可通过地面航空站与主管海关通过电讯进行检疫申报，其申报内容为：

① 航空器的国籍、机型、号码、识别标志、预定到达时间、出发站、经停站、机组及旅客人数；

② 航空器上是否载有病人或在飞行途中是否发现病人或死亡人员，若有应提供疾病名或者主要症状、患病人数、死亡人数。

注：航空器到达后，向主管海关提交总申报表、旅客名单及货物舱单。

（2）来自疫区的航空器的申报。来自疫区的航空器，在飞行途中发现检疫传染病、疑似检验传染病或者有人因意外伤害而死亡并原因不明时，机长应当立即通知到达机场的航空站向检验检疫机构申报，并在最先到达的国境口岸的指定地点接受检疫。

① 向主管海关申报的内容包括：

a. 航空器的国籍、机型、号码、识别标志、预定到达时间、出发站、经停站、机组及旅客人数；

b. 航空器上是否载有病人或在飞行途中是否发现病人或死亡人员，若有应提供疾病名或者主要症状、患病人数、死亡人数；

c. 来自黄热病疫区的航空器，机长或其授权代理人须主动出示有效的灭蚊证书。

② 接受入境检疫的航空器到达机场以后，检疫医师首先登机。机长或者其授权的代理人必须向卫生检疫机关提交总申报单、旅客名单、货物舱单和有效的灭蚊证书，以及其他有关检疫证件。对检疫医师提出的有关航空器上卫生状况的询问，机长或者其授权的代理人应当如实回答。在检疫没有结束之前，除经卫生检疫机关许可外，任何人不得上下航空器，不准装卸行李、货物、邮包等物品。

③ 入境旅客必须在指定的地点接受入境查验，同时用书面或者口头回答检疫医师提出的有关询问。在此期间，入境旅客不得离开查验场所。

④ 对入境航空器查验完毕以后，根据查验结果，对没有染疫的航空器，检疫医师应当签发入境检疫证。如果该航空器有受卫生处理或者限制的事项，应当在入境检疫证上签注，由机长或者其授权的代理人负责执行。对染疫或者有染疫嫌疑的航空器，除通知航空站外，对该航空器应当发给卫生处理通知单，在规定的卫生处理完毕以后，再发给入境检疫证。

2. 提供申请材料

总申报单、旅客名单、货物舱单、有效的灭蚊证书、出入境航空器电讯检疫申报表，根据实际情况提供航空器员工健康证明，根据实际情况提供航空器员工预防接种证书。

3. 实施检疫

主管海关部门审核航空公司提供的申报材料，评估检疫风险，确定检疫方式，并实施查验。

（1）登机检疫。

① 入境航空器在抵港后，机长或其授权的代理人对检验检疫人员提出有关航空器卫生状况、机上人员健康状况、承载物品等情况的询问，应如实回答。未完成检疫查验，除经主管海关部门许可外，任何人不得上下航空器，不得装卸行李、货物等物品。经检验检疫部门检疫合格或检疫许可后，方准下客和卸载行李、货物等。

② 出境航空器的负责人或代理人向主管海关部门提供申报材料，接受检疫查验完毕后，准予出境。

（2）电讯检疫。在收到主管海关给予电讯检疫批准回复后，入境航空器在抵港后，可以直接上下人员、装卸货物，出境航空器可直接起飞离港。

4. 检疫结果及处理

检疫查验合格的，签发证书，允许机组人员下机，工作人员填写"入境航空器检疫查验及卫生监督记录单"，双人签名，并要求机长或其代理人签字后存档保存。

入境航空器具有以下情形之一的，实施卫生处理：来自检疫传染病疫区的；被检疫传染病污染的；来自黄热病疫区，不能出示有效灭蚊证书或已出示了有效灭蚊证书但在舱内仍发现活蚊的，实施除虫处理；发现与人类健康有关的医学病媒生物，超过国家卫生标准的；发现有啮齿动物异常死亡或死因不明的；机内发现有呕吐、腹泻物，机上有疑似传染病症状患者的；航空器承运人申请进行预防性卫生处理的；海关总署规定需进行卫生处理的。

出境航空器发现存在污染或污染嫌疑的，按规范实施卫生处理。出境运输工具检疫（航空器检疫）流程见图4-3。

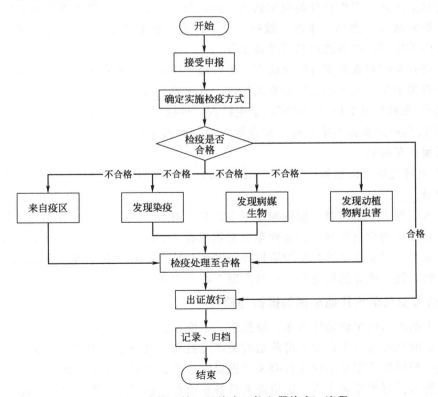

图4-3　出境运输工具检疫（航空器检疫）流程

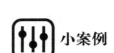小案例

2015 年 12 月 31 日上午，由甲国飞往我国的某航班在机场落地，该航班共计乘客 125 人，机组人员 10 人，向 B 检验检疫局申请入境检疫。在 B 检验检疫局工作人员尚未对该航班进行检疫的情况下，A 航空地面服务有限公司（简称 A 公司）员工将 125 名旅客直接引至入境到达国际行李提取厅。B 检验检疫局立即联系 A 公司了解情况，与该公司及边防部门共同寻找上述 125 名旅客，并通过检验检疫通道办理了相关手续。2016 年 1 月 4 日，A 公司向 B 检验检疫局提交情况说明，说明由于其员工对业务掌握不熟练，擅自让旅客下机，并用摆渡车引导至国际到达大厅，导致 125 名旅客未经过检验检疫即到达国际行李提取厅。B 检验检疫局根据《国境卫生检疫法实施细则》第一百零九条第（二）项和第一百一十条第一款的规定，对 A 公司给予了警告。

试问：我国对交通工具的检验检疫要求有哪些？

三、出入境列车、其他车辆的报检

（一）出入境列车报检要求

（1）在接受出入境卫生检疫的列车到达之前，车站应尽早向口岸主管海关通知列车预定到达时间、始发站或终点站、车次、线路、停靠站台、旅客人数（组成）、司乘人员人数、有无疫病发生等事项，以备进行各项准备工作。

（2）检疫查验中对旅客实行医学检查、流行病学检查，查验有关预防接种证书或健康证书，并办理有关卫生检疫手续或签发有关证件。其主要内容如下。

① 对车体按列车卫生检查标准实施卫生检查，检疫完毕签发"出入境检疫证"。

② 对染疫车厢应实施卫生处理。如在规定的时间内检疫工作没有结束，出入境列车应通知车站延缓开车时间。

③ 卫生处理完毕书面通知，方准开车或暂留，检疫查验完毕签发"出入境检疫证"，并做好查验记录。

（3）出入境列车卫生监督。国际列车卫生监督，对人主要填写"旅客健康申明卡"，对列车进行媒介昆虫的检查监督。客运列车上必须备有急救药品和必要的设备及一般消毒、除虫药物。车辆上应当备有足够数量的防鼠装备和预防措施，控制鼠数量在不足为害的程度，保证基本无蚊、蝇、蟑等病媒昆虫，一旦发现立即采取杀灭措施。

（二）出入境汽车及其他车辆的报检与检疫

边境口岸的出入境车辆是指汽车、摩托车、手推车、自行车、牲畜车等。

（1）固定时间客运汽车在出入境前由有关部门提前通报预计到达时间、旅客人数等；装载的货物应按照口岸规定提前向主管海关申报货物种类、数量、重量及到达地等。

（2）主管海关对大型客车应派出检疫人员登车检查，旅客及其携带的行李物品应在候车室或检查厅接受检查。入境的司乘人员应填写"入境检疫申明卡"，出示"国际旅行健康检

查证明书"或"国际预防接种证书"。

（3）载货出入境汽车的现场查验与有关货物的查验同时完成（可参考有关货物查验部分），空载出入境汽车的现场查验与集装箱的查验相同。待检验完毕后签发"运输工具检疫证书"。

（4）出入境汽车的卫生监督如下。

① 进境的汽车，由口岸海关作轮胎消毒处理。装载进境应检物的车辆，经查验发现有危险性有害生物的，连同货物一并作除害处理。装运供应我国香港地区的动物回空车辆，实施整车防疫消毒。

② 装载动植物、动植物产品和其他检疫物的车辆，应当符合动植物检疫和防疫的规定。

③ 车辆上的动植物性废弃物、动物排泄物，应当依照有关检疫和防疫的规定处理，不得擅自抛弃。

④ 进境车辆所装载的施工机械，在进境前必须清洗干净，不得携带泥土进境。

（三）不同类型车辆卫生检疫程序

1. 客车

在进出境关口接受联检，首先由卫生检疫人员登车，查阅"车辆出入境卫生申报书"，询问司乘人员有无患病旅客，随后巡视旅客健康情况及车上卫生状况，若未发现染疫嫌疑人，旅客可携带行李下车进入卫生检疫通道，查阅旅行证及预防接种证书，交验"旅客健康申明卡"，必要时可询问旅行史及健康状况，发现途经传染病疫区的人员或疑似染疫人应重点围绕有关流行病学进行调查询问，临床检查包括采样检验。

登车查验过程中发现有检疫传染病时，应立即移下染疫人进行隔离治疗，留验密切接触者，以及对车辆进行消毒或除虫等卫生处理，并向上级机关及当地卫生主管机关报告疫情。

2. 货车

重点了解货物品种、数量、来经地及卫生状况、根据不同货物种类，分别进行必要的卫生处理。如对装运鲜活水产品应采样检验，废旧物品实施消毒，携带病媒昆虫车辆实施除虫。

3. 遣送违法人员囚车或难侨入境车辆

一般造花名册在口岸交接，由公安部门收容或由侨务部门安置接待。这部分人员除发现明显临床症状确诊为传染病患者给予隔离外，一般可交由有关部门医护人员观察，如边境毗邻地区有疫病流行，确属必要，卫生检疫人员可到驻地进行卫生检疫。

任务四　出入境人员及携带物和伴侣动物报检流程

一、出入境人员的报检

出入境人员，是指出入境的旅客（包括享有外交、领事特权与豁免权的外交代表）和在交通工具上的员工以及其他人员。

出入境人员检疫是通过检疫查验发现染疫人和染疫嫌疑人，并予以隔离、留验、就地诊验和必要的卫生处理，从而达到控制传染病，切断传播途径，防止传染病传入或传出的目的。

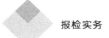

（一）出入境人员健康检查的对象

1. 健康检查对象

应接受健康检查的出入境人员包括：

（1）申请出国或出境一年以上的中国籍公民；

（2）在境外居住3个月以上的中国籍回国人员；

（3）来华工作或居留一年以上的外籍人员；

（4）国际交通工具上的中国籍员工。

2. 申请手续

（1）中国籍人员凭护照和使馆签证（时间紧迫时也可凭任务件或单位证明）申请办理；

（2）回国人员凭边防入境章和入境口岸的体检联系单申请办理；

（3）来华外籍人员凭公安局开具的申请居留体检介绍信办理；

（4）出境人员体检合格者发给"国际旅行健康检查证明书"；

（5）境外人员发给"境外人员体格检查记录验证证明"或有关体检证明。

3. 健康检查的重点项目

（1）中国籍出境人员：重点检查检疫传染病，监测传染病。

（2）回国人员：重点应进行艾滋病抗体监测，梅毒等性病的监测。

（3）来华外籍人员：其重点检查项目是检疫传染病，监测传染病和外国人禁止入境的五种传染病，即艾滋病、性病、麻风病、开放性肺结核、精神病。

（4）国际通行交通工具上的中国籍员工：重点应进行艾滋病抗体监测、梅毒等性病的监测。

（二）国际预防接种的对象

1. 国际预防接种的对象

（1）中国籍出入境人员；

（2）外籍人员；

（3）国际海员和其他途经国际口岸的交通工具上的员工；

（4）边境口岸有关人员。

2. 预防接种的项目

（1）根据世界卫生组织和《国际卫生条例》有关规定确定的预防接种项目。黄热病预防接种是国际旅行中唯一要求的预防接种项目。

（2）推荐的预防接种项目。

（3）申请人自愿要求的接种项目。

3. 预防接种禁忌证明

"预防接种禁忌证明"是签发给患有不宜进行预防接种的严重疾病的旅行者的一种证书。

（三）出入境人员检疫申报要求

（1）常态管理：当国内外未发生重大传染病疫情时，出入境人员免予填报"出/入境健康申明卡"（见图4-4、图4-5）。

（2）当国内外发生重大传染病疫情时，出入境人员必须逐人如实填写"出/入境健康申明卡"。

中华人民共和国出入境检验检疫

出/入境健康申明卡

根据有关法律法规规定，为了您和他人的健康，请如实逐项填报，如有隐瞒或虚假填报，将依据有关法律法规追究相关责任。

姓名_____ 性别：□男 □女

出生日期____年____月 国籍（地区）和城市_____

护照（入台证、台胞证、回乡证、通行证）号码_____

航班（船、车次）号_____舱位（车厢）号_____座位号_____

1. 7天内是否离开中国大陆？

　　□是，请填写在中国大陆期间的行程_____

　　预计离开日期____月____日，目的地_____

　　所乘交通工具的航班（船、车次）号_____

　　□否，请填写在7天内的行程_____

　　_____

　　继续旅行乘坐的航班（船、车次）号_____日期_____

2. 在中国大陆详细联系地址_____

　　_____

　　联系电话_____

3. 过去7天内您居住或到过的国家（地区）和城市：_____

　　_____

4. 过去7天内您是否与流感或有流感样症状的患者有过密切接触？

　　是□ 否□

5. 您如有以下症状和疾病，请在"□"中画"√"

　　□发热 □咳嗽 □嗓子痛（喉咙痛）□肌肉痛和关节痛 □鼻塞

　　□头痛 □腹泻 □呕吐 □流鼻涕 □呼吸困难 □乏力

　　□其他症状_____

我已阅知本申明卡所列事项，并保证以上申报内容正确属实。

旅客签名：

日期：

体温（检疫人员填写）：_____℃
检疫人员签名：_____

图 4-4 出/入境健康申明卡（一）

　　① 接受检疫的出境人员应根据卫生检疫规定和检疫人员的要求，如实填写健康申明卡，出示某种有效的传染病预防接种证书、健康证明或者其他有关证件。

　　② 出境1年以上的中国公民，应出示国际旅行健康证书；前往黄热病疫区的中国籍旅客应出示黄热病预防接种证书。

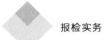

HEALTH DECLARATION FORM ON ENTRY/EXIT

Entry-Exit Inspection and Quarantine of the P.R.China

According to the relevant laws and regulations, for the health of you and others, please fill in the form truly and completely. False information may cause legal consequences.

Name_____   Sex: □Male   □Female

Date of Birth_____   Nationality/Region_____

Passport No. _____   The destination_____

Flight (boat/train/bus) No._____Cabin No. _____Seat No. _____

1. If you leave Mainland China in 7 days, please fill in your itinerary and your Departure Date /_____(mm/dd), the destination country_____ and the flight (boat/train/bus) No._____.

   If you will stay in Mainland China, please fill in your itinerary for the next 7 days _____ _____,

   the flight (boat/train/bus) No._____ and date _____ of your next trip.

2. Your contacting details for the next 7 days in China: your address _____ _____ and your telephone number (residential or business or mobile or hotel) _____.

   Contact information for the person who will best know where you are for the next 7 days,in case of emergency or to provide critical health information to you ,please provide the name of a close personal contact or a work contact. This Name must NOT be you. Name_____ Tel. No._____

3. Please describe the countries and cities (towns) where you stayed in the last 7 days: _____.

4. Did you have close contact patients of flu or with flu-like symptoms in the last 7 days? Yes □   No □

5. If you have the following symptoms and diseases, please mark " √ " in the corresponding"□ "

   □Fever □Cough □Sore throat □Muscle and joint pain □Stuffy nose

   □Headache □Diarrhoea □Vomiting □Runny nose □Breath difficulty □Fatigue

   □Other symptoms_____

I declare that all the information given in this form is true and correct.

Signature of passenger _____ Date:_____

Temperature (for quarantine official only):_____℃
Signature of quarantine official : _____

图 4-5　出/入境健康申明卡（二）

③ 检疫人员对所有出境人员进行医学观察，阻止染疫人和染疫嫌疑人出境，并根据需要提供健康咨询服务。

小案例

2015 年 6 月 8 日，福建宁德检验检疫局接到宁德某公司报告，在马头船厂维修的泰国籍"DARIN NAREE"轮上有 1 名印度籍船员发热。宁德检验检疫局接到报告后，立即按规定上报发热病例，同时派出 2 名卫生检疫人员前往该船员住地开展流行病学调查，对船上其他 20 名印度籍、泰国籍船员进行体温检测和流行病学调查，并指定专人跟踪密切接触者，随时报告有关情况。经查，该轮只有 1 名船员发热，原因不明，宁德检验检疫局安排救护车将发热船员送往当地宁德市医院定点发热门诊进一步检查。

经检查确诊为间日疟。根据诊断结果，宁德检验检疫局按规定上报了疫情并将情况向有关单位做了反馈，督促和指导泰国籍"DARIN NAREE"轮和马头船厂做好全面灭蚊、防蚊工作。检疫人员继续对患者采取严格的控制措施，对密切接触者进行预防性服药和跟踪随访。

请思考：出境人员卫生检疫的对象和申报内容有哪些具体规定？

二、出入境人员携带物的报检

携带物，是指出入境人员随身携带以及随所搭乘的车、船、飞机等交通工具托运的物品和分离运输的物品。

1. 出入境人员携带物的报检范围

（1）出入境人员携带下列物品，应当申报并接受主管海关检疫：入境动植物、动植物产品和其他检疫物；出入境生物物种资源、濒危野生动植物及其产品；出境的国家重点保护的野生动植物及其产品；出入境的微生物、人体组织、生物制品、血液及血液制品等特殊物品（以下简称"特殊物品"）；出入境的尸体、骸骨等；来自疫区、被传染病污染或者可能传播传染病的出入境的行李和物品；海关总署规定的其他应当向主管海关申报并接受检疫的携带物。

（2）出入境人员禁止携带下列物品进境：动植物病原体（包括菌种、毒种等）、害虫及其他有害生物；动植物疫情流行的国家或者地区的有关动植物、动植物产品和其他检疫物；动物尸体；土壤；《中华人民共和国禁止携带、邮寄进境的动植物及其产品名录》所列各物；国家规定禁止进境的废旧物品、放射性物质以及其他禁止进境物。

2. 报检要求

入境人员携带上述范围内的物品入境时，必须如实填写"入境检疫申明卡"，主动向口岸海关申报。

携带植物种子、种苗及其他繁殖材料入境的，携带人应当向主管海关提供"引进种子、苗木检疫审批单"或者"引进林木种子、苗木和其他繁殖材料检疫审批单"。因科学研究等特殊需要，携带禁止进境物入境的，须提供海关总署出具的"进境动植物特许检疫许可证"。

携带特殊物品入境的，须提供"入/出境特殊物品卫生检疫审批单"。

携带尸体、骸骨等出入境的，携带人应当按照有关规定向主管海关提供死者的死亡证明以及其他相关单证。主管海关依法对出入境尸体、骸骨等实施卫生检疫。

3. 检验检疫

主管海关可以在交通工具、人员出入境通道、行李提取或者托运处等现场，对出入境人员携带物进行现场检查，现场检查可以使用 X 光机、检疫犬以及其他方式进行。

对出入境人员可能携带《出入境人员卫生检疫办法》规定应当申报的携带物而未申报的，主管海关可以进行查询并抽检其物品，必要时可以开箱（包）检查。

享有外交、领事特权与豁免权的外国机构和人员公用或者自用的动植物、动植物产品和其他检疫物入境，应当接受主管海关检疫；主管海关查验，须有外交代表或者其授权人员在场。

4. 检疫处理

（1）截留的携带物应当在主管海关指定的场所封存或者隔离。

（2）携带物需要作实验室检疫、隔离检疫的，经主管海关截留检疫合格的，携带人应当持截留凭证在规定期限内领取，逾期不领取的，作自动放弃处理；截留检疫不合格又无有效处理方法的，作限期退回或者销毁处理。

（3）逾期不领取或者出入境人员书面声明自动放弃的携带物，由主管海关按照有关规定处理。

（4）携带物有下列情形之一的，主管海关依法予以截留。

① 需要作实验室检疫、隔离检疫的；

② 需要作检疫处理的；

③ 需要作限期退回或者销毁处理的；

④ 应当提供检疫许可证以及其他相关单证，不能提供的；

⑤ 需要移交其他相关部门的。

主管海关应当对依法截留的携带物出具截留凭证，截留期限不超过 7 天。

三、出入境人员伴侣动物的报检

（一）伴侣动物的申报要求

伴侣动物仅限于犬、猫。旅客携带伴侣动物（犬、猫）入境，须持有输出国或地区官方机构出具的动物检疫证书和疫苗接种证书向海关申报，并由口岸主管海关实施检疫。口岸主管海关对犬、猫在指定场所进行为期 30 天的隔离检疫。经检疫合格的犬、猫，才准予入境。旅客携带伴侣犬、猫入境，每人仅限一只。

旅客携带伴侣动物出境，应事先向口岸主管海关报检，报检时须提供疫苗接种证明。主管海关对申报的伴侣动物根据输入国的要求实施检疫，检疫合格的，出具"动物健康证书"，准予出境。

（二）提交的单证

有效的狂犬病疫苗接种证明；伴侣动物体检报告；狂犬病抗体检测报告原件及复印件

（输欧盟、输日本犬时提供）；携带人护照原件及复印件；委托人授权委托书及代理人身份证原件及复印件（代理报检时提供）。

（三）报检程序

1. 疫苗接种与健康检查

3 个月龄以上的犬、猫，出境前须接种狂犬病疫苗，且在疫苗保护期内，并获得有效的狂犬病疫苗接种证明。3 个月龄以下的犬、猫无须接种该疫苗。

需进行狂犬病抗体滴度检测的伴侣动物，应在出境前采集动物血样送对方国家/地区认可实验室进行检测，取得符合要求的狂犬病抗体滴度检测报告。

携带犬、猫出境人员或其代理人，应在出境前至少 10 天携带动物及有效狂犬病疫苗接种证明（3 个月龄以下的犬、猫除外），到动物医院接受临床健康检查和驱虫，并取得伴侣动物体检报告。

2. 报检

携带犬、猫出境人员或其代理人应事先填写"出境伴侣动物报检单"，包括携带人姓名、出境口岸、前往国家等真实信息；

携带犬、猫出境人员或其代理人在签证办公室报检，并提交相应材料。

3. 审核制证

签证办公室对提交的材料进行审核，审核通过后拟制证书。

4. 证书领取

输往非欧盟国家和地区的，携带犬、猫出境人员或其代理人于报检 1 个工作日后在签证办公室领取"动物卫生证书"；输往欧盟的，须由携带犬、猫出境人员本人于报检 3 个工作日后在证书个人申明处签字确认后领取"动物卫生证书"。

任务五　出入境快件的报检流程

出入境快件，是指依法经营出入境快件的企业（简称"快件运营人"），在特定时间内以快速的商业运输方式承运的出入境货物和物品。

一、出入境快件报检范围

（1）根据《中华人民共和国进出境动植物检疫法》及其实施条例和《中华人民共和国国境卫生检疫法》及其实施细则，以及有关国际条约、双边协定规定应当实施动植物检疫和卫生检疫的；

（2）列入《海关实施检验检疫的进出境商品目录》内的；

（3）属于实施进口商品安全质量许可制度、出口商品质量许可制度以及卫生注册登记制度管理的；

（4）其他有关法律法规规定应当实施检验检疫的。

二、出入境快件的报检要求

（一）报检的时间与地点

主管海关对快件运营人实行备案登记制度、快件运营人取得"出入境快件运营人检验检疫备案登记证书"后，方可按照有关规定办理出入境快件的报检手续。

快件出入境时，应由具备报检资格的快件运营人及时向所在地主管海关办理报检手续，凭主管海关签发的"出境货物通关单"或"入境货物通关单"向海关办理报关手续。

（1）入境快件到达海关监管区时，快件运营人应及时向主管海关办理报检手续。

（2）出境快件在其运输工具离境4小时前，快件运营人向离境口岸主管海关办理报检手续。

（3）快件运营人可以通过电子数据交换（EDI）的方式申请办理报检，主管海关对符合条件的，予以受理。

（二）报检时应提供的单据

快件运营人在申请办理出入境快件报检时，应提供报检单、总运单、每一快件的分运单、发票等有关单证。属于下列情形之一的，还应向主管海关提供有关文件。

（1）输入动物、动物产品、植物种子、种苗及其他繁殖材料的，应提供相应的检疫审批许可证和检疫证明；

（2）因科研等特殊需要，输入禁止进境物的，应提供海关总署签发的特许审批证明；

（3）属于微生物、人体组织、生物制品、血液及其制品等特殊物品的，应提供有关部门的审批文件；

（4）属于实施强制性认证制度、实施进口商品安全质量许可制度、出口商品质量许可证制度和卫生注册登记制度管理的，应提供有关证明；

（5）其他法律法规或者有关国际条约、双边协定有规定的，应提供相应的审批证明文件。

以现场检验检疫为主，情况特殊的，可以取样作实验室检验检疫。出入境快件经检验检疫合格的或检验检疫不合格但经实施有效检验检疫处理后符合要求的，主管海关签发"出境货物通关单"或"入境货物通关单"予以放行；对检验检疫不合格的，主管海关签发有关凭证交快件运营人，作退货或销毁处理。

海关对出入境快件实行分类管理。

A类：国家法律法规规定应当办理检疫许可证的快件；

B类：属于实施进口商品安全质量许可制度、出口商品质量许可制度以及卫生注册登记制度管理的快件；

C类：样品、礼品、非销售展品和私人自用物品；

D类：以上三类以外的货物和物品。

1. 入境快件的检验检疫

对A类快件，按照国家法律法规和海关总署规定的检疫要求实施检疫。

对B类快件，实施重点检验，审核进口商品安全质量许可证或者卫生注册证，查看有无进口安全质量许可认证标志或者卫生注册标志。无进口安全质量许可证、卫生注册证或者无进口安全质量许可标志或者卫生注册标志的，作暂扣或退货处理，必要时进行安全、卫生检测。

对C类快件，免予检验，应实施检疫的，按有关规定实施检疫。

对D类快件，按1%～3%的比例进行抽查检验。

2. 出境快件的检验检疫

对 A 类快件，依据输入国家或者地区和中国有关检验规定实施检疫。

对 B 类快件，实施重点检验，审核出口质量许可证或者卫生注册证，查看有无相关检验检疫标志、封识。无出口质量许可证、卫生注册证或者相关检验检疫标志、封识的，不得出境。

对 C 类快件，免予检验，物主有检疫要求的，实施检疫。

对 D 类快件，按 1%～3% 的比例进行抽查检验。

出境快件经检验检疫合格的，签发有关单证，予以放行；经检验检疫不合格但经实施有效检验检疫处理，符合要求的，签发有关单证，予以放行。

 小链接

快件运营人登记申请条件和办理材料

《中华人民共和国海关对进出境快件监管办法》第八条的规定，运营人在所在地海关办理登记手续应具备下列条件。

（1）内资国际货物运输代理企业及其分支机构已经获得国务院对外贸易主管部门或者其委托的备案机构办理的"国际货运代理企业备案表"；外商投资国际货物运输代理企业已经获得国务院对外贸易主管部门颁发的"外商投资企业批准证书"，获准经营进出境快件业务；外商投资国际货物运输代理企业分公司已经获得国务院对外贸易主管部门的批准文件，获准经营进出境快件业务。

（2）已经领取工商行政管理部门颁发的"企业法人营业执照"，准予或者核定其经营进出境快件业务。

（3）已经在海关办理报关企业注册登记手续。

（4）具有境内、外进出境快件运输网络和两个以上境外分支机构或代理人。

（5）具有本企业专用进出境快件标识、运单，运输车辆符合海关监管要求并经海关核准备案。

（6）具备实行电子数据交换方式报关的条件。

（7）快件的外包装上应标有符合海关自动化检查要求的条形码。

（8）与境外合作者（包括境内企业法人在境外设立的分支机构）的合作运输合同或协议。

进出境快件运营人不再具备备案登记所列条件之一或者在一年内没有从事进出境快件运营业务的，海关注销该运营人从事进出境快件报关的资格。

任务六　出入境邮寄物的报检流程

邮寄物检验检疫是指通过国际渠道出入境动植物、动植物产品和其他检疫物实施的检验检疫。

一、出入境邮寄物报检范围

收、寄件人邮寄下列物品，应当申报并接受主管海关检验检疫。

（1）进境的动植物、动植物产品及其他检疫物；

（2）进出境的微生物、人体组织、生物制品、血液及其制品等特殊物品；

（3）来自疫区的、被检疫传染病污染的或者可能成为检疫传染病传播媒介的邮包；

（4）进境邮寄物所使用或携带的植物性包装物、铺垫材料；

（5）其他法律法规、国际条约规定需要实施检疫的进出境邮寄物。

二、入境邮寄物的检验检疫申报程序

（一）入境邮寄物的检疫审批

邮寄进境植物种子、苗木及其繁殖材料，收件人须事先按规定向有关农业或林业主管部门办理检疫审批手续，因特殊情况无法事先办理的，收件人应向进境口岸所在地主管海关申请补办检疫审批手续。

邮寄进境注入产品需要办理检疫审批手续的，收件人须事先向海关总署或经授权的进境口岸所在地主管海关申请办理检疫审批手续。

因科研、教学等特殊需要，需邮寄进境禁止进境物的，收件人须事先按照有关规定向海关总署申请办理特许审批手续。

邮寄物属微生物、人体组织、生物制品、血液及其制品等特殊物品的，收件人或邮寄人须向进出境口岸所在地或产地主管海关申请办理检疫审批手续。

（二）入境检疫

1. 申报

申报人：快递公司、收件人或其代理人。

检疫地点：现场检疫。

提交单据：入境邮寄物清单、审批单证及其他相关单证。

申报时间：邮寄物入境后。

2. 检验检疫

对现场检查发现的应检疫物品，主管海关应当进行现场检疫。

① 动植物和动植物产品及其他检疫物。邮寄植物种子、种苗及其他繁殖材料入境的，应随附提供"引进种子、苗木检疫审批单"或者"引进林木种子、苗木和其他繁殖材料检疫审批单"。

邮寄其他应当办理检疫审批的动植物、动植物产品和其他检疫物以及应当办理动植物检疫特许审批的禁止进境物入境的，收件人应当向主管海关提供国家质检总局签发的"中华人民共和国进境动植物检疫许可证"（简称"检疫许可证"）和其他相关单证。

② 邮寄农业转基因生物入境。邮寄农业转基因生物入境的，收件人应当向主管海关提供"农业转基因生物安全证书"和输出国或者地区官方机构出具的检疫证书。列入农业转基因生物标识目录的进境转基因生物，应当按照规定进行标识，收件人还应当提供国务院农业行政主管部门出具的农业转基因生物标识审查认可批准文件。

③ 邮寄特殊物品入境。邮寄特殊物品出入境的，收件人应当向主管海关提供"入/出境特殊物品审批单"并接受卫生检疫。

④ 邮寄濒危野生动植物及其产品入境。邮寄濒危野生动植物及其产品进境的，应当在《中华人民共和国濒危野生动植物进出口管理条例》规定的指定口岸进境。

对需拆包检的邮寄物，由主管海关工作人员进行拆包、重封，邮政部门工作人员应在场给予必要的配合。重封时，应加贴检验检疫封识。需要进一步检疫的，主管海关可带回，并通知收件人。收件人在通知要求的期限办理审批和报检手续。

3. 放行和处理

邮寄物需要作实验室检疫、隔离检疫的，经主管海关截留检疫合格的，收件人应当持截留通知在规定期限内领取，逾期不领取的，作自动放弃处理；截留检疫不合格又无有效处理方法的，作限期退回或者销毁处理。

逾期不领取或者相关人员书面声明自动放弃的物品，由检验检疫机构按照有关规定处理。

邮寄物有下列情况之一的，按照有关规定实施除害处理或者卫生处理。

① 入境动植物、动植物产品和其他检疫物发现有规定病虫害的；

② 出入境的尸体、骸骨不符合卫生要求的；

③ 出入境的行李和物品来自传染病疫区、被传染病污染或者可能传播传染病的；

④ 其他应当实施除害处理或者卫生处理的。

进境邮寄物有下列情况之一的，作退回或销毁处理。

①《中华人民共和国国家质量监督检验检疫总局公告》规定禁止邮寄进境的；

② 证单不全的；

③ 在限期内未办理检疫审批或报检手续的；

④ 经检疫不合格又无有效处理方法的。

三、出境邮寄物的检验检疫申报程序

1. 申报

出境邮寄物有下列情况之一的，寄件人须向所在地主管海关报检，按照有关国家或地区的检验检疫要求实施现场和实验室检疫。

（1）寄往与我国签订双边植物检疫协定等国家，或输入国有检疫要求的；

（2）进口国有检疫要求的；

（3）出境邮寄物中含有微生物、人体组织、生物制品、血液及其制品等特殊物品；

（4）寄件人有检疫要求的。

2. 检疫

出境邮寄物经检疫或经检疫处理合格的，主管海关签发"出境货物通关单"放行，根据进口方要求，可出具有关证书。检疫不合格又无有效处理方法的，不准邮寄出境。

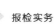

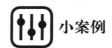 小案例

> 上海静安区胶州路有多肉植物爱好者，经常从国外邮寄到国内卖。举报者反映的情况涉及邮寄物非法进境，上海国检局当即下达指挥命令，要求检验检疫工作人员严密布控，加强核查。执法人员到举报中涉及的区域巡查，共搜寻到5个可疑包裹，通过开箱查验，在其中1个邮包内查出多肉植物，内含多株濒危植物，另2个邮包查出带土盆景，其中有几个稀有多肉植物品种，这些邮包都是虚假申报、非法闯关。
>
> 根据《中华人民共和国禁止携带、邮寄进境的动植物及其产品名录》，活动物、肉类、植物繁殖材料等16类动植物及其产品明确禁止携带、邮寄入境。请思考：
> (1) 出入境邮寄物报检的范围有何规定？
> (2) 出入境邮寄物报检的程序及内容如何？

任务七 出入境木质包装的报检流程

一、报检范围

报检范围是输往中国货物的木质包装。

木质包装是指用于承载、包装、铺垫、支撑、加固货物的木质材料，如木板箱、木条箱、木托盘、木框、木桶、木轴、木楔、垫木、枕木、衬木等。

以下除外：经人工合成或经加热、加压等深度加工的包装用木质材料，如胶合板、刨花板、纤维板等；薄板旋切芯、锯屑、木丝、刨花等木质材料以及厚度等于或小于6mm的木质材料。

海关总署统一管理全国出境货物木质包装的检疫监督管理工作。主管海关负责所辖地区出境货物木质包装的检疫监督管理。

二、报检程序

1. 入境木质包装报检程序

对来自美国、日本、韩国和欧盟的货物（不论是否列入《海关实施检验检疫的进出境商品目录》）和入境货物的木质包装，在入境口岸清关的，货主或其代理人凭入境口岸直属海关签发的"入境货物通关单"办理通关手续。申请转关运输或直通式转关运输的货物，货主或其代理人应按规定向指运地直属海关报检，凭指运地海关签发的"入境货物通关单"办理通关手续。

2. 出境木质包装报检程序

出境货物木质包装在实施除害处理前应向主管海关申报，经处理合格且加施标识的木质包装在出境时无需报检，口岸主管海关可视实际情况，必要时有重点地对出境货物木质包装实施口岸抽查检疫。

标识加施企业应当将木质包装除害处理计划在除害处理前向所在地主管海关申报，主管海关对除害处理过程和加施标识情况实施监督管理。

出境货物木质包装须按国际标准实施除害处理，并加施标识，不再出具植物检疫证书或熏蒸/消毒证书。

标识由四个部分组成（图 4-6）：左侧的图形是国际植物保护公约（IPPC）注册的用于按规定实施除害处理合格的木质包装上的符号。CN 是国际标准化组织规定的中国国家编码；YY 代表除害处理方法，如 MB 表示溴甲烷熏蒸处理，HT 表示热处理；ZZ 代表各直属海关的 2 位数代码，000 代表主管海关授予木质包装生产企业的三位数登记号，两者组合代表每个木质包装生产企业的唯一代码。

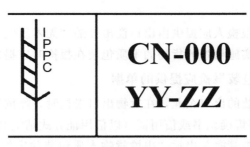

图 4-6　木质包装标识

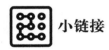 小链接

木质包装材料检疫除害处理方法

热处理（HT）：木材中心温度至少达到 56℃，持续 30 分钟以上。如：窑内烘干 KD、化学加压浸透 CPI 等。

溴甲烷熏蒸处理（MB）：最低熏蒸温度不低于 10℃，熏蒸时间最低不少于 16 小时。来自松材线虫疫区国家的针叶树木质包装，熏蒸时间最低不少于 24 小时。

三、报检时应提供的单据

（一）入境货物木质包装报检应提供的单据

（1）美国、日本输往中国货物入境时，货主或其代理人按有关规定向主管海关检验检疫时须提交以下证书或声明。

① 使用针叶树木质包装的，提供由美国、日本官方检疫部门出具的符合要求的植物检疫证书；

② 使用非针叶树木质包装的，提供由出口商出具的"使用非针叶树木质包装声明"；

③ 未使用木质包装的，提供由出口商出具的"无木质包装声明"；

④ 凡未提供有效植物检疫证书或有关声明的，主管海关不予受理报检。

（2）韩国输往中国货物，应避免使用针叶树木制作木质包装。

使用针叶树木制作木质包装的，需在出口前进行热处理，或经中方认可的其他有效除害处理，并由韩国官方检疫部门出具植物检疫证书证明进行了上述处理。入境时，货主或其代理人按有关规定向主管海关报检时须提交官方检疫部门出具的符合要求的植物检疫证书。

　　使用非针叶树木制作木质包装或无木质包装的货物入境时，货主或其代理人应向主管海关提供出口商出具的"使用非针叶树木质包装声明"或"无木质包装声明"。

　　未使用木质包装的，提供出口商出具的"无木质包装声明"。

　　（3）欧盟输往中国的货物入境时，应提供以下证书和声明。

　　使用木质包装的货物，报检人应提供由欧盟官方检疫部门出具的符合要求的植物检疫证书。

　　无木质包装的货物，报检人应提供由出口商出具的"无木质包装声明"。

　　（4）来自其他国家应实施检疫的货物的木质包装在报检时应提供我国要求提供的单证。

（二）出境货物木质包装报检应提供的单据

　　使用加施标识木质包装的出口企业，在货物出口报检时，除按规定填写"出境货物报检单"，并提供外贸合同或销售确认书或信用证（以信用证方式结汇时提供）、发票、装箱单等有关外贸单据外，还应向主管海关出示"出境货物木质包装除害处理合格凭证"，现场检验检疫人员根据查验情况予以放行和核销。

四、检验检疫处理

　　报检的进境货物木质包装，按以下情况进行处理。

　　（1）对于已加施 IPPC 专用标识的木质包装，按照规定抽查检疫后，未发现活的有害生物的，准予放行，需出具有关检验检疫单证的，出具相关证明。发现活的有害生物的，在主管海关监督下，对木质包装进行除害处理。

　　（2）对未加施 IPPC 专用标识的木质包装，对木质包装进行除害处理或者销毁处理。

　　（3）对报检时不能确定木质包装是否加施 IPPC 专用标识的，经抽查确认木质包装加施了 IPPC 专用标识，且未发现活的有害生物的，准予放行，发现活的有害生物的，对木质包装进行除害处理；经抽查发现木质包装未加施 IPPC 专用标识的，对木质包装进行除害处理或者销毁处理。

 小案例

　　2017 年 5 月，青岛检验检疫局工作人员在对一批越南进口橡胶的木质包装查验时，发现有新鲜的危害虫孔和木粉，遂对木质包装解剖，截获了 3 种不同的鞘翅目昆虫，经实验室鉴定分别为二突异翅长蠹、中对长小蠹和齿小蠹，其中二突异翅长蠹为山东口岸首次截获。二突异翅长蠹是热带和亚热带地区常见的重要钻蛀性害虫，是越南、菲律宾、印度尼西亚等橡胶产区的重要害虫，食性极杂。检验检疫部门对该批货物木质包装进行了销毁处理。请思考：

（1）出入境木质包装报检的范围有何规定？

（2）出入境木质包装报检的程序及内容如何？

五、标识加施企业资格

根据国际植物保护公约组织（IPPC）公布的《国际贸易中木质包装材料管理准则》的规定，要求出境货物木质包装应进行检疫除害处理，并加施专用标识。对出境货物木质包装实施除害处理并加施标识的企业应向所在地主管海关提出除害处理标识加施资格申请。

1. 申请材料

出境货物木质包装实施除害处理并加施标识的企业应该提供的材料主要有："出境货物木质包装除害处理标识加施申请考核表"；工商营业执照及相关部门批准证书复印件；厂区平面图，包括原料库（场）、生产车间、除害处理场所、成品库平面图；处理或者熏蒸处理等除害设施及相关技术、管理人员的资料；木质包装生产防疫、质量控制体系文件。

2. 评审颁证

标识加施企业所在地主管海关审查申请资料，在 5 个工作日内决定是否受理。经核准受理申请后，对申请标识加施资格的除害处理企业进行现场评审。评审合格后，经所在地主管海关审核，在 5 个工作日内向直属海关提交考核资料，并附企业的申请材料。直属海关经审核合格的，颁发"出境货物木质包装除害处理标识加施资格证书"，并在网上公布企业名单及注册登记编号。"出境货物木质包装除害处理标识加施资格证书"有效期为 3 年。

3. 标识加施企业的管理

直属海关对标识加施企业的热处理或者熏蒸处理设施、人员及相关质量管理体系等进行考核，符合出境货物木质包装除害处理标识加施企业考核要求的，颁发除害处理标识加施资格证书，并公布标识加施企业名单，同时报海关总署备案，标识加施资格有效期为 3 年；不符合要求的，不予颁发资格证书，并连同不予颁发的理由一并书面告知申请企业。未取得资格证书的，不得擅自加施除害处理标识。

标识加施企业出现以下情况之一的，应当向海关重新申请标识加施资格。

（1）热处理或者熏蒸处理设施改建、扩建；

（2）木质包装成品库改建、扩建；

（3）企业迁址；

（4）其他重大变更情况。

未重新申请的，海关暂停直至取消其标识加施资格。

标识加施企业出现下列情况之一的，海关责令整改，整改期间暂停标识加施资格。

（1）热处理/熏蒸处理设施、检测设备达不到要求的；

（2）除害处理达不到规定温度、剂量、时间等技术指标的；

（3）经除害处理合格的木质包装成品库管理不规范，存在有害生物再次侵染风险的；

（4）木质包装标识加施不符合规范要求的；

（5）木质包装除害处理、销售等情况不清楚的；

（6）相关质量管理体系运转不正常，质量记录不健全的；

（7）未按照规定向海关申报的；

（8）其他影响木质包装检疫质量的。

因标识加施企业方面原因出现下列情况之一的，海关将暂停直至取消其标识加施资格，并予以公布。

（1）因海关责令整改，整改期间暂停标识加施资格的原因，在国外遭除害处理、销毁或者退货的；

（2）未经有效除害处理加施标识的；

（3）倒卖、挪用标识等弄虚作假行为的；

（4）出现严重安全质量事故的；

（5）其他严重影响木质包装检疫质量的。

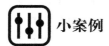 小案例

> 2018年3月，宝山检验检疫局联合宝山公安分局成功破获了上海某公司生产销售假冒IPPC木质包装案，现场查获涉嫌伪造的IPPC标识印章1枚、尚未实施检疫处理但已加施IPPC标识的木质包装155件，抓获2名涉案人员。后续侦查中，公安机关发现该公司近年累计生产销售假冒IPPC木质包装金额高达400余万元。最终，公安机关以涉嫌生产销售伪劣产品罪对该公司立案侦查。
>
> IPPC标识是国际通用的标识，是国际上判断木质包装是否采取有效除害处理措施的主要凭证。近年来，木质包装生产企业增多，普遍存在门槛低、规模小、管理差、法治观念淡薄等问题，私刻或委托专门代理伪造、盗用IPPC标识的现象屡有发生，由于IPPC标识没有任何防伪措施，极易翻刻，造假成本低廉，致使违法现象成风。
>
> 试问：出境货物木质包装的检验检疫方法有哪些？IPPC标识生产单位如何取得？

小　结

（1）入境食品报检范围是进口的食品、预包装食品、食品添加剂、食品容器、食品包装材料、食品用工具及设备以及食品用工具设备的洗涤剂、消毒剂等。

食品是指各种供人食用或者饮用的成品和原料以及按照传统既是食品又是药品的物品。如糖果类、坚果炒货类、肉制品类、罐头类、面制品类、蜜饯类、蜂产品类、蛋制品类、乳与乳制品类、饮料类、酒类、保健食品类、冷冻食品类等，但是不包括以治疗为目的的物品。

（2）入境食品应在入境前或入境时向报关地主管海关办理报检手续。申请人向主管海关提交纸面单据和电子报检数据后，各主管海关审核后合格的，当场受理报检并出具报检编号，电子报检数据自动转施检部门；审核不合格的，应一次性告知申请人，待申请人补充或修改后重新提交报检申请。

(3) 出境食品报检范围是一切出口食品（包括各种供人食用、饮用的成品和原料以及按照传统习惯加入药物的食品），用于出口食品的食品添加剂等。

(4) 出口食品报检要求是国家对出口食品的生产、加工、储存企业实施卫生注册和登记制度。货主或其代理人向主管海关报检的出口食品，须产自或储存于经卫生注册或登记的企业或仓库，未经卫生注册或登记的企业或仓库所生产或储存的出口食品，主管海关不予受理。出口预包装仪器的经营者或代理者在食品出口前应向指定的主管海关申请食品标签审核。

(5) 出口食品生产企业实施备案制度。国家实行出口食品生产企业备案管理制度，国家认监委对主管海关实施的出口食品生产企业备案工作进行指导和监督。

(6) 所有入境的集装箱都必须实施卫生检验检疫，包括进境和过境的实箱及空箱。集装箱入境前、入境时或过境时，承运人、报检人必须向入境口岸海关报检，未经海关许可，集装箱不得提运或拆箱。

(7) 装载法定检验检疫商品的入境集装箱报检，海关受理后，集装箱结合货物一并实施检验检疫。装载非法定检验检疫商品的入境集装箱和入境空箱报检，海关受理报检后，根据集装箱箱体可能携带的有害生物和病媒生物种类以及其他有毒、有害物质情况实施检验检疫。

(8) 出境口岸装载拼装货物的集装箱，由出境口岸海关实施检验检疫。

(9) 出入境交通运输工具是指出入境船舶、飞机、车辆（包括火车、汽车及其他车辆）等交通运输工具，根据《国境卫生检疫法》及其实施细则、《进出境动植物检疫法》及其实施条例的规定，主管海关依法对出入境交通运输工具实施检验检疫。

(10) 所有的入境船舶都必须实施卫生检疫；来自疫区的船舶入境时，无论是否装载动植物、动植物产品和其他检疫物，都必须在口岸进行动植物检疫。

(11) 出境的船舶，船方或者其代理人应当在船舶离境前 4 小时内向主管海关申报，办理出境检验检疫手续，在最后离开的出境港口接受检疫。

(12) 所有出入境交通工具应当实施卫生检疫。入境的航空器，必须在最先到达的国境口岸的指定地点接受检疫；出境的航空器，必须在最后离开的国境口岸接受检疫。

(13) 出入境列车在接受出入境卫生检疫的列车到达之前，车站应尽早向口岸海关通知列车预定到达时间、始发站或终点站、车次、线路、停靠站台、旅客人数（组成）、司乘人员人数、有无疫病发生等事项，以备进行各项准备工作。

(14) 出入境人员检疫是通过检疫查验发现染疫病人和染疫病嫌疑人，并予以隔离、留验、就地诊验和必要的卫生处理，从而达到控制传染病毒，切断传播途径，防止传染病传入或传出的目的。

(15) 入境旅客携带的宠物仅限于狗和猫，且每人每次限带 1 只。宠物入境时，必须要有出境国家官方检疫机构出具的动物检疫证书和疫苗接种证书（或疫苗注射登记卡），证书有效期以证书上注明的有效期为准。宠物的来源国家没有限制。

(16) 出入境快件，是指依法经营出入境快件的企业，在特定时间内以快速的商业运输方式承运的出入境货物和物品。

(17) 主管海关对快件运营人实行备案登记制度、快件运营人取得"出入境快件运营人检验检疫备案登记证书"后，方可按照有关规定办理出入境快件的报检手续。

（18）快件出入境时，应由具备报检资格的快件运营人及时向所在地主管海关办理报检手续，凭主管海关签发的"出境货物通关单"或"入境货物通关单"向海关办理报关手续。

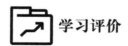 实践案例

案例分析

2017 年 12 月珠海出入境检验检疫局邮件办从入境快件中截获 4 批来自疯牛病疫区国美国的化妆品，共 67 件，1201.6 千克。上述化妆品属于同一寄件人和收件人，不能提供美国相关机构（CTFA、ICNAD）出具的不含牛羊动物源性原料的证明。该办按规定对 4 批化妆品均作退运处理。

业务操作

由 2～4 人组成一个小组，结合本案例，讨论入境快件报检的范围有何规定；入境快件运营企业核准的内容有哪些；入境快件报检的程序及内容如何。

学习评价

一、单项选择题

1. 出入境快件运营人在入境快件到达前或到达的同时向主管海关办理报检，以下表达不正确的是（　　）。
   A. 通过传真方式报检　　　　　　　　B. 通过现场方式报检
   C. 通过书信方式报检　　　　　　　　D. 通过互联网方式报检

2. 关于出入境邮寄物，以下表述正确的是（　　）。
   A. 出入境邮寄物均无须办理检验检疫手续
   B. 入境邮寄物应实施检验检疫，出境邮寄物无须实施检验检疫
   C. 对检疫风险高的物品，禁止邮寄入境
   D. 以邮寄方式进境的生物制品，无须办理检疫审批手续

3. 输往（　　）的货物带有木质包装，无须对木质包装进行检疫处理。
   A. 纽约　　　　　　B. 里约热内卢　　　　　　C. 曼谷　　　　　　D. 渥太华

4. 出现下列（　　）情况时，直属海关应当书面通知出口食品企业限期整改，并暂停受理其出口报检。
   A. 企业隐瞒出口产品安全卫生质量问题的事实真相，造成严重后果的
   B. 经出口检验检疫机构发现产品安全卫生质量不合格，并且情况严重的
   C. 企业拒不接受
   D. 企业因原料、生产、存储等原因，其产品在国外出现卫生质量问题造成不良影响的

5. 我国对实施出口食品卫生注册、登记的产品目录外食品的生产企业实施（　　）。
   A. 卫生注册管理　　　　　　　　　　B. 卫生登记管理

C. 注册登记管理　　　　　　　　D. 质量监督管理

6. 装运经国家批准进口的废物原料的集装箱，应当由（　　）实施检验检疫。
 A. 目的地海关　　　　　　　　　B. 进境口岸海关
 C. 指运地海关　　　　　　　　　D. 合同指定的海关

7. 进口供拆船用的废旧钢船、入境修理的船舶以及我国淘汰的远洋废旧钢船，不论是否来自动植物疫区，一律由（　　）实施检疫。
 A. 直属海关　　　　　　　　　　B. 地方检疫部门
 C. 当地环保部门　　　　　　　　D. 口岸海关

8. 来自动植物疫区的船舶、飞机、火车，经检疫发现有禁止进境的动植物、动植物产品和其他检疫物的，口岸海关必须进行（　　）。
 A. 退回　　　　　　　　　　　　B. 熏蒸、消毒
 C. 封存或销毁　　　　　　　　　D. 补办检疫审批手续

9. 健康证的有效期是（　　）。
 A. 六个月　　　B. 一年　　　C. 两年　　　D. 三年

10. 报检人申请复验应当在收到主管海关结果之日起（　　）天内提出。
 A. 10　　　B. 15　　　C. 20　　　D. 25

11. 某公司从法国进口一批瓶装葡萄酒，用小木箱包装，（　　）不是报检时应当提供的单据。
 A. 进口食品标签审核证书　　　　B. 官方的植物检疫证书
 C. 进境动植物检疫许可证　　　　D. 原产地证书

12. 主管海关对快件运营人实行（　　）。
 A. 出口质量许可制度　　　　　　B. 分类管理制度
 C. 备案登记制度　　　　　　　　D. 审批认证制度

13. 为了加强对出入境人员传染病监测，根据法律法规的有关规定，主管海关要求入境旅客填写（　　）。
 A. 预防接种申请书　　　　　　　B. 入境检疫申明卡
 C. 国际旅行健康检查证明书　　　D. 出入境人员传染病报告卡

14. 需要实施卫生除害处理的出境集装箱，海关受理报检后签发（　　），完成处理后应报检人要求出具（　　）。
 A. 检验检疫结果单、出境货物通关单
 B. 出境货物换证凭单、熏蒸/消毒证书
 C. 检验检疫处理通知书、熏蒸/消毒证书
 D. 检验检疫处理通知书、出境货物通关单

15. 指运地结关的进境集装箱，由（　　）实施登记后，根据集装箱外表可能传带的有害生物种类实施检验检疫。
 A. 进境口岸海关　　　　　　　　B. 离境口岸海关
 C. 启运地海关　　　　　　　　　D. 指运地海关

16. 对已在口岸启封查验的进境集装箱，查验后要施加（　　）封识。
 A. CCC　　　B. AQSIQ　　　C. CIQ　　　D. CCIC

17. 新造集装箱所使用的木地板为进口木地板，且进口时附有（　　）检验检疫机构认可的标准作永久性免疫处理的证明，并经（　　）海关检验合格的，出口时可凭检验检疫合格证书放行，不实施出境检疫，不收费。

A. 澳大利亚，我国
B. 欧盟，我国
C. 我国，欧盟
D. 我国，澳大利亚

18. 我国法律法规规定，入境检疫的船舶必须按照规定悬挂检疫信号等候查验，夜间悬挂红灯三盏表示（　　）。

A. 本船没有染疫，请发给入境检疫证
B. 本船有染疫嫌疑，请即刻实施检疫
C. 本船有染疫，请即刻实施检疫
D. 本船染疫严重，请采取隔离措施

19. 来自动植物疫区的运输工具，应向（　　）主管海关申请检疫。

A. 入境口岸　　　B. 装货口岸　　　C. 离境口岸　　　D. 卸货口岸

20. 入境船舶的报检时间是（　　）。

A. 抵达口岸后
B. 抵达口岸时
C. 预计抵达口岸12小时前
D. 预计抵达口岸24小时前

21. 受入境检疫的船舶，在卫生检疫机关发给入境检疫证前，不得降下（　　）。

A. 国旗　　　B. 船旗　　　C. 检疫信号　　　D. 方便旗

22. 进境货物使用的木质包装应加贴（　　）标识。

A. IPPC　　　B. CCC　　　C. CIQ　　　D. ECIQ

23. 从法国进口货物（未使用木质包装），报检时应提供由（　　）出具的"无木质包装声明"。

A. 法国官方检疫部门
B. 出品商
C. 承运人
D. 收货人

24. 来自美国、日本的货物使用非针叶树木质包装的，报检时应提供由（　　）出具的"使用非针叶树木质包装声明"。

A. 输出国官方机构
B. 输出国民间机构
C. 发货人
D. 收货人

25. 入境活动物和来自动植物疫情流行国家或地区的检疫物需在（　　）报检并实施检疫。

A. 入境口岸
B. 合同约定的地点
C. 收货人所在地
D. 入境口岸和合同约定的地点

26. 生产食品包装的企业应到（　　）主管海关申请对该出口食品包装的检验检疫。

A. 出口口岸
B. 销售企业所在地
C. 食品包装生产企业所在地
D. 出口食品生产企业所在地

27. 旅客携带物检验检疫以（　　）为主。

A. 医院检验
B. 现场检疫
C. 任意检疫手段
D. 其他检疫手段

28. 旅客携带伴侣犬、猫进境，须持有输出国（或地区）官方兽医检疫机关出具的检疫证书和（　　　）。

  A. 动物注册证明   B. 宠物注册证明

  C. 宠物健康证   D. 狂犬病免疫证书

29. 经现场检验检疫不能放行的快件应检物需要在（　　　）做进一步检验检疫。

  A. 现场   B. 实验室   C. 海关监管地   D. A 与 C

30. 出入境旅客携带检疫物品入境的，入境前必须如实填写（　　　），主动向口岸海关申报。

  A. 出入境检疫申明卡   B. 出入境货物通关单

  C. 出入境特殊物品卫生检疫审批单   D. 进境动植物特许检疫许可证

二、多项选择题

1. 国家禁止旅客携带（　　　）进境。

  A. 火腿   B. 奶酪   C. 鹿角   D. 鸽子

2. 如下哪些入境物品需申请办理卫生检疫审批手续，并获得"出入境特殊物品卫生检疫审批单"方可入境，否则不予办理入境手续（　　　）

  A. 人体组织   B. 受保护的活动物

  C. 生物制品   D. 血液及其制品

3. 某公司从比利时进口一批盒装巧克力，报检时提供的单据包括（　　　）。

  A. 卫生证书   B. 进口食品标签审核证书

  C. 原产地证书   D. 合同、发票、装箱单

4. 输往（　　　）的货物带有木质包装，需对木质包装进行检疫处理。

  A. 纽约   B. 里约热内卢   C. 曼谷   D. 渥太华

5. 对来自美国的货物带有木质包装的应实施检疫，这里所说的木质包装包括（　　　）。

  A. 木桶   B. 木轴   C. 胶合板   D. 纤维板

6. 装载动植物、动植物产品的进出境集装箱必须实施（　　　）。

  A. 卫生检疫   B. 动植物检疫   C. 适载鉴定   D. 熏蒸消毒

7. 下列描述正确的是（　　　）。

  A. 来自美国的货物，使用针叶树木质包装的，应提供由美国官方检疫部门出具的符合要求的检疫证书

  B. 来自日本的货物，使用非针叶树木质包装的，应提供由日本官方检疫部门出具的"使用非针叶树木质包装声明"

  C. 来自欧盟的货物，未使用木质包装的，应提供由出口商出具的"无木质包装声明"

  D. 来自韩国的货物，禁止使用针叶树木质包装

8. 以下所列出口货物，其装运集装箱无须实施适载检验的有（　　　）。

  A. 冷冻食品   B. 服装   C. 陶瓷制品   D. 玩具

9. 以下集装箱，须经消毒、除鼠、除虫或其他卫生处理，方准入境的有（　　　）。

  A. 来自检疫传染病疫区的集装箱

  B. 被检疫传染病污染的集装箱

  C. 发现与人类健康有关的啮齿动物或病媒昆虫的集装箱

D. 可能传播检疫传染病的集装箱

10. 以下对装载法定检验检疫商品的进境集装箱表述不正确的有（   ）。

    A. 集装箱和货物分别实施检验检疫，货物检验检疫合格的，出具"入境货物通关单"

    B. 集装箱结合货物一并实施检验检疫，检验检疫合格的准予放行，并统一出具"入境货物通关单"

    C. 集装箱检验检疫合格的，出具"入境货物通关单"

    D. 需要实施卫生除害处理的，签发"检验检疫情况通知单"，完成处理后应报检人要求出具"熏蒸/消毒证书"

11. 船舶在入境检疫时船方应向口岸海关提供的资料（   ）。

    A. "航海健康申报书"   B. "船员名单"

    C. "预防接种证书和健康证书"   D. "航海日志"

12. 受入境检疫的船舶表示本船没有染疫悬挂的检疫信号是（   ）。

    A. "Q"字旗   B. "QQ"字旗

    C. 红灯三盏   D. 红、红、白、红灯四盏

13. 来自疫区的飞机在飞行中若发现（   ），机长应立即通知到达机场的航空站向主管海关申报。

    A. 检疫传染病   B. 飞行途中发现病人

    C. 疑似检疫传染病   D. 有人非因意外伤害而死亡并死因不明

14. 边境口岸出入境车辆是指汽车、（   ）等。

    A. 摩托车   B. 船舶   C. 自行车   D. 牲畜车

15. 运输工具的动植物检疫范围包括（   ）。

    A. 装载入境动物的运输工具

    B. 装载出境的动植物、动植物产品和其他检疫物的运输工具

    C. 装载过境的动植物、动植物产品和其他检疫物的运输工具等

    D. 来自动植物疫区的船舶、飞机、火车、入境的车辆、入境供拆船用的废旧船舶

16. 我国出口货物带木质包装的，（   ）要求提供我国主管海关签发的"植物检疫证书"或"熏蒸/消毒证书"。

    A. 巴西、加拿大   B. 葡萄牙、瑞典

    C. 美国、日本   D. 英国、法国

17. 从欧盟进口的一批葡萄酒，如用木箱包装，报检时应提供的单据包括（   ）。

    A. 原产地证书   B. 进口食品标签审核证书

    C. 出境动植物检疫许可证   D. 官方出具的植物检疫证书

18. 某公司办理一批出口至美国的番茄罐头（检验检疫类别为R/S）和一批出口至英国的鲜花（检验检疫类别为R/Q）的报检手续，两批货物都以纸箱包装，（   ）不是办理两批货物报检时都须提供的单据。

    A. 合同、发票、装箱单   B. 进出口食品标签审核证书

    C. 无木质包装声明   D. 卫生注册证书副本或复印件

19. 出口食品包装检验监管的范围包括对出口食品包装的（   ）等生产经营活动的检

验检疫和监管。

  A. 生产   B. 加工   C. 贮存   D. 销售

20. 某畜产品公司经理在法国参加贸易洽谈会回国时，随身携带了 2 只活兔子、3 张生兔皮样品、2 包法国产的香肠和 20 粒法国名贵花木种子，以下表述正确的有（ ）。

  A. 除生兔皮外，其他的都是禁止携带进境物

  B. 只有花木种子是允许携带的，但应补办检疫审批手续

  C. 香肠是允许携带的，而且在申报时也无须提供标签审核证书

  D. 活兔子即使是用于产品开发实验，也不允许带入境

21. 下列关于携带伴侣动物出入境说法正确的有（ ）。

  A. 最多可以携带两只伴侣动物出入境

  B. 出境时持县级以上检疫部门出具的有关证书向主管海关申报

  C. 口岸海关对伴侣动物在指定场所进行为期 45 天的隔离检疫

  D. 进境时向海关申报，并持有输出国或地区官方出具的检疫证书及相关证明

22. 出入境快件运营人在运输工具及入境快件（ ）向海关办理报检。

  A. 到达前   B. 到达同时   C. 到达后   D. A 与 C

23. 出入境快件运营人向海关办理入境动物产品手续时，除基本单据外还要提交（ ）。

  A. 分运单   B. 检疫证明

  C. 检疫审批许可证   D. 报检单

24. 出入境人员健康体检对象包括（ ）。

  A. 出境 1 年以上的中国籍公民

  B. 在境外居住 3 个月以上的中国籍回国人员

  C. 来华工作或居留 1 年以上的外籍人员

  D. 来华工作或居留 2 年以上的外籍人员

25. 现场检验检疫的入境快件经拆包后无需检物的，回封后需要（ ）。

  A. 出具检疫证明   B. 加贴海关封识

  C. 加盖海关的放行章   D. A 与 C

三、判断题

1. 入境集装箱可随货物一起在目的地海关实施检疫。   （ ）

2. 海关总署主管全国出口食品生产企业卫生注册、登记工作；各地的直属海关负责所辖地区出口食品生产企业的卫生注册、登记工作。   （ ）

3. 口岸海关对在到达本口岸前已由国外其他口岸实施卫生处理的交通工具不再实施卫生处理。   （ ）

4. 进境供拆解用的废旧船舶，由口岸海关实施动植物检疫。   （ ）

5. 对装运出口易腐烂变质食品的船舱和集装箱，承运人或装箱单位必须在装货前申请检验。检验不合格的，不准装运。   （ ）

6. 出境的交通工具和人员，必须在最后离开的国境口岸接受检疫。 （ ）

7. 援外物资是我国政府提供的无息贷款、低息贷款和无偿援助项下购置并用于援外项

目建设或交付给受援国政府的生产和生活物资，虽然它与一般的贸易性出口货物有很大的区别，但是如果援外物资属于实施出口质量许可制度的，报检时仍然需要提供出口质量许可证。

（　　）

8. 在口岸检验合格的汽车，由口岸海关签发"入境货物检验检疫证明"，并一车一单签发"进口机动车辆随车检验单"。　　　　　　　　　　　　　　　　　（　　）

9. 从美国进口的商品，包装为塑料桶和胶合板，报检时应提供"无木质包装声明"。

（　　）

10. 进口食品添加剂、食品包装材料、食品用工具设备都属于"进口食品"的报检范畴。

（　　）

11. 按照传统既是食品又是药品的进口商品，应申报食品报检。　　　　　　（　　）

12. 用于包装、铺垫、支撑、承载货物的木箱、木框、木契、胶合板等都属于检验检疫中木质包装的范畴。　　　　　　　　　　　　　　　　　　　　　　　　　（　　）

13. 入境船舶在领到卫生检疫机关签发的入境检疫证后，方可降下检疫信号。　（　　）

14. 受入境检疫的船舶，夜间在明显处所垂直悬挂红、红、白、红灯四盏灯号，表示本船没有染疫，请发给入境检疫证。　　　　　　　　　　　　　　　　　　　（　　）

15. 出入境列车的检疫申报不可由车站人员向主管海关办理。　　　　　　（　　）

16. 口岸海关对在到达本口岸前已由国外其他口岸实施卫生处理的交通工具不再实施卫生处理。　　　　　　　　　　　　　　　　　　　　　　　　　　　　　（　　）

17. 来自动植物疫区的入境交通运输工具，装载入境或过境动物的运输工具，包括船舶（含供拆船用的废旧船舶）、飞机、火车、车辆，都须实施动植物检疫。　　　（　　）

18. 进境木质包装必须具有 IPPC 标识才能放行。　　　　　　　　　　（　　）

19. 来自韩国使用木质包装的货物，报检时都须提供韩国官方机构出具的植物检疫证书。

（　　）

20. 产自动植物疫情流行的国家和地区的动植物及其产品，列入我国限制进口范围。

（　　）

21. 未经卫生注册或登记的企业和仓库所生产或储存的出口食品，不予受理报检。

（　　）

22. 入境人员随身从境外带入境内的自用物品无须办理强制性产品认证。　（　　）

23. 对出入境的旅客、员工个人携带的行李和物品，不实施卫生处理。　　（　　）

24. 旅客携带伴侣犬、猫进境时，对犬、猫数量没有限制。　　　　　　　（　　）

四、简答题

1. 简述出境食品的报检范围。

2. 简述木质包装材料检疫除害处理的方法。

3. 简述实施卫生除害处理的入境集装箱范围。

4. 简述出境集装箱报检的范围。

5. 简述入境船舶实施监督管理的主要内容。

6. 简述申请设立出入境快件运营企业的条件。

五、案例分析

上海甲食品厂从深圳乙果园购买 1000 千克鲜荔枝，加工制成 2000 个荔枝罐头，包装数量为 100 个纸箱，拟装于 1 个 20 尺冷藏集装箱从上海吴淞口岸出口。结合出入境检验检疫有关内容，回答下列问题。

1. 鲜荔枝和荔枝罐头的检验检疫类别都包括（　　）。

    A. PQ　　　　　　　　B. PR　　　　　　　　C. RS　　　　　　　　D. QS

2. 以下描述正确的是（　　）。

    A. 乙果园应申请出境水果果园注册登记

    B. 生产该批罐头的荔枝应该在深圳报检

    C. 乙果园应申请出境水果包装厂注册登记

    D. 生产该批罐头的鲜荔枝应在广东报检

3. 以下表述错误的有（　　）。

    A. 甲食品厂应办理检验审批手续

    B. 甲食品厂应申请出口食品卫生注册登记（备案）

    C. 甲食品厂应申请出境水果包装厂注册登记

    D. 荔枝罐头应在上海申请检验检疫

4. 甲食品厂办理荔枝罐头出口报检手续时，应提供的单证包括（　　）。

    A. 乙果园的出境水果果园注册登记证书

    B. 深圳海关出具的鲜荔枝"产地供货证明"

    C. 甲食品厂的出口食品卫生注册登记（备案）证书

    D. 甲食品厂的出境水果包装厂注册登记证书

5. 对本批货物及集装箱，海关实施（　　）。

    A. 食品卫生监督检验　　　　　　　B. 纸箱的使用鉴定

    C. 集装箱适载检验　　　　　　　　D. 动植物产品检疫

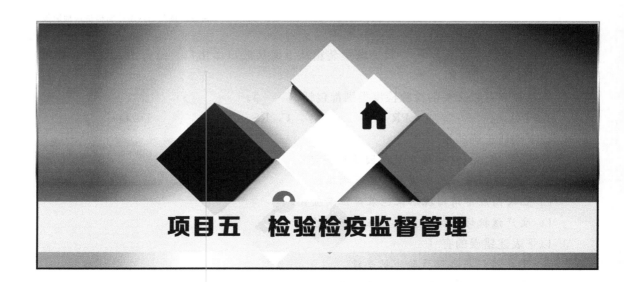

项目五　检验检疫监督管理

知识目标

◆ 熟悉出入境特殊货物检验检疫的基本规定和监督管理
◆ 掌握进出口商品申请免验的条件和管理要求
◆ 熟悉强制性产品认证的具体规定
◆ 掌握电池进出境备案制度
◆ 掌握进出境玩具报检业务
◆ 掌握旧机电进出境报检业务

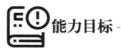

能力目标

◆ 能够认识检验检疫的业务内容和监管
◆ 能够办理电池、玩具、旧机电检验检疫业务

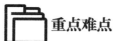

重点难点

◆ 电池、旧机电、玩具的报检方式
◆ 特殊货物检验检疫所需的单证

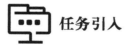

任务引入

2004年8月，上海出入境海关工作人员在下厂检验时，发现上海某电机有限公司受上海某电器制造有限公司的委托，为其生产吸尘器，并在该型号的吸尘器铭牌上加印3C标记，而生产厂家上海某电机有限公司无法提供3C认证证书。该公司称委托其生产的上海某电器制造有限公

司已获得该型号产品的 3C 认证证书。经认真查证，上海某电器制造有限公司和上海某电机有限公司均未能获得该型号产品的 3C 认证证书。同时，在上海另一家电器有限公司，也发现了上海某电器制造有限公司委托该公司生产吸尘器并加贴 3C 标记的情况。此行为已涉嫌冒用 3C 标记，上海海关对此案进行了立案查处。通过本项目的学习，了解什么是 3C 标志以及各种商品进出境报检时的特殊规定。

任务一　进出境电池的备案管理

一、备案范围

备案范围是 HS 编码为 8506、8507 品目下的所有子目商品（含专用电器具配置的电池）。

为加快推进检验监管模式改革，提高管理效率和执法水平，促进外贸便利化发展的要求，结合电池产业发展和贸易实际，且从电池汞含量检测备案工作实施多年的情况来看，进出口电池产品汞含量已经得到根本上的控制，生产商、出口商、进口商均已牢固树立相关责任意识和质量控制意识，目前生产工艺和技术水平可基本确保电池产品符合对汞等有毒有害物质的限量要求。原国家质量监督检验检疫总局于 2015 年 12 月停止实施进口电池产品检验监管中的汞含量备案工作，《关于印发〈进出口电池产品汞含量检验监管办法〉的通知》（国检检〔2000〕244 号）废止不再执行。

二、主管机构

（1）海关总署主管全国进出口电池产品的检验监督工作。

（2）海关总署设在各地的出入境主管海关负责所辖地区进出口电池产品的备案及日常检验监管工作。

三、进出口电池备案申请流程

进口电池产品的备案申请人（制造商、进口商或进口代理商等）在电池产品进口前应当向有关主管海关申请备案；出口电池产品的制造商在电池产品出口前应当向所在地主管海关申请备案，提交备案材料。进出口电池产品需要备案，每次进出口时凭备案文件去主管海关办理进出口审批相关手续，凭审批手续通关放行。

（1）对于首次申请备案的申请单位，提供"进出口电池产品备案申请表"以及以下相关材料。

① 申请单位的"企业法人营业执照"（复印件加盖公章）。

② 申请单位的法定代表人授权具体经办人员办理备案的委托授权书（需法定代表人签章并加盖申请单位公章）。

③ 进口电池产品的进口商或进口代理商，出口电池产品制造商的"企业法人营业执照"（复印件加盖公章）。

④ 制造商声明，即电池制造商对其产品汞含量的声明以及汞含量是否符合中国法律法规的声明（需制造商签字或盖章，复印件即可，加盖申请人单位公章）。

⑤ 产品描述，即电池制造商对电池产品的结构、电化学体系、品牌、规格型号、产地、外观及标记的说明。包含电化学体系描述和物理结构描述两部分。提供电化学体系相关文件，例如：材料安全数据表格（MSDS）和化学反应方程式等。提供物理结构描述相关文件，例如：电池产品的剖面图和材料组成、单体电池的外观照片以及品牌、型号、产地、外观及标记的说明等（原件或复印件，制造商出具并签字或盖章，加盖申请单位公章）。

⑥ 要求提供的其他必要资料（如电池的外观照片等）。

（2）对于上一年度已取得"进出口电池产品备案书"（简称"备案书"）的申请单位，须在"备案书"到期前一个月向原签发"备案书"的主管海关提交以下材料。

① 上一年度"进出口电池产品备案书"正本；

② 电池制造商对其产品未曾更改结构、工艺、配方等有关制造条件和对其产品汞含量符合中国法律法规的书面声明（需制造商签字或盖章，复印件即可，加盖申请人单位公章）；

③ 申请单位的法定代表人授权具体经办人员办理备案的委托授权书（需法定代表人签章并加盖申请单位公章）；

"进出口电池产品备案书"五个工作日后取证，有效期一年。

 小案例

浙江出入境检验检疫局官网获悉，2015 年 10 月，湖州检验检疫局长兴办事处出具了 18 份检验证书，对某公司从美国进口的 18 批铅酸蓄电池移交海关作退运处理，为企业挽回经济损失 76.98 万美元。2015 年底，该公司从美国进口了近百批汽车启动用铅酸蓄电池，准备销售给国内名牌汽车厂配套使用。企业报检后，湖州局派员进行现场检验检疫，发现部分铅酸蓄电池表面不平整，且数量较多，不符合 GB/T 5008.1—2005 标准的要求。

面对比较严重的问题，湖州局扩大抽样检验比例，又发现新的不合格产品。经逐一检验清点，发现有 18 批进口铅酸蓄电池中有部分表面不平整，合计共有 4089 个，货物金额 76.89 万美元。

试问：电池的进出境程序是什么？如何进行报检？

任务二　进出境玩具的报检管理

玩具已成为我国主要的轻工业出口产品之一。玩具是促进儿童增长知识、发展智力的益智产品，一般是按照不同年龄的儿童设计和制造的。作为儿童玩具，它必须能吸引儿童的注意力。这就要求玩具要有鲜艳的颜色、丰富的声音、易于操作的特性。就其材质来说，常见的儿童玩具有木制玩具、塑料玩具、布绒玩具、电动玩具等；就其功能来说，最受家长欢迎的是开发智力型的玩具。由于儿童一般不能识别玩具的潜在危险，不懂得如何保护自己免受伤害。因此国际上对玩具的安全、卫生性能要求很高，许多国家制定了严格的玩具安全法规标准，并实施严格的检验管理。比如欧盟的玩具安全标准 EN71，美国的玩具安全标准 ASTMF963-03。

我国对列入《海关实施检验检疫的进出境商品目录》（简称《目录》）以及法律、行政法规规定必须经主管海关检验的进出口玩具进行检验和监督管理。对目录外的进出口玩具按照海关总署的规定实施抽查检验。进口玩具按照我国国家技术规范的强制性要求实施检验；出口玩具按照输入国或者地区的技术法规和标准实施检验，如贸易双方约定的技术要求高于技术法规和标准的，按照约定要求实施检验。输入国或者地区的技术法规和标准无明确规定的，按照我国国家技术规范的强制性要求实施检验。政府间已签订协议的，应当按照协议规定的要求实施检验。

海关总署对进出口玩具的召回实施监督管理。已经出口的玩具在国外被召回、通报或者出现安全质量问题的，其生产经营者、品牌商应当向主管海关报告相关消息。

一、出境玩具报检

出口玩具报检范围：HS 编码为 9503001000 的三轮车、踏板车、踏板汽车和类似的带轮玩具，玩偶车；9503002100 的玩偶（无论是否着装）；9503009000 的玩具火车轨道；9503002100 的填充的玩具动物；9503006000 的木制玩具（乐器）；9503008900 的智力玩具（智力盒）；9503006000 的智力玩具（智力轮、扣）；9503008900 的组装成套木制玩具（玩具房屋）；9503008900 的其他未列名玩具。

1. 出境玩具注册登记

海关对列入《目录》的出境玩具，按照海关总署相关规定实施注册登记。出境玩具生产企业应向所在地主管海关申请出境玩具注册登记，并提交以下材料。

（1）出境玩具注册登记申请书。

（2）企业营业执照（复印件）。

（3）申请注册登记玩具的首件产品名称、照片、货号、检测报告、使用的原材料、生产工艺以及玩具拟出境国家或者地区等资料。使用特殊化学物质的，还必须提供化学物质的安全分析表或者有关机构的毒理测试或者评估报告；属于贴牌产品的，还应当提供品牌商对产品设计的确认书和品牌商对企业授权生产的证明文件等。

（4）企业基本情况（工艺流程图等）。

（5）与所生产出境产品相适应的专业技术人员及生产条件、设备、能力、检验手段等证明文件。

（6）与所生产出境产品相适应的工艺、技术文件。

（7）质量管理体系文件（已获 ISO9000 质量管理体系认证的应当提供证书复印件）。

（8）产品符合拟出境国家或者地区有关法律、法规、标准、要求的声明。

（9）主管海关要求的其他资料。

海关会对出境玩具注册登记申请材料进行审核，主要包括：核对品名、规格、数量、批次、标记等，必要时核对型式试验报告；一般项目检验，包括感观、功能、包装等项目的检验；安全项目检验，如物理机械性能、燃烧试验、化学性能等；如合同、信用证规定的检验项目多于相关规定的检验项目，还应对多出的检验项目进行检验；如合同、信用证规定的检验水平高于相关规定的检验水平，应按合同、信用证规定的检验水平进行检验。对于符合出境玩具注册登记要求的，颁发"出境玩具注册登记证书"，证书有效期 3 年。对产品类别型式试验不合格的，应当要求企业进行整改，经重新抽样检验合格，方可予以注册登记。对生产企业质量管理体系审核不合格的，应当要求企业限期整改，并提交整改报告及相关证据，经重新审核合格，方可予以注册登记。

出境玩具生产企业应当在出境玩具的销售包装上标注出境玩具注册登记证书号。

2. 报检时间

出境玩具出境时，货主或其代理人在规定时间内向当地海关办理报检手续。

3. 报检所需材料

货主或其代理人应如实填写出境货物报检单，除按海关规定提供的相关材料外，还有以下材料。

（1）出境玩具注册登记证书（复印件）；

（2）该批货物符合输入国或地区的标准或者技术法规要求的声明，无明确规定的，则提供该批货物符合我国国家技术规范的强制性要求的声明；

（3）出境玩具首次报检时，还应当提供玩具实验室出具的检测报告以及海关总署规定的其他材料等。

出境玩具由产地海关实施检验，经检验合格后出具换证凭单，并在规定时间内凭其向口岸海关申请查验，换发通关单。在口岸海关进行检验时，直接出具出境货物通关单。出境玩具经检验不合格的，出具不合格通知单。

二、进境玩具报检

进境玩具报检范围：列入必须实施检验的《目录》以及法律、行政法规规定必须经海关检验的进口玩具，对《目录》外的进口玩具实施抽查检验。

对进境玩具必须按照我国国家技术规范的强制性要求实施检验，在国内市场进行销售的进口玩具，其安全、使用标识应当符合我国玩具安全的有关强制性要求。

1. 报检时间

进口玩具入境时，货主或代理人在规定时间内向所在地海关办理报检手续。

2. 报检所需材料

货主或代理人在向海关办理报检时，要如实填写"入境货物报检单"，并随附进口贸易合同、国外发票、装箱单、提（运）单等有关单证。对列入强制性产品认证目录的入境玩具还应当提供强制性产品认证证书复印件。对未列入强制性产品认证目录内的进口玩具，报检人已提供进出口玩具检测实验室（以下简称玩具实验室）出具的合格的检测报告的，主管海关对报检人提供的有关单证与货物是否符合进行审核。对未能提供检测报告或者经审核发现有关单证与货物不相符的，应当对该批货物实施现场检验并抽样送玩具实验室检测。

进口玩具经检验合格的，主管海关出具检验证明。进口玩具经检验不合格的，由主管海关出具检验检疫处理通知书。涉及人身财产安全、健康、环境保护项目不合格的，由主管海关责令当事人退货或者销毁；其他项目不合格的，可以在主管海关的监督下进行技术处理，经重新检验合格后，方可销售或者使用。

三、监督管理

海关总署对出口玩具生产企业按照《出口工业产品生产企业分类管理办法》实施分类管理，对出口玩具生产、经营企业实施监督管理，监督管理包括对企业质量保证能力的检查以及对质量安全重点项目的检验。具有下列情形之一的玩具生产、经营企业实施重点监督管理。

（1）企业安全质量控制体系未能有效运行的；

（2）发生国外预警通报或者召回、退运事件经主管海关调查确属企业责任的；

（3）出口玩具经抽批检验连续 2 次，或者 6 个月内累计 3 次出现安全项目检验不合格的；

（4）进口玩具在销售和使用过程中发现存在安全质量缺陷，或者发生相关安全质量事件，未按要求主动向海关总署或者主管海关报告和配合调查的；

（5）违反检验检疫法律法规规定受到行政处罚的。

对实施重点监督管理的企业，主管海关对该企业加严管理，对该企业的进出口产品加大抽查比例，期限一般为 6 个月。

海关总署对进出境玩具的召回实施监督管理。进入我国国内市场的进口玩具存在缺陷的，进口玩具的经营者、品牌商应当主动召回；不主动召回的，由海关总署责令召回。进口玩具的经营者、品牌商和出境玩具生产经营者、品牌商获知其提供的玩具可能存在缺陷的，应当进行调查，确认产品质量安全风险，同时在 24 小时内报告所在地主管海关。

实施召回时应当制作并保存完整的召回记录，并在召回完成时限期满后 15 个工作日内，向海关总署和所在地直属海关提交召回总结。已经出口的玩具在国外被召回、通报或者出现安全质量问题的，其生产经营者、品牌商应当向主管海关报告相关信息。我国境内的进口玩具生产企业、经营者、品牌商有下列情形之一的，主管海关可以给予警告或者处 3 万元以下罚款。

① 对出口玩具在进口国或者地区发生质量安全事件隐瞒不报并造成严重后果的；

② 对应当向主管海关报告玩具缺陷而未报告的；

③ 对应当召回的缺陷玩具拒不召回的。

 小链接

我国玩具标准与国际标准一致

有不少国内消费者认为，我国玩具的标准与国际、欧美标准差距大，国内玩具企业对出口和内销产品采取两套标准。对于出口的产品，采取高标准生产，使用无毒无害的原料；而对国内销售的产品则采用低标准生产，使用低成本、有隐患的染料和原料。

全国玩具标准化技术委员会负责人表示，我国目前执行的玩具标准为强制性国家标准，其机械物理性能、燃烧性能、可迁移化学元素（主要包括可溶性金属）等所有技术要求，与国际标准的规定是完全一致的。

儿童玩具中家长们认为不安全的主要是重金属含量指标，我国玩具中对重金属的限量标准低于国际标准，同时对重金属监控范围不及国际和欧盟的监控范围广。对此该负责人表示我国玩具标准与现行的国际标准、欧美标准在有害元素限量上的技术指标是等同的，在玩具中对所有可接触材料8种重金属即铅、钡、砷、锑、镉、铬、汞、硒的限量值规定，中国标准与国际标准、欧美标准均为一致。

 小案例

2017年10月，欧盟共召回玩具及儿童产品68起，其中儿童产品14起，被召回的玩具及儿童产品中，4起产自德国，3起产自波兰，1起产自印度，1起产自法国，1起产自丹麦，1起产自以色列，1起产自中国台湾，2起产地未知，其余均产自中国大陆。美国共召回玩具及儿童产品5起，其中儿童产品2起，被召回的玩具及儿童产品中，1起产自泰国，其他均产自中国。

试问：出口至我国的玩具报检范围是什么？为何国外玩具召回事件频发？

任务三　旧机电的报检管理

一、出境报检范围

旧机电产品是指如下机电产品：已经使用，但仍具备基本功能和一定使用价值的；或未经使用，但超过质量保证期的；或未经使用，但存放时间过长，部件产生明显有形损耗的；或新旧部件混装的；或经过翻新的，如旧压力容器类、旧工程机械类、旧电器类、旧车船类、旧印刷机械类、旧食品机械类、旧农业机械类等。

机电产品是我国第一大类出口商品，2010年出口额达到9344.4亿美元，占全国外贸出口比重的59.2%。为了促进机电产品的出口，出入境海关也采取了一系列的措施。

二、监管措施

1. 建立出口机电产品分类检验监管制度

分类检验监管制度是调整检验监管模式的重要措施，将使检验方式由批批检验逐步向分类检验监管模式转变。类别如下。

① 免检企业：已取得免检证书的出口机电产品免予检验；

② 一类企业：出口批次检验率10%～30%；

③ 二类企业：出口批次检验率40%～70%；

④ 三类企业：出口批次检验率100%。

2. 实施超前把关的预检措施

对出口机电产品实施超前把关的预检措施。在确保检验结果准确、可靠、有效的前提下，对部分品质检验项目、不宜在成品施检的项目和检验成本较高的项目，应将出口法定检验延伸到生产过程中，与生产过程检验结合进行，以达到降低检验成本、缩短检验周期的目的。

3. 采用出口标准原则实施检验

出口机电产品的检验依据按以下原则掌握：出口机电产品涉及安全、卫生、环保等有强制标准规定的项目，不得低于国家的强制性标准规定；对其他项目，可以按外贸合同约定执行。

4. 落实以质取胜战略，鼓励扶持名牌机电产品和重点出口企业出口

对列入对外贸易经济合作部"名牌出口商品名单"和"全国重点机电产品出口企业名单"的机电产品出口企业，各级主管海关要求采取扶持措施，帮助这些企业达到分类管理的一类企业标准，对其出口的产品符合免验条件的实施免验。

5. 加强出口成套设备的检验监管工作，扶持鼓励成套设备出口

为鼓励成套设备出口，检验检疫部门积极采取扶持鼓励的措施，建立出口成套项目通报和出口成套设备的生产企业注册制度，主管海关将出口成套设备列入监管范围，以服务的精神帮助企业扩大出口。

6. 帮助出口企业利用好普惠制

积极向机电产品出口企业宣传普惠制制度，引导出口企业利用好有关普惠制政策，增强出口机电产品的竞争力。

7. 加强出口质量许可制度的管理

进一步加强出口质量许可制度工作，规范许可制度管理和工作程序。对出口质量许可制度实施过程中的一些特殊情况，实施临时出口质量许可证管理，实施中要做到既保证产品质量，又方便出口。具体程序按有关文件规定执行。

8. 鼓励出口企业取得体系认证

出口机电产品的企业要争取取得 ISO14000 等体系认证。取得 CNAB 认可的认证机构颁发的 ISO9001、ISO9002 体系认证证书的企业，在有效期内可免予出口质量许可证工厂条件审查，并可作为实施分类检验的条件。

9. 保护鼓励获得国外认证标志的产品出口

主管海关应帮助出口企业取得国外产品认证，以利于扩大产品出口。在鼓励出口机电产品取得国外产品认证标志的同时，要严厉打击假冒认证标志产品的出口。

三、入境机电产品的备案

进口旧机电产品备案是指国家允许进口的旧机电产品的收货人或者其代理人在合同签署之前，向海关总署或者进口旧机电产品的收货人所在地主管海关申请货物登记备案并办理有关手续的活动。

进口旧机电产品备案程序如下。

1. 申请备案时间

进口旧机电产品的收货人或者其代理人在合同或者协议生效之日前，向海关总署或所在地直属海关申请备案。

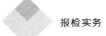

2. 申请备案所需单证

进口旧机电产品的收货人或其代理人在办理备案时,应填写"进口旧机电产品备案申请书"(见表5-1),并提供营业执照复印件、合同、国家允许进口证明文件复印件、装运前预检验申请书、拟进口旧机电产品清单(包括名称、编码、数量、规格型号、产地、制造日期、制造商、新旧状态、价格和用途)和其他有关资料。

表 5-1　进口旧机电产品备案申请书

申请号:	
申请人名称:	
法定注册地址/联系地址:	
联系人姓名:　　　　电话:　　　　传真:　　　　邮编:	
收货人姓名及地址:	
发货人姓名及地址:	
备案产品名称:	
备案产品数量:　　　　　　　　　备案产品金额:	
备案产品启运地:　　　　　　　　　入境口岸:	
备案产品的用途:□企业自用　□市场销售　□其他_____	

根据《进口旧机电产品检验监督管理办法》的有关规定,特就上述拟进口的旧机电产品申请备案,随附单证(共　页):

□申请人营业执照(复印件)　　　　　　□收货人营业执照(复印件)

□发货人营业执照(复印件)　　　　　　□合同(协议)

□国家允许进口证明文件(复印件)　　　□装运前预检验申请书

□拟进口旧机电产品清单(包括:名称、编码、数量、规格型号、产地、制造日期、制造商、新旧状态、价格、用途)

□其他资料

申请人(单位)郑重声明:

上述填写内容及随附单证正确属实,如申请备案产品须实施装运前预检验,本人(单位)将遵照《进口旧机电产品检验监督管理办法》有关规定执行,并提供必要的检验条件。

　　　　　　　　　　　　　　　　　　　法定代表人:

　　　　　　　　　　　　　　　　　　　申请人(单位章):

　　　　　　　　　　　　　　　　　　　申请日期:　　　年　　　月　　　日

3. 核准备案

海关总署和所在地直属海关在受理备案申请后5个工作日内确定该批进口旧机电产品是否需要实施装运前预检验。装运前预检验是指进口旧机电产品在启运港装运之前，由主管海关或者经海关总署认可的装运前预检验机构根据我国国家技术规范的强制性要求，对旧机电产品的安全、卫生、环境保护项目所进行的初步评价。如需进行装运前预检验的，备案申请人应持"进口旧机电产品装运前预检验备案书"及备案产品清单及时向装运前预检验机构申请装运前预检验；对不需要进行装运前预检验的，出具"进口旧机电产品免装运前预检验证明书"。对海关总署签发"旧机电产品装运前预检验备案书"的进口旧机电产品，由海关总署指定直属海关组织实施装船前预检验；对直属海关签发"旧机电产品装运前预检验备案书"的进口旧机电产品，由直属海关组织实施装船前预检验，并根据预检验情况出具"装运前预检验报告"。

进口旧机电产品检验备案后，如需对备案内容进行更改，应填写"进口旧机电产品备案更改申请单"（见表5-2），并随附有关单证向原受理备案机构海关总署或所在地直属海关办理相关手续。

表 5-2　进口旧机电产品备案更改申请单

日期：　　年　　月　　日　　　　　　　　　　　　　　　　　　　　* 编号：

申请人 （加盖公章）		联系人	
		联系电话	
原发单证种类		原发单证编号	
货物品名及数量		交还原单证	正本　　份　　　副本　　份
申请摘要	更改内容：		
	更改原因：		
领证人签名：		日期：　　年　　月　　日	

备注：有"*"号栏的由主管海关填写。

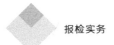

四、入境旧机电产品的报检

国家对进口机电产品分为禁止进口、限制进口和自由进口三类进行管理：部分自由进口的机电产品实行进口自动许可；限制进口机电产品又称重点旧机电产品，实行配额、许可证管理。对于进口旧机电产品，须向海关总署或其授权机构申请办理进口检验，收货人或者其代理人应当在货到使用地6个工作日内，填写报检单，随附贸易合同、发票、装箱单、提运单、"CCC认证"证明文件以及进口自动许可证或入境货物通关单或进口许可证等有关报检资料向口岸地的主管海关办理检验。

1. 实行进口自动许可的机电产品

进口单位应向商务部或地方、部门机电办申领进口自动许可证，并持进口自动许可证等报关单据办理通关手续。进口列入《进口自动许可机电产品目录》的旧机电产品（不含重点旧机电产品），进口单位持进口自动许可证和入境货物通关单（在备注栏标注"旧机电产品进口备案"字样），按海关规定办理通关手续。

2. 实行进口许可证管理的机电产品

进口单位应向地方、部门机电办提交申领进口许可证的申请材料，由其核实后上交商务部审核。商务部在20日内核准后签发进口许可证，进口单位持进口许可证及有关单据办理通关手续。

进口单位如果进口属于禁止进口管理的机电产品，或者未经批准、许可进口属于限制进口管理的机电产品，或超出批准、许可的范围进口属于限制进口管理的机电产品，或伪造、变造或者买卖机电产品进口证件，或以欺骗手段或者其他不正当手段获取机电产品进口证件，或非法转让机电产品进口证件，或未按法定程序申请进口，行政机关将依法对相关当事人作出处理。

五、出境机电产品报检程序

1. 报检时间

货主或其代理人最迟应于装运前10天向当地主管海关申请报检，对个别检验周期较长的出口机电商品，还应相应提前。

2. 报检所需单证

货主或其代理人填写"出境货物报检单"，并提交出口贸易合同/销售确认书、商业发票和装箱单等有关单证。

3. 检验签证

主管海关受理报检后，由施检人员进行随机抽样检验。经过检验合格后，签发检验证或其他证明书作为通关的依据。

 小案例

2013年5月，海关对某公司从美国进口的装载废机电集装箱实施查验，纸箱包装内的上层为废电机，符合有关国家标准的要求。但在下层发现夹藏了国家禁止进口的废压缩机（废空调、废冰箱部件）。海关依据有关规定出具检验证书，将该集装箱货物作退运处理。

试问：出入境机电产品报检范围有哪些？报检程序有哪些环节？

任务四 进出口饲料和饲料添加剂的报检管理

根据 2009 年 9 月 1 日实施的国家质量监督检验检疫总局令第 118 号《进出口饲料和饲料添加剂检验检疫监督管理办法》的规定，为保护动物和人体健康，提高进出口饲料和饲料添加剂安全水平，依法对进出口饲料和饲料添加剂实施检验检疫，建立注册登记制、审核制、生产许可制和备案制，并进行监督管理。海关总署统一管理全国进出口饲料的检验检疫和监督管理工作，各地的出入境海关负责所辖区域进出口饲料的检验检疫和监督管理工作。

一、出入境饲料和饲料添加剂报检范围

出入境饲料和饲料添加剂报检的范围主要有饲料和饲料添加剂两大类，不包括药物饲料添加剂。

1. 饲料

饲料是指经种植、养殖、加工、制作的供动物食用的产品及其原料，包括饵料用活体动物、饲料用（含饵料用）冰鲜冷冻动物产品及水产品、加工动物蛋白及油脂、宠物食品及咬胶、饲草类；青贮料、饲料粮谷类；糠麸、饼粕、糟渣类；加工植物蛋白及植物粉类；配合饲料、添加剂预混合饲料等。

加工动物蛋白及油脂，包括肉粉（畜禽）、肉骨粉（畜禽）、鱼粉、鱼油、鱼膏、虾粉、鱿鱼肝粉、鱿鱼粉、乌贼膏、乌贼粉、鱼精粉、干贝精粉、血粉、血浆粉、血球粉、血细胞粉、血清粉、发酵血粉、动物下脚料粉、羽毛粉、水解羽毛粉、水解毛发蛋白粉、皮革蛋白粉、蹄粉、角粉、鸡杂粉、肠膜蛋白粉、明胶、乳清粉、乳粉、蛋粉、干蚕蛹及其粉、骨粉、骨灰、骨炭、骨制磷酸氢钙、虾壳粉、蛋壳粉、骨胶、动物油渣、动物脂肪、饲料级混合油、干虫及其粉等。

2. 饲料添加剂

饲料添加剂是指饲料加工、制作，使用过程中添加的少量或者微量物质，包括营养性饲料添加剂、一般饲料添加剂等，不包括药物饲料添加剂。

二、入境饲料和饲料添加剂企业注册登记

1. 境外饲料和饲料添加剂生产、加工企业的注册登记

海关总署对允许进口饲料和饲料添加剂的国家或者地区生产企业实施注册登记制度，进口饲料必须来自注册登记的境外生产企业。

（1）输出国或地区主管部门推荐。境外生产企业应当符合输出国或者地区法律法规和标准的相关要求，并达到与中国有关法律法规和标准的等效要求，经输出国或者地区主管部门审查合格后向海关总署推荐。推荐材料应当包括以下几种。

① 企业信息：企业名称、地址、官方批准编号。

② 注册产品信息：注册产品名称、主要原料、用途等。

③ 官方证明：证明所推荐的企业已经由主管部门批准，其产品允许在输出国或者地区自由销售。

（2）海关总署核查与注册登记。海关总署对推荐材料进行审查。审查不合格的，通知输出国或者地区主管部门补正；审查合格的，经与输出国主管部门协商后，海关总署派出专家到输出国对其饲料安全监管体系进行审查，并对申请注册登记的企业进行抽查。对抽查不符合要求的企业，不予注册登记，并将原因向输出国主管部门通报；对抽查符合要求的及未被抽查的其他推荐企业，予以注册登记，并在海关总署官方网站公布。注册登记的有效期为 5 年，需要延期的境外生产企业，由输出国主管部门在有效期届满前 6 个月向海关总署提出延期。必要时，海关总署可以派出专家到输出国或者地区对其饲料安全监管体系进行回顾性审查，并对申请延期的境外生产企业进行抽查，对抽查符合要求的及未被抽查的其他申请延期的境外生产企业，注册登记有效期延长 5 年。

经注册登记的境外生产企业停产、转产、倒闭或者被输出国或者地区主管部门吊销生产许可证、营业执照的，海关总署注销其注册登记。

2. 进境饲料和饲料添加剂检疫许可证

海关总署对进出口饲料实施产品风险管理，检疫风险划归 Ⅰ 级和 Ⅱ 级的饲料，均需按照海关总署有关规定办理进境动植物检疫许可证。对申请量大而使用少的单位，要列入不良记录企业名单并严加管理。

3. 进境饲料和饲料添加剂标签查验

进口饲料和饲料添加剂的包装上应有中文标签，标签应符合中国饲料标签国家标准。如为散装进口饲料，进口企业应当在主管海关指定的场所包装并加施饲料标签后方可入境。直接调运到主管海关指定的生产、加工企业用于饲料生产的，免予加施标签。国家对进口动物源性饲料的使用范围有限制的，进入市场销售的动物源性饲料包装上应当注明使用范围。

根据《进口饲料和饲料添加剂标签查验工作规范》的要求，对进口饲料实施标签查验和审核，发现不符合要求的，对进口企业、进口产品和境外生产企业进行记录备案，货主或其代理人须领取该工作规范并承诺按照要求整改，保证 2010 年 2 月 28 日后的进口饲料标签符合要求。自 2010 年 3 月 1 日起，进口饲料标签不符合要求的，必须调运到主管海关指定的场所重新加施或补正。

4. 饲料和饲料添加剂进口企业备案

主管海关对饲料和饲料添加剂的进口企业实施备案管理。进口企业应在首次报检前或报检时提供营业执照复印件，向所在地主管海关备案。进口企业应建立经营档案，记录进口饲料的报检号、品名、数/重量、包装、输出国或者地区、国外出口商、境外生产企业名称及其注册登记号、"入境货物检验检疫证明"、进口饲料流向等信息，记录保存期不得少于 2 年。主管海关对其进行定期审查，审查不合格的，将其列入不良记录企业名单，实施加严的检验检疫。

5. 企业自律

取得注册登记的饲料生产、加工企业应当遵守下列要求。

（1）有效运行自检自控体系。

（2）按照进出口国或地区的标准或者合同要求生产产品。

（3）遵守我国有关药物饲料添加剂管理规定，不得存放、使用我国和进口国或地区禁止使用的药物饲料添加物。

（4）进出口饲料的包装、装载容器和运输工具应当符合安全卫生要求。标签应当符合进出口国家或者地区的有关要求。包装或者标签上应当注明生产企业名称或者注册登记号、产品用途。

（5）建立企业档案。记录生产过程中使用的原辅料名称、数（重）量及其供应商、原料验收、半成品及成品自检自控、入库、出库、出口、有害生物控制、产品召回等情况；记录出口饲料的报检号、品名、数（重）量、包装、进口国或者地区、国外进口商、供货企业名称及其注册登记号、"出境货物通关单"等信息。档案至少保留2年。

（6）如实填写"出口饲料监管手册"，记录主管海关监管、抽样、检查、年审情况以及国外官方机构考察等内容。

取得注册登记的饲料存放企业应当建立企业档案，记录存放饲料的名称、数（重）量、货主、入库、出库、有害生物防控情况，记录档案至少保留2年。

三、出境饲料和饲料添加剂生产企业注册登记

海关总署对出口饲料的出口生产企业实施注册登记制度，出口饲料应当来自注册登记的出口生产企业。

1. 注册登记申请的基本条件

（1）厂址应当避开工业污染源，与养殖场、屠宰场、居民点保持适当的距离；厂房、车间布局合理，生产区与生活区、办公区分开；工艺设计合理，符合安全卫生要求；具备与生产能力相适应的厂房、设备及仓储设施；具备有害生物（龋齿动物、苍蝇、仓储害虫、鸟类等）防控设施。

（2）具有与其所生产产品相适应的质量管理机构和专业技术人员。

（3）具有与安全卫生控制相适应的检测能力。

（4）具有全面的管理制度。主要包括：岗位职责制度；人员培训制度；从业人员健康检查制度；按照危害分析与关键控制点（HACCP）原理建立质量管理体系，在风险分析的基础上开展自检自控；标准卫生操作规范（SSOP）；原辅料、包装材料合格供应商评价和验收制度；饲料标签管理制度和产品追溯制度；废弃物、废水处理制度；客户投诉处理制度；质量安全突发事件应急管理制度。

（5）海关总署按照饲料产品种类分别制定的出口检验检疫要求。

2. 注册登记所需单证

出口生产企业向所在地直属海关申请注册登记应提交的材料主要包括：出口饲料生产、加工、存放企业检验检疫注册登记申请表；工商营业执照（复印件）；组织机构代码证（复印件）；国家饲料主管部门有审查、生产许可、产品批准文号等要求的，须提供获得批准的相关证明文件；涉及环保的，须提供县级以上环保部门出具的证明文件；管理制度；生产工艺流程图，并标明必要的工业参数（涉及商业秘密的除外）；产区平面图及彩色照片（包括厂区全貌、厂区大门、主要设备、实验室、原料库、包装场所、成品库、样品保存场所、档案保存场所等）；申请注册登记的产品及原料清单。上述材料必须一式三份。

3. 核准颁证

直属海关对申请材料及时进行审查，在5日内作出是否受理的决定，并书面通知申请

人。一旦受理申请，必须在 10 日内组成评审组进行现场评审，并及时向直属海关提交评审报告。直属海关收到评审报告后，在 10 日内作出决定。经评审合格的，予以注册登记，颁发"出口饲料生产、加工、存放企业检验检疫注册登记证"，有效期为 5 年，届满前 3 个月可申请延续。经评审不合格的，出具"出口饲料生产、加工、存放企业检验检疫注册登记未获批准通知书"。

必须注意的是：属于同一企业、位于不同地点、具有独立生产线和质量管理体系的出口生产企业应当分别申请注册登记，每一注册登记出口生产企业使用一个注册登记编号；经注册登记的出口生产企业的注册登记编号专厂专用。

4. 变更事项

经注册登记的出口生产企业需要变更有关事项的，按下列规定执行。

（1）出口生产企业变更企业名称、法定代表人、产品品种、生产能力等的，应当在变更后 30 日内向所在地直属海关提出书面申请，填写"出口饲料生产、加工、存放企业检验检疫注册登记申请表"，并提交与变更内容相关的资料（一式三份）。

（2）变更企业名称、法定代表人的，由直属海关审核有关资料后，直接办理变更手续。

（3）变更产品品种或者生产能力的，由直属海关审核有关资料并组织现场评审，评审合格后办理变更手续。

（4）企业迁址的，应当重新向直属海关申请办理注册登记手续。

（5）因停产、转产、倒闭等原因不再从事出口饲料业务的，应当向所在地直属海关办理注销手续。

直属海关在完成注册登记、变更或者注销工作后 30 日内，将相关信息上报海关总署备案。如果进口国或者地区要求提供注册登记的出口生产企业名单的，由直属海关审查合格后，上报海关总署。海关总署组织进行抽查评估后，统一向进口国或者地区主管部门推荐并办理有关手续。

四、出入境饲料和饲料添加剂报检

1. 报检时间

货主或者其代理人应当在饲料和饲料添加剂出入境前或者出入境时向当地的主管海关办理报检。

2. 报检所需单证

货主或者其代理人向当地的主管海关办理饲料和饲料添加剂报检时，应当提供原产地证书、贸易合同、信用证、提单、发票等，并根据对产品的不同要求提供进境动植物检疫许可证、输出国或者地区检验检疫证书、进口饲料和饲料添加剂产品登记证（复印件）。

3. 查验签证

（1）入境。主管海关按照我国法律法规、国家强制性标准、海关总署规定的检验检疫要求、双边协议、议定书、备忘录、进境动植物检疫许可证列明的要求对进口饲料和饲料添加剂实施现场查验。核对单证与货物的名称、数（重）量、包装、生产日期、集装箱号码、输出国或者地区、生产企业名称和注册登记号是否相符；标签是否符合饲料和饲料添加剂标签国家标准；包装、容器是否完好，是否超过保质期，是否腐败变质，是否携带有害生物，有无土壤、动物尸体、动物排泄物等禁止进境物。

经检验检疫合格的，主管海关签发入境货物检验检疫证明，予以放行。经检验检疫不合格的，主管海关签发检验检疫处理通知书，由货主或者其代理人在主管海关的监督下作除害、退回或者销毁处理，需要对外索赔的，由主管海关出具相关证书。

　　进口饲料和饲料添加剂分港卸货的，先期卸货港主管海关应当以书面形式将检验检疫结果及处理情况及时通知其他分卸港所在地主管海关；需要对外出证的，由卸货港主管海关汇总后出具证书。货主或者其代理人未取得主管海关出具的入境货物检验检疫证明前，不得擅自转移、销售、使用进口饲料。

　　进出口饲料和饲料添加剂风险级别及检验检疫监管方式如表 5-3 所示。

表 5-3　进出口饲料和饲料添加剂风险级别及检验检疫监管方式

种类	风险级别	进口检验检疫监管方式	出口检验加以监管方式
饵料用活动物	Ⅰ级	进口前须申请并取得"进境动植物检疫许可证"；进口时查验检疫证书并实施检疫；对进口后的隔离、加工场所实施检疫监督	符合进口国或地区的要求
饵料用(含饵料用)冰鲜冷冻动物产品	Ⅰ级	进口前须申请并取得"进境动植物检疫许可证"；进口时查验检疫证书并实施检疫；对进口后的加工场所实施检疫监督	符合进口国或地区的要求
饵料用(含饵料用)水产品	Ⅱ级	进口前须申请并取得"进境动植物检疫许可证"；进口时查验检疫证书并实施检疫	符合进口国或地区的要求
加工动物蛋白及油脂，包括肉粉(畜禽)、肉骨粉(畜禽)、鱼粉、鱼油、鱼膏、虾粉、鱿鱼肝粉、鱿鱼膏、乌贼膏、乌贼粉、鱼精粉、干贝精粉、血粉、血浆粉、血球粉、血细胞粉、血清粉、发酵血粉、动物下脚料粉、羽毛粉、水解羽毛粉、水解毛发蛋白粉、皮革蛋白粉、蹄粉、角粉、鸡杂粉、肠膜蛋白粉、明胶、乳清粉、乳粉、蛋粉、干蚕蛹及其粉、骨粉、骨灰、骨炭、骨制磷酸氢钙、虾壳粉、蛋壳粉、骨胶、动物油渣、动物脂肪、饲料级混合油、干虫及其粉等	Ⅱ级	进口前须申请并取得"进境动植物检疫许可证"；进口时查验检疫证书并实施检疫	符合进口国或地区的要求
宠物食品和咬胶	Ⅱ级	进口前须申请并取得"进境动植物检疫许可证"；进口时查验检疫证书并实施检疫	符合进口国或地区的要求

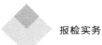

种类		风险级别	进口检验检疫监管方式	出口检验加以监管方式
饲料粮谷类		Ⅰ级	进口前须申请并取得"进境动植物检疫许可证";进口时查验检疫证书并实施检疫;对进口后的加工场所实施检疫监督	符合进口国或地区的要求
饲料用草籽		Ⅰ级	进口前须申请并取得"进境动植物检疫许可证";进口时查验检疫证书并实施检疫;对进口后的加工场所实施检疫监督	符合进口国或地区的要求
饲草类		Ⅱ级	进口前须申请并取得"进境动植物检疫许可证";进口时查验检疫证书并实施检疫	符合进口国或地区的要求
麦麸类		Ⅰ级	进口前须申请并取得"进境动植物检疫许可证";进口时查验检疫证书并实施检疫;对进口后的加工场所实施检疫监督	符合进口国或地区的要求
糠麸、饼粕、糟渣类(麦麸除外)		Ⅱ级	进口前须申请并取得"进境动植物检疫许可证";进口时查验检疫证书并实施检疫	符合进口国或地区的要求
青贮料		Ⅲ级	进口时查验检疫证书并实施检疫	符合进口国或地区的要求
加工植物蛋白及植物粉类		Ⅳ级	进口时实施检疫	
配合饲料		Ⅱ级	进口前须申请并取得"进境动植物检疫许可证";进口时查验检疫证书并实施检疫	符合进口国或地区的要求
添加剂预混合饲料	含动物源性成分	Ⅱ级	进口前须申请并取得"进境动植物检疫许可证";进口时查验检疫证书并实施检疫	符合进口国或地区的要求
	不含动物源性成分	Ⅳ级	进口时实施检疫	符合进口国或地区的要求
饲料添加剂	含动物源性成分	Ⅱ级	进口前办理进境动植物检疫许可证的,海关根据相关规定对进口饲料添加剂实施查验	符合进口国或地区的要求
	不含动物源性成分	Ⅳ级	进口时实施检疫	符合进口国或地区的要求

（2）出境。主管海关审核报检单后，符合要求的受理报检，并根据输入国检验检疫要求、双边协议、议定书、备忘录、我国的法律法规与强制性标准、海关总署规定的检验检疫要求、贸易合同或者信用证注明的检疫要求对出口饲料实施现场检验检疫。主要内容包括：核对单证与货物的名称、数（重）量、生产日期、批号、包装、唛头、出口企业名称或者注册登记号等是否相符；检查标签是否符合要求；包装、容器是否完好；是否腐败变质，是否携带有害生物，有无土壤、动物尸体、动物排泄物等。然后，抽取样品，出具"抽/采样凭证"，送实验室进行安全卫生项目的检测。

经检验检疫合格的，主管海关出具"出境货物通关单"或者"出境货物换证凭单"、检验检疫证书等相关证书；检验检疫不合格的，经有效方法处理并重新检验检疫合格的，可以按照规定出具相关单证，予以放行；无有效方法处理或者虽经处理重新检验检疫仍不合格的，不予放行，并出具"出境货物不合格通知单"。

如为"出境货物换证凭单"，出境口岸海关按照出境货物换证查验的相关规定查验。查验合格的，凭产地海关出具的"出境货物换证凭单"或者电子转换单换发"出境货物通关单"。查验不合格的，不予放行。在检验检疫过程中发现安全卫生问题，应当采取相应措施，并及时上报海关总署。

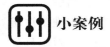

小案例

> 某海关出口饲料 2.54 万吨、货值 3298.88 万美元，未发生一例质量安全问题。其主要原因是：一方面，海关通过深入企业指导，邀请企业实验室参加饲料三聚氰胺检测能力验证活动等措施，使出口企业的管理水平、自检自控能力、产品质量控制水平上了一个新台阶；另一方面，严把质量关，对出口饲料和饲料添加剂产品开展风险评估，增强海关监管针对性，建立更加适应科学发展观要求的检验检疫监管新模式，并严把出口饲料企业注册登记准入关，加强日常检查与年度审查，实施有毒有害物质残留监控计划。
>
> 试问：出入境饲料和饲料添加剂生产企业注册登记有何规定？监督管理有哪些内容？

五、海关监督管理

海关根据进口饲料和饲料添加剂产品的风险级别、企业诚信程度、安全卫生控制能力、监管体系有效性等，对注册登记的境外生产、加工、存放企业实施企业分类管理，采取不同的检验检疫监管模式并进行动态调整。

1. 日常监督管理

主管海关对辖区内注册登记的出口生产企业实施日常监督管理，内容包括：环境卫生；有害生物防控措施；有毒有害物质自检自控的有效性；原辅料或者其供应商变更情况；包装物、铺垫材料和成品库；生产设备、用具、运输工具的安全卫生；批次及标签管理情况；涉及安全卫生的其他内容；"出口饲料监管手册"记录情况。出口饲料被国内外主管海关检出疫病、有毒有害物质超标或者有其他安全卫生质量问题的，主管海关核实有关情况后，实施加严检验检疫监管措施。

主管海关对注册登记的出口生产企业实施年审，年审合格的，在"注册登记证"（副本）上加注年审合格记录。与此同时，建立注册登记的出口生产企业以及出口企业诚信档案，建立良好的记录企业名单和不良记录企业名单。

2. 备案管理

主管海关对饲料与饲料添加剂出口企业实施备案管理。出口企业应当在首次报检前或者报检时提供营业执照复印件，向所在地主管海关备案。出口与生产为同一企业不必办理备案。

注册登记的出口生产企业和备案的出口企业发现其生产、经营的相关产品可能受到污染并影响饲料安全，或者其出口产品在国外涉嫌引发饲料安全事件时，应当在 24 小时内向所在地主管海关报告，同时采取控制措施，防止不合格产品继续出厂。主管海关接到报告后，应当于 24 小时内逐级上报至海关总署。

3. 依法惩处

由直属海关撤回注册登记的情形：准予注册登记所依据的客观情况发生重大变化，达不到注册登记条件要求的；注册登记内容发生变更，未办理变更手续的；年审不合格的。

由直属海关撤销注册登记的情形：直属海关工作人员滥用职权，玩忽职守作出准予注册登记的；超越法定职权作出准予注册登记的；违反法定程序作出准予注册登记的；对不具备申请资格或者不符合法定条件的出口生产企业准予注册登记的；出口企业以欺骗、贿赂等不正当手段取得注册登记的。

由直属海关注销注册登记的情形：注册登记有效期届满未延续的；出口生产企业依法终止的；企业因停产、转产、倒闭等原因不再从事出口饲料业务的；注册登记依法被撤销、撤回或者吊销的；因不可抗力导致注册登记事项无法实施的；法律法规规定的应当注销注册登记的其他情形。

处 3000 元以上 3 万元以下罚款的情形：未经主管海关批准，擅自将进口、过境饲料卸离运输工具；擅自开拆过境饲料的包装，或者擅自开拆、损毁动植物检疫封识或者标志的。

处 2 万元以上 5 万元以下罚款的情形：引起重大动植物疫情的伪造、变造动植物检疫单证、印章、标志、封识的。如构成犯罪情节的，依法追究刑事责任。

由主管海关处以违法所得 3 倍以下不超过 3 万元的罚款或没有违法所得的处以 1 万元以下罚款的情形：使用伪造、变造的动植物检疫单证、印章、标志、封识的；使用伪造、变造的输出国或者地区主管部门检疫证明文件的；使用伪造、变造的其他相关证明文件；拒不接受主管海关监督管理的。

主管海关工作人员滥用职权，故意刁难，徇私舞弊，伪造检验结果，或者玩忽职守，延误检验出证，依法给予行政处分；构成犯罪的，依法追究刑事责任。

海关总署按照饲料产品种类分别制定进口饲料和饲料添加剂的检验检疫要求。对首次向中国出口饲料和饲料添加剂的国家或者地区进行风险分析，对曾经或者正在向中国出口饲料和饲料添加剂的国家或者地区进行回顾性审查，重点审查其饲料安全监管体系。根据风险分析或者回顾性审查结果，制定、调整并公布允许进口饲料的国家或者地区名单和饲料产品种类。

国外发生的饲料安全事故涉及已经进口的饲料、国内有关部门通报或者用户投诉进口饲料出现安全卫生问题的，主管海关应当开展追溯性调查，并按照国家有关规定进行处理。进口的饲料和饲料添加剂可能对动物和人体健康、生命安全造成损害的，饲料进口企业应当主动召回，并向主管海关报告。进口企业不履行召回义务的，主管海关可以责令进口企业召回并将其列入不良记录企业名单。

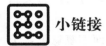 **小链接**

过境饲料和饲料添加剂检验检疫

运输饲料和饲料添加剂过境的，承运人或者押运人应当持货运单和输出国或者地区主管部门出具的证书，向入境口岸主管海关报检，并书面提交过境运输路线。装载过境饲料和饲料添加剂的运输工具和包装物、装载容器应当完好，经入境口岸主管海关检查，发现运输工具或者包装物、装载容器有可能造成途中撒漏的，承运人或者押运人应当按照口岸主管海关的要求，采取密封措施；无法采取密封措施的，不准过境。输出国或者地区未被列入允许进口的国家或者地区名单，应当获得海关总署的批准方可过境。过境饲料和饲料添加剂，由入境口岸主管海关查验单证，核对货证相符，加施封识后放行，并通知出境口岸主管海关，由出境口岸主管海关监督出境。

任务五　进出口商品的免验管理

法定检验商品的免验是海关总署通过对生产企业产品的检验，对生产企业生产质量体系的考核，对列入《目录》的进出口商品（部分商品除外），由申请人提出申请，经海关总署审核批准，可以免予检验。

一、适用范围

适用范围包括列入必须实施检验的进出口商品目录的进出口商品。但有些进出口商品除外：食品、动植物及其产品；危险品及危险品包装；品质波动大或者散装运输的商品；需出具检验检疫证书或者依据检验检疫证书所列重量、数量、品质等计价结汇的商品。

二、管理结构

海关总署统一管理全国进出口商品免检工作，负责对申请免验生产企业的考核、审查批准和监督管理。各地出入境主管海关负责所辖区域内申请免验生产企业的初审和监督管理。

三、企业申请的条件

（1）申请免验的进出口商品的生产企业，必须建立完善的质量体系；

（2）申请免验的进出口商品质量应当长期稳定，商检机构检验合格率连续 3 年达到 100%；

（3）进出口商品的中国用户或者出口商品的外国用户对申请免验的进出口商品没有质量

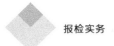

异议。

四、申请程序

（1）申请进口商品免验的，申请人应当向海关总署提出。申请出口商品免验的，申请人应当先向所在地直属海关提出，经所在地直属海关依照相关规定初审合格后，方可向海关总署提出正式申请。

（2）海关总署对申请人提交的文件进行审核，并于1个月内作出以下书面答复意见：予以受理还是不予受理。

（3）海关总署根据审查组提交的审查报告，对申请人提出的免验申请进行如下处理：

① 符合相关规定的，海关总署批准其商品免验，并向免验申请人颁发"进出口商品免验证书"；

② 不符合相关规定的，海关总署不予批准其商品免验，并书面通知申请人；

③ 未获准进出口商品免验的申请人，自接到书面通知书之日起1年后，方可再次向主管海关提出免验申请。

五、有效期及监督管理

（1）免验证书的有效期为3年。

（2）期满要求延续的，免验企业应当在有效期满3个月前，向海关总署提出免验延续申请，经海关总署组织复核合格后，重新颁发免验证书。

（3）对已获免验的进出口商品，需要出具检验检疫证书的，主管海关实施检验检疫。

（4）免验企业不得改变免验商品范围，如有改变，应当重新办理免验申请手续。

（5）免验商品进出口时，免验企业可凭有效的免验证书、外贸合同、信用证、该商品的品质证明和包装合格单等文件到主管海关办理放行手续。

（6）免验企业应当在每年1月底前，向主管海关提交上年度免验商品进出口情况报告。

（7）主管海关在监督管理工作中，发现免验企业的质量管理工作或者产品质量不符合免验要求的，责令该免验企业限期整改，整改期限为3～6个月。免验企业在整改期间，其进出口商品暂停免验。免验企业在整改期限内完成整改后，应当向直属海关提交整改报告，经海关总署审核合格后方可恢复免验。

（8）对有不符合免验条件、弄虚作假，假冒免验商品进出口等情形的注销免验。被注销免验的企业，自收到注销免验决定通知之日起，不再享受进出口商品免验，3年后方可重新申请免验。

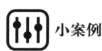 小案例

2012年，某集团有限公司获得国家质检总局授予的出口商品免验资格，这标志着产品出口享受检验"绿色通道"。出口商品免验是一项要求很高的管理工作，按照申报规定，该公司先后通过检验检疫局的预审、检验检疫局的初审和国家质检总局的终审。每一次的评审，对于企业而言都是一次内部整改、持续提升的过程。通过整改，

使该公司质量管理体系建设上了一个更高的台阶。

出口商品免验是我国为保证出口商品质量，鼓励优质商品出口，促进对外经济贸易发展而制定的一项措施，是我国目前标准最高的出口商品质量监管制度之一。申报出口商品免验，不仅可以进一步提高企业的质量管理水平和市场竞争力，同时还能给企业带来品牌形象上的提升。

请思考：什么是进出口商品免验？哪些企业的商品可以申请免验？

任务六　强制性产品认证管理

一、强制性产品认证概念

强制性产品认证，又称 CCC 认证，是中国政府为保护广大消费者的人身健康和安全，保护环境，保护国家安全，依照法律法规实施的一种产品评价制度，它要求产品必须符合国家标准和相关技术规范。通过制定强制性产品认证的产品目录和强制性产品认证实施规则，对其中的产品实施强制性的检测和工厂检查。

强制性产品认证标志是"强制性产品认证目录"中产品准许其出厂销售、进口和使用的证明标记，名称为"中国强制性认证"标志（见图 5-1）。英文名称为"China Compulsory Certification"，英文缩写为"CCC"，也可简称为"3C"标志。

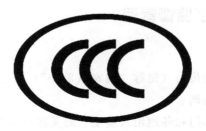

图 5-1　"中国强制性认证"标志

二、强制性产品认证适用范围

1. 认证涵盖的商品范围

我国对涉及人类健康和安全、动植物声明和健康，以及环境保护和公共安全的产品实行强制性认证制度。

国家对强制性产品认证公布统一的强制性产品认证目录，凡列入该目录的产品，必须经过国家制定的认证机构认证合格，取得制定认证机构颁发的认证证书，并加施认证标志后，方可出厂销售、进口和在经营性活动中使用。

自 2003 年 5 月 1 日起，未取得强制性产品认证证书和未加施中国强制性认证标志的产品不得出厂、进口、销售。

2. 符合以下条件的，无须办理强制性产品认证

（1）外国驻华使馆、领事馆和国际组织驻华机构及其外交人员自用的物品；

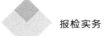

（2）香港、澳门特区政府驻内地官方机构及其工作人员自用的物品；

（3）入境人员随身从境外带入境内的自用物品；

（4）政府间援助、赠送的物品。

符合以上条件的强制性产品认证目录中的产品，无须申请强制性产品认证证书，也不需加施中国强制性产品认证标志。

3. 符合以下条件的，可免予办理强制性产品认证

（1）科研、测试所需的产品；

（2）考核技术引进生产线所需的零部件；

（3）直接为最终用户维护目的所需的产品；

（4）工厂生产线/成套生产线配套所需的设备/部件（不包含办公用品）；

（5）仅用于商业展示，但不销售的产品；

（6）暂时进口，需退运出关的产品（含展览品）；

（7）以整机全数出口为目的而用一般贸易方式进口的零部件；

（8）以整机全数出口为目的而用进料或来料加工方式进口的零部件。

4. 强制性产品认证目录中产品的适用范围

在国家认监委公布的强制性产品认证目录中，同一个 HS 编码项下的产品并非都属于实施强制性产品认证的范围。因此报检员在办理报检手续时，要了解关于强制性产品认证目录内产品的适用范围问题，对于在范围内的，应按要求提供有关认证证书或免办证明；对于不在适用范围内的，在提供相关证明材料后，无须提供认证证书。

三、强制性产品认证监督管理

（一）主管机构

国家认证认可监督管理委员会（简称"国家认监委"）负责全国强制性产品认证工作的组织实施、监督管理和综合协调。

地方各级质量技术监督部门和各地出入境主管海关按照各自职责，依法负责所辖区域内强制性产品认证活动的监督管理和执法查处工作。

（二）强制性产品认证的程序

1. 认证申请

强制性产品认证目录中的产品的生产者、销售者和进口商向指定认证机构提出强制性产品认证目录中的产品认证申请，提交认证申请书、必要的技术文件和样品。申请人如为销售者或者进口商，还应提供有关合同副本。申请人委托他人申请时，应与受委托人订立认证、检测、检查和跟踪检查等事项的合同，受委托人向指定认证机构提交委托书、委托合同的副本和其他相关合同副本，并按照国家的规定缴纳认证费用。

2. 核准签证

认证机构对受理申请作出决定，如为接受，应根据认证实施规则的要求安排试验、工厂审查和抽样检测等活动。认证机构应在 90 天内作出认证决定并通知申请人，向获得认证的产品颁发"中国国家强制性产品认证证书"，认证证书有效期为 5 年。

（三）后续监管

国家认证认可监督管理委员会制定的认证机构按照具体产品认证实施规则的规定，对其颁发认证证书的产品及其生产厂（场）实施跟踪检查。

（1）有下列情形之一的，认证机构应当注销认证证书，并对外公布。

① 认证证书有效期届满，认证委托人未申请延续使用的；

② 获证产品不再生产的；

③ 获证产品型号已列入国家明令淘汰或者禁止生产的产品目录的；

④ 认证委托人申请注销的。

（2）有下列情形之一的，应责令暂停使用认证证书，并对外公布。

① 产品适用的认证依据或者认证规则发生变更，规定期限内产品未符合变更要求的；

② 跟踪检查中发现认证委托人违反认证规则等规定的；

③ 无正当理由拒绝接受跟踪检查或者跟踪检查发现产品不能持续符合认证要求的；

④ 认证委托人申请暂停的。

（3）有下列情形之一的，应当撤销认证证书，并对外公布。

① 获证产品存在缺陷的，导致质量安全事故的；

② 跟踪检查中发现获证产品与认证委托人提供的样品不一致的；

③ 认证证书暂停期间，认证委托人未采取整改措施或者整改后仍不合格的；

④ 认证委托人以欺骗、贿赂等不正当手段获得认证证书的。

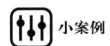 小案例

2017 年 5 月，某市海关执法人员对辖区内的 A 电器有限公司进行现场检查，发现该公司正在生产 XL-21 型低压配电柜，共计 32 台，柜体上未张贴铭牌，未组装，属于半成品。现场未能提供该型号低压配电柜的强制性产品认证证书。根据《强制性产品认证管理规定》实施查封。经调查，该公司是甲方（B 电器销售有限公司）提供原材料，委托 A 电器加工 XL-21 型低压配电柜，实际上未取得强制性产品认证证书生产配电。海关依据有关规定，对 A 电器有限公司进行了行政处罚。

请思考：该企业为何会受到行政处罚？什么是强制性产品认证？

小　结

（1）我国对进出境电池实行备案制度，2015 年停止实施电池产品中汞含量备案工作。"进出口电池产品备案书"有效期一年。

（2）我国对列入《目录》的玩具以及法律、行政法规规定的进出口玩具实行强制性检验，对进出境玩具和企业实行注册登记制度。海关总署对出口玩具生产企业按照出口工业产品生产企业分类管理办法实施分类管理；对进入我国国内市场存在缺陷的进出境玩具的召回

实施监督管理。

（3）我国旧机电产品实行分类管理，对入境的产品实行备案。国家允许进口的旧机电产品的收货人或者其代理人在合同签署之前，向海关总署或者进口旧机电产品的收货人所在地主管海关申请货物登记备案并办理有关手续。

（4）出入境饲料和饲料添加剂报检的范围主要有饲料和饲料添加剂两大类，不包括药物饲料添加剂，海关总署统一管理全国进出口饲料的检验检疫和监督管理工作，各地的出入境海关负责所辖区域进出口饲料的检验检疫和监督管理工作。对饲料生产企业实行注册登记制度。

（5）法定检验商品的免验是海关总署通过对生产企业产品的检验，对生产企业生产质量体系的考核，对列入《目录》的进出口商品（部分商品除外），由申请人提出申请，经海关总署审核批准，可以免予检验。

（6）中国政府为保护广大消费者的人身健康和安全，保护环境，保护国家安全，依照法律法规实施强制性产品认证。国家对强制性产品认证公布统一的强制性产品认证目录，凡列入该目录的产品，必须经过国家制定的认证机构认证合格，取得制定认证机构颁发的认证证书，并加施认证标志后，方可出厂销售、进口和在经营性活动中使用。

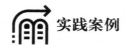 **实践案例**

案例分析

2017 年 12 月，苏州某服装公司（简称 A 公司）向苏州检验检疫局报检出口一批棉制女裙。苏州检验检疫局轻纺人员到该企业检验时，发现该批女裙并非该公司生产，实际是由苏州另外一家服装公司（简称 B 公司）生产。由于 A 公司已涉嫌不如实申报，苏州检验检疫局遂对此事立案调查。拒查，B 公司为三类出口企业，而 A 公司为二类出口企业，B 公司之所以请求 A 公司为其冒名出口，目的是逃避查验。

业务操作

由 2～4 人组成一个小组，分析讨论 A 公司和 B 公司违反了什么规定？应该如何处理？

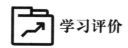 **学习评价**

一、单项选择题

1. 报检人向产地海关报检，检验检疫合格后获取（　　），凭其向口岸海关报检。

    A. 出境货物通关单   B. 检验检疫证

    C. 出境货物换证凭单   D. 合格通知单

2. 进口（　　）经检验检疫合格后，主管海关签发卫生证书。

    A. 玩具   B. 菠菜种子

    C. 服装   D. 瓶装深海鱼油

3. "进出口电池产品备案书"的有效期为（　　）个月。

    A. 1　　　　　　　　B. 3　　　　　　　　C. 6　　　　　　　　D. 12

4. 实施强制性产品认证的进口商品，报检时应提供（　　）。

    A. 第一产业　　　　B. 第二产业　　　　C. 第三产业　　　　D. 第四产业

5. 关于强制性产品认证，以下表述正确的是（　　）。

    A. 涉及动植物生命和健康的产品不需要实施强制性认证

    B. 国家对实施强制性产品认证的产品公布统一的目录

    C. 只有强制性认证的生产者方可提出认证申请

    D. 获得强制性产品认证证书的产品不需加施认证标志即可出厂销售

6. 某公司从加拿大进口一批木箱包装的空调压缩机（在强制性产品认证范围内），以下属于报检时应提供的单据是（　　）。

    A. 加拿大官方的检疫证书　　　　　　　B. 进口安全质量许可证

    C. 强制性产品认证证书　　　　　　　　D. 外经贸主管部门签发的机电证明

7. 办理进口电池报检手续时应提供（　　）。

    A. 进出口电池产品备案申请书　　　　　B. 电池产品汞含量检测合格确认书

    C. 进出口电池备案书　　　　　　　　　D. 强制性产品认证证书

二、多项选择题

1. 以下（　　）是列入国家加施检验检疫标志管理的进口玩具。

    A. 玩具电动火车　　　　　　　　　　　B. 填充的玩具动物

    C. 玩具乐器　　　　　　　　　　　　　D. 包装为动物形象的糖果

2. 以下所列，主管海关实施注册登记制度的有（　　）。

    A. 进境冻牛肉的境外生产厂　　　　　　B. 进境儿童玩具的境外生产厂

    C. 出口竹木草制品的生产企业　　　　　D. 出口水果的果园

3. 强制性产品的认证是国家对涉及（　　）的产品实行必须认证的一种制度。

    A. 人类健康和安全　　　　　　　　　　B. 动植物生命和健康

    C. 动植物与卫生检疫疫区　　　　　　　D. 环境保护和公共安全

4. 以下产品中，可申请免予办理强制性产品认证的有（　　）。

    A. 科研、测试所需的产品

    B. 直接为最终用户维修目的所需的产品

    C. 考核技术引进生产线所需的零部件

    D. 仅用于商业展示，但不销售的产品

5. 下列进出口商品不予受理免验申请的有（　　）。

    A. 食品、动植物及其产品　　　　　　　B. 危险产品及危险品包装

    C. 品质波动大的商品　　　　　　　　　D. 散装运输的商品

    E. 需出具检验检疫证书或者依据检验检疫证书所列重量、数量、品质等计价结汇的商品

6. 下列属于旧机电产品的有（　　）。

    A. 旧打印机　　　　B. 旧电饭锅　　　　C. 旧钢轨　　　　　D. 旧船用桌椅

7. 以下产品中，无须办理进口旧机电产品备案的有（　　）。

A. 因国外客户原因退回的出口货物　　B. 复运回国的对外承包工程施工器械

C. 送修后复进口的机床部件　　　　　D. 大型二手成套设备

三、判断题

1. 所有进出口电池必须经过审核，取得"进出口电池产品备案书"后方可报检。

（　　）

2. 国家对进口玩具实行加施检验检疫标志的管理。（　　）

3. 对于环保项目不合格的入境玩具，由主管海关责令当事人退货或者销毁。（　　）

4. 列入强制性产品认证目录的进口玩具，需在产品上加施"CCC"标志，并在报检时提供强制性产品认证证书复印件。（　　）

5. 我国对必须经过认证的产品，有统一产品目录，统一技术规范的强制性要求、标准和合格评定程序，统一标志，统一收费标准。（　　）

6. 涉及进口实施 CCC 认证制度管理的旧机电产品可以不申请旧机电产品备案。（　　）

四、简答题

1. 哪些属于旧机电产品？

2. 简述强制性产品认证的作用。

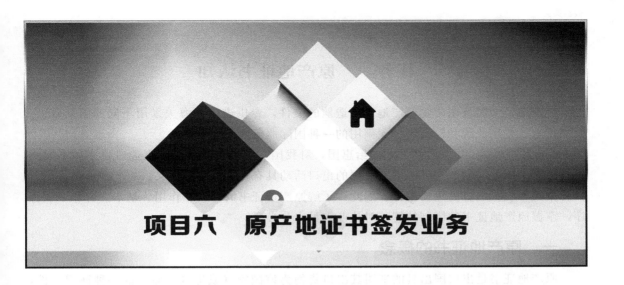

项目六 原产地证书签发业务

 知识目标

- ◆ 熟悉原产地证书业务
- ◆ 掌握原产地证书种类
- ◆ 熟悉各类原产地证书的签发要点

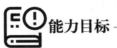 **能力目标**

- ◆ 能够认识原产地证书的业务内容
- ◆ 学会填制一般原产地证书、普惠制原产地证书

 重点难点

- ◆ 掌握缮制各类原产地证书的签发要点

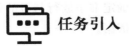 **任务引入**

　　某辖区一出口企业向天津检验检疫局某办事处提出申请，申请对该企业 2015 年 12 月初输往澳大利亚的一批货值二十余万美元的货物补发中国-澳大利亚自由贸易协定原产地证书。但检验检疫签证人员对企业货物信息进行审核后发现，虽然产品的出口日期、类型符合该类优惠产地证的签证要求，但申请补签证书的日期已超过中澳自贸协定规定"在途货物"原产地证书截止补发期限，因此企业无法享受 1 万多美元的关税减免优惠。通过本项目的学习，了解什么是原产地证书以及原产地证书的相关规定。

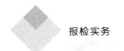

任务一　原产地证书认知

原产地证书是证明货物原产地、制造地的文件，专供进口国海关采用不同的国别政策、国别待遇、差别关税和控制进口配额用的一种国际商务文件。

当今世界上有 40 个经济发达的给惠国，对我国（受惠国）实行优惠进口税率和不同的国别政策。因此，原产地证明书对我国的出口活动具有积极的实际意义。原产地证还是出口货物报关和收汇结算的重要单证。因此，了解原产地证书的含义、作用、基本内容和申领程序，掌握原产地证书的缮制技能，对从业人员十分必要。

一、原产地证书的概念

原产地证书是出口国出具的证明其出口货物为该国家（或地区）原产的一种证明文件，是货物在国家贸易行为中的"原籍"证书，在特定情况下进口国据此对进口货物给予不同的关税待遇。

根据签发者不同，原产地证书一般可分为以下 3 类。

① 商检机构出具的原产地证书，如海关总署出具的普惠制产地证格式 A、一般原产地证书；

② 商会出具的产地证书，如中国国际贸易促进委员会出具的一般原产地证书，简称贸促会产地证书；

③ 制造商或出口商出具的产地证书。

二、原产地证书的作用

（1）证明出口货物符合出口国货物原产地规则，确实是出口国制造；

（2）原产地证书是被进口国海关所认可的一种正式书面文件；

（3）进口国海关以此作为实施差别关税、进口限制和不同进口配额和不同税率的依据文件；

（4）原产地证明书是出口通关、结汇和有关方面进行贸易统计的重要依据。

对进口国而言，出口国签发的原产地证书的作用主要体现在以下方面。

① 确定税率待遇的主要依据；

② 进行贸易统计的重要依据；

③ 实施进口数量控制、反倾销、反补贴等外贸管理措施的依据；

④ 控制从特定国家进口货物，确定准予放行与否的依据；

⑤ 证明商品内在品质或结汇的依据。

 小链接

区域性优惠原产地证书

区域性优惠原产地证书是我国的原产货物出口到缔约方进口国海关通关时，国外客户享受关税减免待遇的必要凭证。近年来，欧盟、日本等发达国家和地区相继调整了普惠制方案，普惠制优惠逐渐弱化，各种技术性壁垒层出不穷。而与普惠制原产地证相比，区域性贸易协定的关税优惠是对等互惠的，企业受到的技术性贸易壁垒非常少，区域性优惠原产地证项下产品所享有的优惠幅度和范围更为深广。面对金融危机带来的外需减弱和国际贸易保护的双重压力，我国外贸企业应充分利用区域优惠原产地规则，积极申办区域优惠原产地证书，从而享受实实在在的关税减免政策，降低交易成本，强化产品价格优势，提升产品国际竞争力，主动抓住机遇，开拓新兴市场，谋求更广阔的国际贸易发展空间。

三、原产地规则

原产地规则也称货物原产地规则，指一国根据国家法令或国际协定确定的原则制定并实施的，以确定生产或制造货物的国家或地区的具体规定。为了实施关税的优惠或差别待遇、数量限制或与贸易有关的其他措施，海关必须根据原产地规则的标准来确定进口货物的原产国，给予相应的海关待遇。货物的原产地被形象地称为商品的"经济国籍"，原产地规则在国际贸易中具有重要作用。

原产地规则的产生起源于国际贸易领域对国别贸易统计的需要。然而伴随着国际贸易中关税壁垒与非关税壁垒的产生与发展，原产地规则的应用范围也随之扩展，涉及关税计征、最惠国待遇、贸易统计、国别配额、反倾销、手工制品、纺织品、政府采购甚至濒危动植物的保护等诸多范畴。

因此，许多国家都分别制定了烦琐、苛刻的原产地规则。原产地判定标准往往带来深厚的保护主义色彩。原产地规则已不仅仅是单纯的海关的技术性（统计）问题，实已发展成为西方各国实施其贸易政策的有力工具，在一定程度上已演变成非关税壁垒的措施之一。因原产地规则而引起的贸易摩擦与纠纷时有发生。

1. 重要作用

原产地规则的基本要素及应用范畴货物的"原产地"通常指货物的"原产国"，而其中的"国"可指一个国家或国家集团或一个地区（独立关税区等）。长期以来，国际上尚无一个统一通行的原产地规则，各国皆有权制定各自的原产地规则，由此造成不同国家（或国家集团、独立关税区）分别制定、实施不同原产地规则的、各自为政的混乱局面。一般情况下，原产地规则包括如下几项基本要素：制定原则、适用范围、原产地标准、运输规则、证书要求、监管程序、主管机构等。

2. 原产地规则的标准

原产地规则的主要内容包括原产地标准、直接运输原则和证明文件等。其中最重要的是原产地标准。原产地标准多由各国自行规定，不统一，海关合作理事会具体规定了原产地标准，供签订《京都公约》的各国采用。其标准是整件生产标准，即产品完全是受惠国生产和制造，不含有进口的和产地不明的原材料和部件。

完全在一国生产的产品包括：

（1）在该国领土、领水或其海底开采的矿产品；

（2）在该国生长、收获的植物产品、动物产品及其制品，在其国内渔猎所获的产品；

（3）该国船舶在公海上捕获的海产品和用这些捕获物在该国海上加工、船上加工制造的产品；

（4）国内收集的生产和加工后的剩料和废料及废旧物品，完全用以上物品在该国内生产的商品。

它是适用于确定有两个或两个以上国家参与生产的产品的原产国的标准。其基本含义是：货物必须在出口国经过最后一道的实质性加工生产，使货物得到其特有的性质，该出口国才认为是该货物的原产国。

原产地规则中的直接运输规定要求受惠国的出口产品直接运输到给惠国，运输途中不得进入其他国家市场。原产地证明文件可以由制造商、生产者、供货人、出口商或其他当事人在商业发票或其他单证上作简单的声明。

但有些情况，这种声明还必须由有资格作证的机关或团体具体证明，予以确认。也可以规定格式，如"原产地证"由有权核发该证书的机关或团体核发以确定货物的原产地。普遍优惠制给惠国一般规定使用优惠制原产地证明书格式 A 由出口商填写，经出口国有权核发单位如海关或商会等签发作证。

3. 原产地规则应用广泛

（1）贸易统计。便于联合国、世界贸易组织等国际机构及各国的国别贸易统计和分析，便于区分货物的原产国、转口流通及最终进口消费等。然而，随着经济全球化和跨国公司的发展，因现行的原产地规则统计而得出的贸易差额已出现了误导，甚至引起贸易争端。

（2）差别关税的计征。各国为了政治、经济权益的需要，都对外实施"多栏制"的差别关税待遇，如：一般税率、最惠国税率、协定税率、普惠制税率等。各国海关依据进口货的原产地计征不同税率的关税。

（3）地区经济一体化的互惠措施。20 世纪 80 年代以来，国际间经济的一体化进程加快，以关税同盟（如欧盟 EU）与自由贸易区（如北美自由贸易区 NAFTA）为主要表现形式。其成员国以"互惠互利、一致对外"原则安排其成员国的经贸关系，在成员国之间享受减免关税待遇，并减少非关税壁垒。为了区分货物是否原产于成员国，由此产生了关税同盟与自由贸易区内部通行的原产地规则。

（4）进口配额的管理。根据双边协议（如中美之间）或多边协议的安排，不少国家，尤其是发达国家对敏感性产品（如纺织品、服装、汽车、机电产品），实施进口配额限制，并制定了相应的原产地规则，以确定进口货物的来源。为了进行贸易保护，进口国往往修改原产地规则有关条款。1994 年，美国通过法案，将服装的原产地判定标准由"裁剪地"改为"缝制地"，从而有效地阻碍中国内地制造的服装利用香港地区的尚余配额对美出口。一词之差造成的影响非常大。

（5）反倾销（反补贴）诉案的审理。所谓"倾销"，是指在不同国家以不同价格销售货物的做法，尤指以低于货物出口原产国国内市场价格在国外销售，对进口国生产商造成不公平的竞争的做法。如何确定货物的国内市场价格，货物究竟"原产"于何国，则是反倾销诉案调查审理的关键，势必要涉及原产地规则的运用，以防止原产国通过第三国向进口国倾销或通过在进口国"就地设厂、就地倾销"等规避行为的发生。

（6）原产地标记的监管。有的国家（如美国）为了保护消费者的权益，规定每件原产于外国的货物及其包装必须附有原产地标记，利于海关的监管和消费者的识别和选购。原产地标记的真实性、合法性则与原产地规则密切相关。

（7）政府采购中货物的原产地判定。为了保护民族工业，维护国家经济利益，一些国家专门制定了原产地规则，旨在鼓励政府部门采购"国货"，抵制舶来品的冲击。

（8）涉及濒危动植物的保护。根据《华盛顿公约》的规定，为了保护濒危动植物，对某些特定的货物，使用原料涉及及濒危动植物的，作了原产地、品种和数量的限制。

四、原产地规则的分类

按货物的流向分为进口原产地规则和出口原产地规则。也有一些国家把进出口原产地规则合二为一。香港作为自由贸易区，没有制定进口原产地规则，但为了取得进口国的国别配额，仅制定了出口原产地规则。

按适用区域分为单一国家原产地规则和区域性的原产地规则，大部分为单一国家的原产地规则，而在自由贸易区或关税同盟各成员国之间采用统一的优惠性原产地规则。

按适用范畴分为优惠性原产地规则和非优惠性原产地规则。为了使出口货物获得进口国的优惠待遇（如普惠制）或区域性经济集团的成员国之间获得互惠性的优惠待遇而制定的原产地规则，称为"优惠性原产地规则"。

普惠制是世界上众多的发展中国家经过长期艰难的谈判斗争才获得的普遍的、无歧视的、单向的关税优惠待遇，各给惠国（发达国家）都分别制订了普惠制实施方案，而普惠制原产地规则则是各实施方案的核心内容。这些规则严格而烦琐，实际已成为发达国家在普惠制突破其关税壁垒后设置的又一道"栅栏"。

按货物的组成成分分为完全原产地规则和部分原产地规则。完全原产产品一般是指在一国生长、开采、收获或利用该国自然出产的原料在该国加工制成的产品。即使含有微小的进口原料也被视为部分原产产品。

对在公海捕捞而得的水产，有的国家的原产地规则甚至对捕鱼船的船籍和登记国还有限制。由此可见，"完全原产"的界定是十分严苛的。对于含有进口成分的产品，则制定了部分原产地规则。进口的成分（原材料、部件等）必须经过"实质性改变"。

五、原产地规则协议

《原产地规则协议》是世界贸易组织管辖的一项多边贸易协议。主要条款包括：定义与范围，实施原产地规则的纪律，通知、审议、磋商和争端解决的程序安排，原产地规则的协调等内容。

协议制定了各成员应遵守的行为准则，以及过渡规定。协议适用于所有用于非优惠性商业政策措施的原产地规则，包括实行关贸总协定有关条款规定的最惠国待遇、反倾销和反补贴税、保障措施、原产地标记要求，任何歧视性数量限制或关税配额，以及政府采购其他成员的货物和贸易统计等使用的原产地规则，协议不适用于优惠性原产地规则。

协议的宗旨是规范各成员实施原产地规则的行为，进行除关税优惠之外的原产地规则的长期协调，保证这些规则本身不构成不必要的贸易壁垒，使原产地规则以一种公正的、透明的、可预见的、一致的和无歧视的方式制定并实施，避免原产地规则成为阻碍国际贸易的一种壁垒。根据协议规定，设立原产地规则委员会。

任务二　各类原产地证书签发要点

一、原产地证书的种类

根据原产地证书的签发机构、使用范围、证书格式，可以将其分为不同类型，如表 6-1 所示。

表 6-1　原产地证书的种类

我国的原产地证书	简称	签发机构	证书格式
一般原产地证书 普惠制原产地证书 对美国出口纺织品声明书 纺织品产地证	C/O 产地证 GSP 产地证 DCO 声明	贸促会、海关 海关 出口商	商务部统一格式 格式 A、格式 59A、格式 APR 格式 A、格式 B、格式 C 输欧盟纺织品产地证、输欧盟丝麻制品产地证、输土耳其纺织品产地证、输土耳其丝麻制品产地证
其他国家的原产地证书	简称	签发机构	证书格式
北美自由贸易区产地证 墨西哥原产地证 南非 DA59 证书		区域经济集团相关部门 墨西哥相关部门 南非相关部门	统一格式 统一格式 统一格式

（1）一般原产地证书（Certificate of Origin，C. O.），简称 C. O. 产地证，又称为普通产地证书，简称产地证书。

一般原产地证书是证明货物原产于某一特定国家或地区，享受进口国正常关税（最惠国）待遇的证明文件。它由商务部统一规定格式并印制，并由海关总署或中国国际贸易促进委员会（简称贸促会）签发，它的适用范围是：征收关税、贸易统计、保障措施、歧视性数量限制、反倾销和反补贴、原产地标记，政府采购等方面。

（2）普通优惠制产地证（Generalized System of Preferences Certificate of Origin），简称普惠制产地证（GSP 产地证）。凡是对给予我国以普惠制关税优惠待遇的国家出口的受惠商品，必须提供该产地证，作为进口国海关减免关税的依据。其中主要的书面格式为 GSP FORM A。

普惠制原产地证书的签证程序：①注册登记；②申请出证；③签发证书；④申请更改。

现在，给予我国普惠制待遇的国家共 40 个。

① 欧盟 27 国：比利时、丹麦、德国、法国、爱尔兰、意大利、卢森堡、荷兰、希腊、葡萄牙、西班牙、奥地利、芬兰、瑞典、波兰、捷克、斯洛伐克、拉脱维亚、爱沙尼亚、立陶宛、匈牙利、马耳他、塞浦路斯、斯洛文尼亚、罗马尼亚、保加利亚和克罗地亚。

② 其他 13 国：英国、挪威、瑞士、土耳其、俄罗斯、白俄罗斯、乌克兰、哈萨克斯坦、日本、加拿大、澳大利亚、新西兰和列支敦士登公国。

（3）对美出口纺织品声明书（Declaration of Country Origin），简称 DCO 声明，又称为美国产地证。凡出口至美国的纺织品，出口商必须向进口商提供该类原产地声明书，作为进口商清关的单据之一。

（4）纺织品产地证书。

① 欧盟纺织品专用产地证。欧盟纺织品专用产地证（Europe Union Certificate of Origin），简称 EEC 产地证书，专门用于需要配额的纺织类产品，是欧盟各国海关控制配额的主要依据。EEC 纺织品产地证书与 EEC 纺织品出口许可证的内容完全一致，均由出口国有关机构提供，我国由商务部签发。

② 输土耳其纺织品产地证。企业出口《2005 年输欧盟、土耳其原产地证类别清单》中的非丝麻制品类别商品到土耳其，需申领该证书。该证书用于在土耳其海关清关。

（5）其他关于原产地证书的规范。

① 经中国转口的国外商品，不能取得中国原产地证，但可以申请"转口证明书"。

② 在中国制造但工序不足而未能取得中国产地证的货物，可申请"加工、装配证明书"。

③ 含有进口成分的商品，应根据原产地规则和《中华人民共和国含有进口成分出口货物原产地标准主要制造、加工工序清单》的规定，由签证机构审核后判断出证与否，必要时还将下厂调查。

二、普惠制

普惠制是发达国家给予发展中国家出口制成品和半制成品（包括某些初级产品）一种普遍的、非歧视的、非互惠的关税优惠制度。

普惠制的原则如下。

（1）普遍原则。指所有发达国家对发展中国家所有出口制成品和半制成品给予普遍的关税优惠待遇。

（2）非歧视原则。指所有发展中国家都应该无歧视地、无例外地享受普惠制待遇。

（3）非互惠原则。即非对等原则，指发达国家应单方对发达国家给予同等的关税优惠待遇。

普惠制的作用是通过关税削减产生的价格影响来实现的。有了普惠制，给惠国内的进口商从发展中国家（受惠国）进口原产于该发展中国家的产品时，可减免进口关税；那么，受惠国的产品较来自非受惠国或发达国家的同类产品处于一个价格优势地位，更容易进入发达国家的消费市场，更容易被众多的消费者接受。这将刺激更多的进口商进口受惠国产品，使发展中国家的出口得以扩大，外汇收入增加。

普惠制方案，即普惠制给惠方案，是各给惠国政府或国家集团（例如欧盟）根据普惠制的原则、目标，结合本国的国情所制定的具体的普惠制实施方案，定期或不定期地以政府法令的形式公布。各给惠国的普惠制方案内容虽然不尽相同，但根据联合国的有关规定，一般均由六个基本要素组成：给惠产品的范围、关税削减幅度、保护措施、原产地规则、受惠国家和地区、有效期。其中保护措施有四大类：例外条款、预定限额、竞争需要标准和毕业条款。

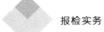

三、普惠制原产地规则

普惠制原产地规则是各给惠国关于受惠国出口产品享受普惠制待遇必备条件的规定。它是普惠制的主要组成部分和核心。为了确保普惠制关税优惠待遇的好处仅给予在发展中国家生产、收获和制造，并从发展中国家出运的产品，各给惠国都制定了详细的原产地规则。普惠制原产地规则是衡量受惠国出口产品是否取得普惠制的原产地资格，能否享受普惠制关税优惠待遇的标准。普惠制原产地规则包括三个部分：原产地标准、直运规则和书面证明。

（一）原产地标准

普惠制原产地标准是各给惠国对原产品概念所下的定义。原产地标准把原产品分为两大类：一是安全原产品；二是含有非原产成分但已经经过实质性改造的产品。

1. 完全原产品

完全原产品指全部使用本国产的原料、零部件，完全由受惠国生产制造的产品。

2. 含有非原产成分的产品

含有非原产成分的产品指全部或部分地使用进口（包括原产地不明）原料或零部件生产、制造的产品。这些原料、零部件在受惠国经过充分加工或制造，其外表、性质和特征达到了实质性改造、改变的程度，变成另外一种完全不同的产品，此时，这种含有非原产成分的产品应视作该受惠国的原产品。

"实质性改造"是含有非原产成分产品取得原产品资格的必要条件，但各给惠国衡量的标准不同，有加工标准和百分比标准两种。

加工标准，简称税目号改变规则。即，一般地说，如果进口的原材料与其制成品的税目号不同，即发生了变化，则经过了实质性改造；如果两者相同，则没有经过实质性改造。这里所说的 HS 税目号是指商品编码的四位数字级税目号。但是，其中任何一位数字的变化与否并不能在所有情况下都反映出进口成分是否经过实质性改造，采用加工标准的国家又规定了某些附加的加工条件作为这一普遍规则的例外，并汇编成"可使制成品取得原产品资格的加工工序清单"，简称"加工工序清单"，附于有关给惠国的给惠方案之后。

百分比标准，是指根据进口成分（或本国成分）占制成品价值的百分比来确定其是否经过实质性改变的标准。采用百分比标准的国家有澳大利亚、新西兰、加拿大、俄罗斯、乌克兰、白俄罗斯、哈萨克斯坦。但是，各国具体的百分比要求各不相同。例如，澳大利亚规定：产品的最后加工工序应在受惠国内完成；本国成分的价值不得小于产品出厂成本的50％。本国成分是指受惠国、其他受惠国和澳大利亚提供的原料、零部件和劳务价值。

（二）直运规则

1. 基本概念

所有给惠国（除澳大利亚）都规定原产于出口受惠国的产品必须直接运至进口给惠国。直运规则是原产地规则的一种重要组成部分，虽然它与产品的原产地并无直接联系，但是，它是一个必要的技术性手段，以确保运至进口给惠国的产品就是出口受惠国发运的原产品，避免途经第三国时进行任何再加工或被换包。

2. 允许经第三国转运的规定

给惠国在强调原产品必须直接运输的同时，也允许货物途经出口受惠国以外的第三国，但这必须是由于地理上的原因或运输上的需要，且要符合以下条件：货物一直处于该过境国海关的监控之下；未投入当地市场销售；未交付当地使用或消费；以及除卸、装和为使货物保持良好状态而做的必要处理外，未在那里进行过任何再加工。

（三）书面证明

凡受惠国要求享受普惠制优惠待遇的出口商品，均须持有能证明其符合有关给惠国普惠制原产地标准的普惠制原产地证明书和能证明其符合有关给惠国直运规则的证明文件。在这些证明文件中，最常用的就是普惠制格式 A 证书，也就是通常所说的 FORM A，它是受惠国的原产品出口到给惠国时享受普惠制减免关税待遇的官方凭证，所有的给惠国都接受。有些给惠国对普惠制格式 A 证书的有效期作了规定。例如，欧盟规定：普惠制格式 A 证书的有效期为自签证机构签发之日起的十个月内。普惠制格式 A 证书，在特殊情况下可"后发"，也可发"复本"。

四、普惠制产地证书的缮制

普惠制原产地证书格式 A 的填制要求如下。

标题栏（右上角），填写海关编定的证书号，不得重号。G＋年份＋产地注册号＋四位顺序号，例如上海抽纱经贸有限公司，产地证注册号为 370300021，2011 年第一票普惠制产地证证书号为 G113703000210001。

第 1 栏：出口商名称、地址、国家，此栏带有强制性，应填明详细地址，包括街道名、门牌号码等。而且此栏不可以出现中间商的名称，中国地名的英文音译应采用汉语拼音。如 SHANGHAI（上海），SUZHOU（苏州）等。例如：

SHANGHAI ARTEX TRADING CO., LTD NO. 80, CHAOYANG STREET, SHANGHAI, CHINA

第 2 栏：收货人的名称、地址、国家。该栏应填给惠国最终收货人名称（即信用证规定的提单通知人或特别声明的收货人），如最终收货人不明确，可填发票抬头人，但不可填中间转口商的名称。欧盟对此栏是非强制性要求的，如果货物直接运往上述给惠国，而且进口商要求将此栏留空时，则可以不填详细地址，但须填：TO ORDER。

第 3 栏：运输方式及路线。一般应填装货、到货地点（始运港、目的港）及运输方式（如海运、陆运、空运）。例如：

FROM SHANGHAI TO HAMBURG BY SEA

转运商品应加上转运港，如 VIA HONGKONG。对输往内陆给惠国的商品，如瑞士、奥地利，由于这些国家没有海岸线，因此如是海运，都需经过第三国，再转运至该国，填写时应注明。例如：

FROM SHANGHAI TO HAMBURG VIA HONGKONG, IN TRANSIT TO SWITZERLAND BY SEA

第 4 栏：供官方使用（官方声明）。此栏由签证机构填写，申请签证的单位应将此栏留空。正常情况下此栏空白。特殊情况下，签证机构在此栏加注，如：货物已出口，签证日期迟于出货日期，签发"后发"证书时，此栏盖上"ISSUED RETROSPECTIVELY"的红色印章。应当注意日本一般不接受"后发证书"。证书遗失、被盗或损毁，申请人首先在报纸上申明作废，持回执到海关在证书有效期内办理重发证书，签发证书时盖上"DUPLICATE"红色印章，并在此栏注明原证书的编号和签证日期，同时声明原发证书作废。重发证书的申报日期和签证日期分别填实际申请日期和签发日期。更改证书，应在证书有效期内提交更改申请单，并退回原证书正本，证书的签证日期和申报日期分别为更改后的实际日期。

第5栏：商品顺序号，本栏根据品名的个数顺序写出。例如出现第一个品名，本栏填"1"，出现第二个品名，本栏填"2"，以此类推。

第6栏：唛头和包装号码。此栏填写商品包装上的装运标志，应完整、规范并与其他单据上的装运标志一致。当唛头过长，可超出本栏，延续到第7栏内；无唛头时，填写"N/M"或"NO MARK"；如唛头中图形，此栏打上"SEE THE ATTACHMENT"，用附页加贴带图形的唛头。

第7栏：包装数量及种类，商品的名称。包装数量必须用英文和阿拉伯数字同时表示。具体填明货物的包装种类，例如CASE，CARTON，BAG等，不能笼统写PACKAGE，例如：

ONE HUNDRED AND FIFTY（150）CARTONS OF WORKING GLOVES

如无包装，应填明货物出运时的状态，如NUDE CARGO（裸装货）、IN BULK（散装货）、HANGING GARMENT（挂装）等。商品名称必须具体填明，应详细到可以准确判定该商品的品目号，不能笼统填：MACHINE（机器）、GARMENT（服装）等。对一些商品，如玩具电扇应注明"TOYS：ELECTRIC FANS"，不能只列"ELECTRIC FANS"（电扇）。如果信用证中品名笼统或拼写错误，必须在括号内加注具体描述或正确品名。商品的商标、牌名（BRAND）及货号（ARTICLE NUMBER）一般可以不填。商品名称等项列完后，应在下一行加上终止符号"＊＊＊"将上述内容的下一行填满，以防止加填伪造内容。国外信用证有时要求填写合同、信用证号码等，可加填在此栏终止符号下的空白处。

第8栏：原产地标准，该栏应按照普惠制产地证申请书对货物原料成分比例的不同，填写"P"（完全原产品，无进口成分，出口到给惠国）、"W"（含有非原产成分的产品）、"F"（出口到加拿大的商品，如含有进口成分占产品出厂价的40％以下）等字母，出口到澳大利亚、新西兰的产品，此栏可以空白。

第9栏：数量或重量，应按提单或其他运输单据中的毛重、数量填写，如"只""件""双""台"等，例如：320DOZ. 或6270KG。以重量计算的则填毛重，只有净重的，填净重亦可，但要标上N.W.（NET WEIGHT）。

第10栏：发票号码和日期，此栏不得空白。月份一律用英文（可用缩写）表示，例如：PHK5006. NOV.2，2017。此栏的日期必须按照正式商业发票填制。

第11栏：签证当局的证明，此栏由签证当局填写，此栏日期不得早于发票日期和申报日期。

第12栏：出口商申明，进口国横线上填最终进口国。本栏包括原产国、进口国（给惠国）国名和出口公司指派的专人签字和申报地点、时间，并加盖申请单位中英文印章，申报日期不得早于发票日期。

特别注意，发票日期早于申报日期和签证日期，所有日期应在提单日期之前，而且三个日期尽量不要是统一日期，证书一律不得涂改，也不得加盖校对章。每套普惠制证书只签发正本，海关不在副本上签字、盖章。

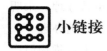 小链接

从日本进口原料证明书

　　日本规定，对于某些使用了日本进口原料的产品出口至日本时，可享受其给惠国成分特殊待遇，但必须随普惠制原产地证书 FORM A 提供"从日本进口原料证明书"（Certificate of Materials Imported from Japan）。FORM A 证书上须注明该附件的编号。申请单位同时需提交从日本进口原料时日方出具的发票装箱单等的单据，供入境海关签发证书时审核用。

五、一般原产地证书的签发

申请人应当于货物出运前向申请人所在地、货物生产地或者出境口岸的签证机构申请办理原产地证书签证。申请人在初次申请办理原产地证书时，向所在地签证机构提供下列材料。

（1）由工商行政管理部门颁发的当年有效的或经年审的营业执照副本影印件一份；

（2）政府主管部门授予企业进出口经营权的文件影印件一份；

（3）由申请签证单位法人代表签署的、委托该单位人员办理普惠制原产地证书申请及手签事宜的委托书一份，及被委托之手签人免冠半身一寸近照两张。上述证件，经商检机构初步审核后，签发"申请签发普惠制原产地证书注册登记表"和"普惠制 FORMA 原产地证书申报人注册登记卡"各一式两份，由申请单位如实填写，并在规定的时间内将上述表格递交商检机构审核。商检机构确认该单位具有申请签证资格后将准予注册，申请单位应在同时交付规定的注册费。之后，由商检机构在指定时间内，对普惠制申请手签人员进行业务培训，考核合格后，签发申报证件。申报人可在当年度内凭证向各地商检机构办理普惠制申请签证业务。注册地商检机构每两年对已注册单位及申请手签人员进行复查。

申报手签人在本批货物出运前五日到商检机构办理申请事宜。申请时一般应提交："普惠制产地证书申请书"一份；出口商业发票（副本）一份；装箱单一份；普惠制产地证书一套；对含有进口成分的出口商品申请签证，申请人应填写"含进口成分商品成本明细单"。

商检机构认为有必要提供的其他有关单证（如信用证、合同、报关单等），并如实解答商检机构提出的有关问题。对首次申请签证的单位，商检机构将派员到生产现场作例行调查。对非首次申请签证的单位，商检机构对申报内容有疑问，或认为有必要时，也可派员对产品的生产企业进行抽查。作上述调查后，商检机构将填写"出口企业（或生产厂）普惠制签证调查记录"，以此作为是否同意签证的依据。被调查或抽查的单位有义务积极协助商检

人员进行查核，提供必要的资料、证件和工作条件。

商检机构在调查或抽查的基础上，逐一审核申请单位提交的有关单证，无误后签发"普惠制原产地证书"，交申请单位。

进口方要求出具官方机构签发的原产地证书的，申请人应当向主管海关申请办理；未明确要求的，申请人可以向主管海关、中国国际贸易促进委员会或者其地方分会申请办理。

签证机构接到原产地证书签证申请后，签证人员按照《中华人民共和国进出口货物原产地条例》和《关于非优惠原产地规则中实质性改变标准的规定》规定，对申请人的申请进行审核。

参加国外展览的货物，申请人凭参展批件可以申请原产地证书。签证机构应当在受理签证申请之日起2个工作日内完成审核，审核合格的，予以签证。申请人未在签证机构登记的，签证机构应当自登记信息核对无误之日起2个工作日内完成签证申请的审核，审核合格的，予以签证。调查核实所需时间不计入在内。

一批货物只能申领一份原产地证书，申请人对于同一批货物不得重复申请原产地证书。

原产地证书自签发之日起有效期为1年。更改、重发证书的有效期同原发证书。

特殊情况下，申请人可以在货物出运后申请补发原产地证书。

申请补发原产地证书，除依照相关规定提供相关资料外，还应当提交下列资料。

（1）补发原产地证书申请书；

（2）申请补发证书原因的书面说明；

（3）货物的提单等货运单据；

（4）其他证明文件。

签证机构应当在原产地证书的签证机构专用栏内加注"补发"字样。对于退运货物或无法核实原产地的货物，签证机构不予补发原产地证书。

六、一般原产地证书的缮制

证书号栏：应在证书右上角按照相关规定填上证书编号，不得重号。编制要求同普惠制原产地证，把第一个字母 G 改为 C。

第1栏：出口方。填写出口方的名称、详细地址及国家（地址），此栏不得留空。出口方名称是指出口申报方名称，一般填写有效合同的卖方或发票出票人。若经其他国家或地区转口需填写转口商名称时，可在出口商后面加填英文 VIA，然后填写转口商名称、地址和国家，例如：

SHANGHAI ARTEX TRADING CO., LTD NO.80, CHAOYANG STREET, SHANGHAI, CHINA VIA HONGKONG DAMING CO., LTD NO.65, GUANGDONG ROAD, HONGKONG

第2栏：收货方。应填写最终收货方的名称、详细地址及国家（地区），当信用证规定收货人留空时，此栏应加注"TO WHOM IT MAY CONCERN"或"TO ORDER"。若需填写转口商名称时，可在收货人后面加填 VIA，然后填写转口商名称、地址、国家。

第3栏：运输方式和路线。应填写从装货港到目的港的详细运输路线。如经转运，应注明转运地。例如：

FROM SHANGHAI TO HONGKONG ON APR. 1，2005，THENCE TRANSHIPPED TO ROTTERDAN BY VESSEL 或 FROM SHANGHAI TO ROTTERDAM BY VESSEL VIA HONGKONG

第 4 栏：目的地国家/地区。应填写货物最终目的国，一般与最终收货人或最终目的港国别一致，不得填写中间商国别。

第 5 栏：签证机构使用栏。此栏为签证机构在签发补发证书、重发证书或加注其他声明时使用。证书申领单位应将此栏留空。

第 6 栏：运输标记。应按照出口发票上所列唛头填写完整图案、文字标记及包装号码；不可简单填写 "AS PER INVOICE NO…"（按照发票）或者 "AS PER B/L NO…"（按照提单）。无唛头的，应填写 "N/M" 或者 "NO MARK"。唛头较多时，可填写在第 7、8、9 栏的空白处或用唛头附页填制。

第 7 栏：商品名称、包装数量及种类。应填写具体商品名称，例如："TENNIS RACKET"（网球拍）；不得用概括性表述，例如："SPORTING GOODS"（运动用品）。包装数量及种类要填具体，在英文表述后注明阿拉伯数字。例如：100 箱彩电，填写为 "ONE HUNDRED（100）CARTONS ONLY OF COLOUR TV SETS"。如货物是散装的，在商品名称后加注 "IN BULK"（散装）。如需要加注合同号、信用证号码等，可加在此栏。如证书有一页以上须注明 "TO BE CONTINUED"（待续）；本栏的内容结束处要加上表示结束的终止符号 "＊＊＊＊＊"，以防添加内容。

第 8 栏：商品编码。此栏要求填写商品的四位 HS 编码。若同一份证书包含几种商品，则应将相应的 HS 编码全部填写。此栏不得留空。

第 9 栏：数量。填写出口货物的数量并与商品的计量单位联用。如果填写重量的，应该以 KGS 为单位，同时应该注明 N. W. 或 G. W. 。

第 10 栏：发票号码及日期，月份一律用英文（可用缩写）表示，例如：PHK5006. NOV. 2，2017。

第 11 栏：签证当局的证明，此栏由签证当局填写，此栏日期不得早于发票日期和申报日期。

第 12 栏：出口商申明，进口国横线上填最终进口国。本栏包括原产国、进口国（给惠国）国名和出口公司指派的专人签字和申报地点、时间，并加盖申请单位中英文印章，申报日期不得早于发票日期。

七、其他种类原产地证书

1.《亚太贸易协定》原产地证书

《亚太贸易协定》原产地证书是根据《亚太贸易协定》的要求签发的具有法律效力的在协定成员国之间就特定产品享受互惠减免关税待遇的官方证明文件。

签发依据为《亚太贸易协定》原产地规则及《〈亚太贸易协定〉原产地证书签发和核查操作程序》。主要成员包括：中国、韩国、斯里兰卡、孟加拉国和印度。可签发国家：韩国、斯里兰卡、孟加拉国、印度。

2. 中国-东盟自由贸易区原产地证书

中国-东盟自由贸易区原产地证书是根据《中华人民共和国与东南亚国家联盟全面经济合作框架协议》的要求签发的具有法律效力的在协定成员国之间就特定产品享受互惠减免关税待遇的官方证明文件。

签发依据为《中国-东盟自由贸易区原产地规则》及其签证操作程序。

3. 中国-巴基斯坦自由贸易区原产地证书

中国-巴基斯坦自由贸易区原产地证书是根据《中国-巴基斯坦关于自由贸易协定早期收获计划的协议》的要求签发的具有法律效力的在协定成员国之间就特定产品享受互惠减免关税待遇的官方证明文件。签证依据为《中国-巴基斯坦自由贸易区原产地规则》及其签证操作程序，签发国家：巴基斯坦。如表6-2所示。

中国-巴基斯坦自由贸易区原产地证书填制说明：

第1栏：注明出口方合法的全称、地址（包括国家）。

第2栏：注明收货人合法的全称、地址（包括国家）。

第3栏：注明生产商合法的全称、地址（包括国家）。如果证书上的货物生产商不止一个时，其他生产商的全称、地址（包括国家）也须列明。如果出口方或生产商希望对该信息保密时，也可接受在该栏注明"应要求向海关提供"（Available to Customs upon request）。如果生产商与出口商相同时，该栏只需填写"相同"（SAME）。

第4栏：注明运输方式和路线，并详细说明离港日期、运输工具号、装货港和卸货港。

第5栏：由进口成员方的海关当局在该栏简要说明根据协定是否给予优惠待遇。

第6栏：注明项目编号。

第7栏：该栏的商品名称描述必须详细，以便查验货物的海关官员可以识别，并使其能与发票上的货名及HS编码的货名对应。包装上的运输唛头及编号、包装件数和种类也应列明。每一项货物的HS编码应为货物进口国的六位HS编码。

第8栏：从一成员方出口到另一成员方可享受优惠待遇的货物必须符合下列要求之一（根据特定原产地规则可做调整）。

（1）符合《中国-巴基斯坦自由贸易区原产地规则》的规定，在出口成员方境内完全获得的产品；

（2）为实施《中国-巴基斯坦自由贸易区原产地规则》的规定，使用非原产于中国、巴基斯坦或无法确定原产地的原材料生产和加工产品时，所用这种原材料的总价值不超过由此生产或获得的产品的离岸价格的60%，且最后生产加工工序在该出口成员方境内完成；

（3）符合《中国-巴基斯坦自由贸易区原产地规则》规则五的产品，且该产品在一成员方被用于生产可享受另一个成员方优惠待遇的最终产品时，如这部分成分在最终产品的中国-巴基斯坦自由贸易区成分累计中不少于最终产品的40%，则该产品应视为原产于对最终产品进行生产或加工的成员方；

（4）符合《中国-巴基斯坦自由贸易区原产地规则》产品特定原产地标准的产品应被视为原产于使该产品发生实质性改变的成员方。

若货物符合上述标准，出口商必须按照表6-3的规定的格式，在本证书第8栏中标明其货物申报享受优惠待遇所依据的原产地标准。

表6-2　中国-巴基斯坦自由贸易区原产地证书

1. Exporter's Name and Address, Country	CERTIFICATE NO.
2. Consignee's Name and Address, Country	**CERTIFICATE OF ORIGIN** **CHINA-PAKISTAN FTA** **(Combined Declaration and Certificate)**
3. Producer's Name and Address, Country	**Issued in** <u>THE PEOPLE'S REPUBLIC OF CHINA</u> (Country) See Instructions Overleaf

4. Means of transport and route (as far as known) Departure Date Vessel /Flight/Train/Vehicle No. Port of loading Port of discharge	5. For Official Use Only ☐ Preferential Treatment Given Under China-Pakistan FTA Free Trade Area Preferential Tariff ☐ Preferential Treatment Not Given (Please state reason/s) .... ☐ Signature of Authorized Signatory of the Importing Country

6. Item number	7. Marks and numbers on packages; Number and kind of packages; description of goods; HS code of the importing country	8. Origin Criterion	9. Gross Weight, Quantity and FOB value	10. Number and date of invoices	11. Remarks

12. Declaration by the exporter	13. Certification
The undersigned hereby declares that the above details and statement are correct; that all the goods were produced in .... (Country) and that they comply with the origin requirements specified for these goods in the China-Pakistan Free Trade Area Preferential Tariff for the goods exported to .... (Importing country) .... Place and date, signature and stamp of authorized signatory	It is hereby certified, on the basis of control carried out, that the declaration by the exporter is correct. .... Place and date, signature and stamp of certifying authority

表 6-3　中国-巴基斯坦自由贸易原产地证书填制说明

本表格第 12 栏列名的原产国生产或制造的详情	填入第 8 栏
①出口成员方完全原产的产品[见上述第 8 栏（1）项]	"P"
②符合上述第 8 栏（2）项的规定，在出口成员方加工但并非完全原产的产品	单一国家成分的百分比，例如 40%
③符合上述第 8 栏（3）项的规定，在出口成员方加工但并非完全原产的产品	中国-巴基斯坦自由贸易区累计成分的百分比，例如 40%
④符合产品特定原产地标准的产品	"PSR"

第 9 栏：该栏应注明毛重的公斤数。其他的按惯例能准确表明数量的计量单位，如体积、件数也可用于该栏；离岸价格应该是出口方向签证机构申报的价格。

第 10 栏：该栏应注明发票号和发票日期。

第 11 栏：如有要求，该栏可注明订单号、信用证号等。

第 12 栏：该栏必须由出口人填制、签名、签署日期和加盖印章。

第 13 栏：该栏必须由签证机构经授权的签证人员签名、签署日期和加盖签证印章。

4. 中国-智利自由贸易区原产地证书（FORM F）

中国-智利自由贸易区原产地证书是根据《中国-智利自由贸易协定》的要求签发的具有法律效力的在协定成员国之间就特定产品享受互惠减免关税待遇的官方证明文件。

签证依据为《中国-智利自由贸易区原产地规则》及其签证操作程序。签发国家：智利。

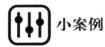 小案例

2012 年 8 月潍坊海关工作人员收到山东海关通关处转发的发货人为潍坊某公司的东盟原产地证的退证查询邮件。经检验检疫人员认真核对，该证书为伪造证书，证书第一栏发货人为潍坊辖区内某贸易公司，但公司地址显示为塞舌尔共和国的境外地址，未显示该贸易公司的实际地址，证书第 12 栏签证人员的手签笔迹和签证印章均属伪造。工作人员在调查过程中，2012 年 9 月又收到山东检验检疫局通关处转发的发货人为该公司的另一份东盟原产地证的退证查询函，案件细节与之前类似。潍坊检验检疫局检验检疫人员对该公司涉嫌伪造、买卖和使用虚假原产地证的行为进行了立案，并派员进行调查。经过调查发现：该公司于 2012 年 6 月向印度尼西亚同一客户出口三批硅酸钠，分别为 400 吨、100 吨和 500 吨，货值分别为 90400 美元、22600 美元和 113000 美元。出口时由于国外客户要求提供中国东盟原产地证，而该公司一直未在潍坊海关办理过原产地证企业注册，经咨询检验检疫机构无法签发发货人为境外公司的东盟原产地证，于是该公司业务人员就在网上通过 QQ 联系办理假原产地证。

该公司负责人承认了上述违法事实，称因为公司业务人员法律意识淡薄，业务知识匮乏，导致了违法行为的发生。鉴于该公司积极配合调查，并主动交代其他违法事实，潍坊检验检疫局对该公司作出了处以 30000 元罚款的处罚。

　　请思考：原产地证书签发的要点有哪些？

小　　结

　　（1）原产地证书是证明货物原产地、制造地的文件，专供进口国海关采用不同的国别政策、国别待遇、差别关税和控制进口配额之用的一种国际商务文件。

　　（2）原产地证书是我国检验检疫过程中非常重要的一项环节，是公证机构或者政府部门出具的证明货物原产的证明文件，涉及交易人员的货物交接、结算货款、通关验收等，还关系到不同的关税待遇。原产地证书根据签发机构不同、用途不同等分为非优惠原产地证书、优惠原产地证书等不同种类。不同类别的原产地证书的签发要点也不同，在缮制原产地证书的过程中需要额外注意。

　　（3）原产地规则指一国根据国家法令或国际协定确定的原则制定并实施的，以确定生产或制造货物的国家或地区的具体规定。为了实施关税的优惠或差别待遇、数量限制或与贸易有关的其他措施，海关必须根据原产地规则的标准来确定进口货物的原产国，给以相应的海关待遇。

　　（4）原产地规则按货物的流向分为：进口原产地规则和出口原产地规则。按适用区域分为：单一国家原产地规则和区域性的原产地规则。按适用范畴分为：优惠性原产地规则和非优惠性原产地规则。为了使出口货物获得进口国的优惠待遇（如普惠制）或区域性经济集团的成员国之间的获得互惠性的优惠待遇而制定的原产地规则，称为"优惠性原产地规则"。

　　（5）普惠制原产地规则是各给惠国关于受惠国出口产品享受普惠制待遇必备条件的规定。它是普惠制的主要组成部分和核心。

　　（6）一般原产地证书的签发：申请人应当于货物出运前向申请人所在地、货物生产地或者出境口岸的签证机构申请办理原产地证书签证。

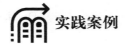 **实践案例**

案例分析

　　原产地证书是证明货物原产于某一特定国家或地区，享受进口国正常关税（最惠国）待遇的证明文件。如果没有办理原产地证在优惠国不能享受关税优惠政策。上海某企业需要出口一批货物到英国、日本、马来西亚、智利、巴基斯坦和新西兰，假设该批货物均被列入相关减让清单。

业务操作

　　由 4～5 人组成一个小组，讨论该企业怎样办理产地证才能享受最大限度的关税优惠。

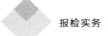 学习评价

一、单项选择题

1. 按照世贸组织的有关规定，原产地规则总体上可以分为（　　）。
   A. 非优惠原产地规则，优惠原产地规则
   B. 普惠制原产地规则，一般原产地规则
   C. 非优惠原产地规则，普惠制原产地规则
   D. 一般原产地规则，自贸区原产地规则

2. 原产地规则包括（　　）。
   A. 原产地标准、直运规则和书面证明
   B. 原产地标准、加工标准和运输证明
   C. 直运规则、加工标准和百分比标准
   D. 原产地证明、加工标准和百分比标准

3. 原产地规则的核心部分是（　　）。
   A. 保护措施
   B. 直运规则
   C. 书面证明
   D. 原产地标准

4. 原产地证书是指出口国（地区）根据（　　）和有关要求签发，明确指出该证中所列货物原产于特定国家（地区）的书面文件。
   A. 原产地规则
   B. 普惠制方案
   C. 进口国规定
   D. 给惠国规定

5. 根据《中华人民共和国进出口货物原产地条例》，提供虚假材料骗取原产地证书，由海关处（　　）的罚款。构成犯罪的，依法追究刑事责任。
   A. 3 万元以下
   B. 5 万元以下
   C. 货值金额 5％以上 20％以下
   D. 5000 元以上 10 万元以下

6. 凡申请办理优惠原产地证书的企业，必须预先到海关办理（　　）手续；申请办理非优惠原产地证书的企业，必须到海关办理（　　）手续。
   A. 备案；注册登记
   B. 注册登记；备案
   C. 备案；备案
   D. 注册登记；注册登记

二、多项选择题

1. 按照用途不同，原产地证书可分为（　　）。
   A. 普惠制原产地证
   B. 一般原产地证
   C. 区域性优惠原产地证
   D. 专用原产地证

2. 普惠制的原则包括（　　）。
   A. 普遍的
   B. 非歧视的
   C. 非互惠的
   D. 普通的

3. 以下哪些国家给予中国普惠制待遇（　　）。
   A. 韩国
   B. 泰国
   C. 美国
   D. 俄罗斯

4. 经贸区域合作的主要形式包括（　　）。
   A. 优惠贸易安排
   B. 自由贸易区
   C. 关税同盟
   D. 共同市场

5. 原产地证注册（备案）登记包括（　　）。

    A. 企业注册（备案）登记　　　　　　　B. 产品注册

    C. 申报员管理　　　　　　　　　　　　D. 签发证书

6. 可以在进口国海关享受关税优惠待遇的原产地证书包括（　　）。

    A. 中国-东盟自由贸易区原产地证书　　B. 一般原产地证书

    C. 输欧盟农产品证书　　　　　　　　　D. 普惠制原产地证书

7. 完全原产的产品，证书中原产地标准一栏打"P"的证书有（　　）。

    A. 中国-巴基斯坦自贸区原产地证书　　B. 中国-智利自贸区原产地证书

    C. FORM A 原产地证书　　　　　　　　D.《亚太贸易协定》原产地证书

三、判断题

1. 原产地规则是各国为了确定贸易中的商品的原产地（即原产国或地区）而制定的法律、法规和普遍实施的行政命令及措施。（　　）

2. 根据《中华人民共和国进出口货物原产地条例》，在中国生产过程中产生的只能弃置或者回收用作材料的废碎料可视为完全获得的货物。（　　）

3. 海关总署是各类原产地证书的签证主管部门。（　　）

4. 每套普惠制证书只签发正本，海关不在副本上签字、盖章。（　　）

5. 非优惠原产地证书自签发之日起有效期为一年，更改、重发证书的有效期同原发证书。（　　）

6. 填写产品成本明细单时，使用到的计算单位要一致。（　　）

四、简答题

1. 简述原产地证书的作用。

2. 简述普惠制原产地证书签发要点。

3. 简述一般原产地证书和普惠制原产地证书的不同。

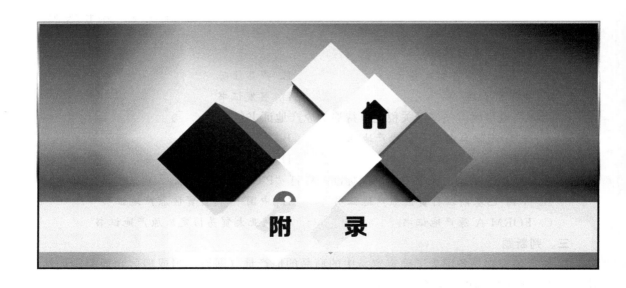

附录一　报检常用英语

一、检验检疫专业术语

abattoir	屠宰场
assets appraising	资产评估
abnormal	变态的，异常的
at random	随机，任意
abrasion resistance	耐磨性
atomic absorption	原子吸收
absent in	在……未检出
azopigment	偶氮染料
accreditation body	认可机构
accredited inspector	认可检验员
acceptable quality level	合格（质量）标准
accuracy	准确度
acid value	酸价
actual grease content	实测含油量
actual moisture regain	实际回潮率
additive	添加剂，添加的
adjust	调整、核对
administration	行政机关，管理（局）
admixture	杂质，混合物
adulteration	伪劣品，掺假
aflatoxin	黄曲霉毒素

agar	琼脂
agent	介质，代理商
analysis	分析
animal and plant quarantine	动植物检疫
anthrax bacillus	炭疽杆菌
antimagnetic	抗磁性的
antirust	耐锈蚀的
antiwear	耐磨的
appearance	外观，外表
appraisal	评估，鉴定
approve	批准，认可
approximate	类似的，大约的
arsenic	砷
ash content	灰分
bacterium	细菌
balance	天平，余额
bent test	弯曲试验
biochemical	生物化学的
bird flue/avian influenza	禽流感
blood serum	血清
bovine spongiform	疯牛病
breakage	破损、破裂
breaking strength	断裂强度
brightness	光泽，亮度
bump test	连续冲击试验
buoyancy（e）	浮力
burst can	爆裂罐（头）
bursting strength	耐破强度
cadmium	镉
calcium	钙
carbohydrate	碳水化合物
carcass	胴体
cargo damage survey	货损鉴定（检验）
cargo measurement	货载衡重
chief inspector	主任检验员
chief surveyor	主任鉴定人
chief veterinarian	主任兽医
chloramphenicol	氯霉素

cholera	霍乱
coliforms	大肠菌群
colony	菌落
color fastness	色牢度
combustion	燃烧
commercial inspection mark	商检标志
commercial moisture regain	商业回潮率
composition	组成，成分
compression strength	抗压强度
compression test	抗压试验
concentration	浓度
contamination	污染，玷污
content	含量
conventional allowance	合同公差
corrosion	锈、腐蚀
counting of bacteria	细菌计数
crack	裂缝
criterion	标准，依据
damage	损坏，破坏
date of completion of inspection	验讫日期
defect	缺陷，瑕疵
density	密度，浓度
detection of defects	探伤，缺陷检查
deterioration	变质，损耗
determine	测定
devanning	拆（集装）箱
diagnosis	诊断
disinfection	蒸馏
draft survey	水尺检验
draw sample	抽（取）样
drop test	跌落试验
dry matter	固形物，干物质
edible	可食用的
element	元素，成分
epizootic	动物流行病（的）
error	误差
evaporate	蒸发
evenness	均匀度，条干均匀度

examine	检查，检验
exceed	超过，超量
expert	鉴定人，专家
extract	提取，抽取
external	外部的
entrusted inspection	委托检验
enzyme	酶
elimination	消除，去除
fat	肥的，脂肪
fattening test	压扁试验
flaw	缺陷，疵点
flexible	易弯曲的，柔性的
food-home disease	食源性病毒
foot and mouth disease	口蹄疫
folding endurance	耐折点
folding strength	耐折强度
foreign matter	异物
foreign odor	异味
fowl cholera	鸡瘟
freezing point	冰点，凝固点
friction factor	摩擦系数
fructose	果糖
fumigation	熏蒸
hazard analysis and critical control point （HACCP）	控制点
harmful	有害的
heat treatment	热处理
health certification mark	卫生标志
hydraulic test	水压试验
humidity	湿气，湿度
hand picked/selected	手拣
hardening	淬火
hardness test	硬度试验
gas chromatography	气相色谱法
germination percentage	发芽率
glucose	葡萄糖

二、证书专属名词

certificate of quality	品质证书

certificate of weight	重量证书
certificate of quantity	数量证书
certificate of packing	包装证书
certificate of health	健康证书
certificate of quarantine	检疫证书
veterinary certificate	兽医证书
sanitary certificate	卫生证书
certificate of origin	产地证书
certificate of fumigation	熏蒸证书
fumigation / disinfection certificate	熏蒸/消毒证书
animal health certificate	动物卫生证书
phytosanilary certificate	植物检疫证书
phytosanilary certificate for re-export	植物转口检疫证书
sanitary certificate for conveyance	交通工具卫生证书
quarantine certificate for conveyance	运输工具检疫证书
veterinary health certificate	兽医卫生证书
animal quarantine certificate	动物检疫证书
inspection certificate	检验证书
certify	证明
import license	进口许可证
export license	出口许可证
certificate of origin	原产地证书
inspection certificate	检验证书
certificate of quantity/weight	质量/重量证明书
export documents	出口证明
import entry	进口报关手续
survey report on quality	按质量的检验报告
survey report on weight	按重量的检验报告
sanitary certificate	卫生证明
veterinary (health certificate)	兽医健康证明
health certificate	健康证书
fumigation/disinfection certificate	熏蒸证书
heat treatment certificate	热处理证书
no-wood declaration	无木声明
non-coniferous wood declaration	非针叶林声明
entry-exit inspection and quarantine bureau	出入境检验检疫局

附录二 政策办法

《国家质量监督检验检疫总局规范性文件管理办法》已经于 2018 年 2 月 23 日国家质量监督检验检疫总局局务会议审议通过，自 2018 年 5 月 1 日起施行。

国家质量监督检验检疫总局规范性文件管理办法

第一章 总 则

第一条 为加强规范性文件的管理，明确规范性文件制定程序，提高规范性文件的质量，根据国务院法治政府建设的要求，制定本办法。

第二条 本办法所称规范性文件，是指国家质量监督检验检疫总局（以下简称国家质检总局）为执行法律、行政法规、规章和国务院文件的规定，依照法定权限和程序制定并公开发布，涉及公民、法人或者其他组织权利义务，具有普遍约束力，在一定期限内反复适用的公文。

第三条 规范性文件的起草、审查、决定、公布、解释、清理和备案，适用本办法。

依据法定职权和法定程序制定，并作为执法依据的标准、规程和其他技术规范，强制性产品认证目录、特种设备目录、法检目录等行政管理目录，以及根据国际条约、惯例和相关国内法发布的禁令、解禁令、检验检疫要求等公告，不适用本办法。

国家质检总局内部执行的管理规范、工作制度、请示报告、会议纪要以及表彰奖惩、人事任免等不涉及公民、法人和其他组织权利义务的文件，以及针对特定公民、法人或者其他组织作出的不具有普遍约束力的文件，不适用本办法。

第四条 规范性文件的制定，应当遵循合法、公开、精简、效能和权责统一的原则。

规范性文件不得设定行政许可、行政处罚、行政强制、行政收费以及其他应当由法律、行政法规、规章或者国务院规定的事项。无法律、法规依据不得作出减损公民、法人、其他组织的合法权益或者增加其义务的规定。

第五条 规范性文件的名称应当根据具体内容确定，一般使用"办法""规定""规则""通知""意见"等，但不得使用"法""条例"。

规范性文件可以用条文形式，也可以用段落形式。

第六条 国家质检总局相关业务主管部门（以下简称起草部门）、办公厅、法制部门依据本办法规定，在各自职权范围内分别负责规范性文件的管理工作。

第二章 起草与审查

第七条 起草部门可以单独或者联合起草规范性文件。联合起草的，应当确定一个牵头部门。

第八条 起草部门应当对制定规范性文件的必要性和可行性进行论证，并对规范性文件所要解决的问题、拟确立的主要制度或者拟规定的主要措施等内容进行调研。

起草部门可以邀请法律顾问、公职律师和有关方面专家参与或者进行法律和专业论证。

第九条 起草部门应当采取座谈会、论证会或者公开征求意见等方式广泛听取系统内外意见。规范性文件的内容涉及重大公共利益或者法律、行政法规、规章规定听证的,应当组织听证。

第十条 起草部门应当按照国务院公平竞争审查制度相关要求,对规范性文件草案进行公平竞争审查并形成书面审查结论。

第十一条 起草部门起草规范性文件,涉及国家质检总局其他业务部门职责,或者涉及国务院其他部门职责的,应当征求相关部门意见,并协调一致。

第十二条 对国际贸易有重大影响的规范性文件,起草部门应当依据世界贸易组织相关规定开展贸易政策合规性评估。必要时,应当进行通报并对世界贸易组织成员的评议意见予以适当处理。

第十三条 起草部门在形成规范性文件草案后,应当以函件的形式,将规范性文件草案、起草说明以及其他相关材料报送法制部门进行合法性审查,合法性审查程序不得采用会签、征求意见等形式。起草说明应当包括以下内容:

(一)制定目的和依据;

(二)必要性和可行性;

(三)主要制度和措施;

(四)起草过程以及论证和听取意见情况、公平竞争审查情况、协调情况、合规性评估情况;

(五)其他需要说明的事项。

报送法制部门合法性审查的规范性文件草案,应当由起草部门的主要负责人签字;联合起草的,应当由联合起草部门的主要负责人联合签字。涉及其他部门的,应当经过会签。

第十四条 法制部门收到报送审查的相关材料后,应当及时从以下方面进行审查:

(一)是否具有或者超越法定职权;

(二)是否与法律、行政法规、规章等规定相抵触;

(三)文件结构体例和法律用语是否准确;

(四)是否符合本办法规定的起草程序要求。

第十五条 经合法性审查,法制部门应当作出书面审查意见。符合本办法规定要求的,建议提请集体审议;不符合要求的,退回起草部门修改,并在书面审查意见中说明理由。

第三章 决定、公布与解释

第十六条 规范性文件草案通过合法性审查的,由起草部门提请国家质检总局局务会议、局长办公会议或者局长专题会议集体审议。

规范性文件草案存在较大争议且无法协调一致的,起草部门报请分管总局领导同意后,可以提请集体审议时一并讨论决定,但是未通过合法性审查的不得提请集体审议。

第十七条 集体审议通过的规范性文件,由起草部门按照国家质检总局公文制发程序,以国家质检总局文件的形式发布。

办公厅负责规范性文件统一编号。规范性文件的发文字号统一为"国质检 X 规〔20XX〕X 号"。

第十八条 规范性文件应当明确规定施行日期。

规范性文件施行日期与发布日期的间隔不得少于 30 日。但因保障国家安全、重大公共利益需要，或者发布后不立即施行将影响法律、行政法规、规章和国家政策执行的除外。

第十九条　规范性文件发布后，起草部门应当及时通过国家质检总局门户网站、国家质检总局公报等途径向社会公开。规范性文件未向社会公开的，不得作为实施行政管理的依据。

第二十条　规范性文件应当明确规定有效期。规范性文件有效期一般不超过 5 年。规范性文件名称冠以"暂行""试行"的，有效期一般不超过 3 年。

规范性文件有效期届满后自动失效。仍需要继续执行的，应当重新制发。

第二十一条　对公民、法人或者其他组织权利义务作出较大调整或者社会影响较大的规范性文件发布后，起草部门应当通过多种方式，对规范性文件制定的目的依据、主要制度措施等内容进行解读，便于执行部门和社会公众的理解和执行。

规范性文件施行后，需要对规范性文件具体执行问题进行解释的，由起草部门提出解释意见，经法制部门合法性审查后，按照国家质检总局公文办理程序要求办理。规范性文件的解释与规范性文件具有相同的效力。

第四章　清理与备案

第二十二条　规范性文件应当每年清理一次。法制部门在每年第一季度组织开展清理工作。

起草部门应当按照清理工作时限要求报送清理意见。清理意见包括规范性文件继续有效、已废止或者拟废止，已废止的应当注明废止文件的文号，拟废止的应当注明理由。

法制部门对清理意见汇总审查后，形成年度清理结果。清理结果以国家质检总局公告形式发布，并向社会公开。

第二十三条　有下列情形之一的，起草部门应当及时开展规范性文件清理，根据清理结果修改、废止或者重新制发相关的规范性文件：

（一）规范性文件制定依据修改、废止的；

（二）适用规范性文件的客观情况发生变化的；

（三）规范性文件有效期届满的；

（四）规范性文件实施中反映问题比较突出的。

修改、废止或者重新制发规范性文件，应当经法制部门合法性审查，并按照本办法第十九条规定向社会公开。

第二十四条　国家认证认可监督管理委员会、国家标准化管理委员会、中国纤维检验局、各直属检验检疫局应当自规范性文件发布之日起 30 日内将规范性文件文本及起草说明（电子文本及纸质文本两份）报送国家质检总局法制部门备案。

各省级质量技术监督部门（市场监督管理部门）规范性文件备案按照本级人民政府有关规定执行。

第二十五条　公民、法人或者其他组织对国家质检总局制定或者备案的规范性文件有异议，并提出合法性审查申请的，法制部门可以按照本办法规定组织进行合法性审查，并提出处理意见和建议。

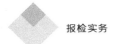

第五章 附 则

第二十六条 因保障国家安全或者重大公共利益、执行国家紧急命令和决定等紧急情况，需要即时制定规范性文件的，可以简化制定程序要求，但应当提请国家质检总局主要负责人批准发布。

第二十七条 本办法下列用语的含义：

禁令，是指根据《中华人民共和国国境卫生检疫法》及其实施细则、《中华人民共和国进出境动植物检疫法》及其实施条例等有关法律法规的规定，当世界动物卫生组织（OIE）、世界卫生组织（WHO）等机构发布疫情报告后，为防止疫情传入我国而发布的国家质检总局公告。

解禁令，是指根据风险评估结果等，全部或者部分解除上述禁令的国家质检总局公告。

检验检疫要求，是指根据中国相关法律法规和双边议定书等，发布特定产品输华应当遵守的检验检疫方面的要求的国家质检总局公告。

第二十八条 国家认证认可监督管理委员会、国家标准化管理委员会、中国纤维检验局、各直属检验检疫局和各省级质量技术监督部门（市场监督管理部门）可以参照本办法管理各自的规范性文件。

第二十九条 本办法由国家质检总局负责解释。

第三十条 本办法自 2018 年 5 月 1 日起施行。国家质检总局 2010 年 3 月 15 日公布的《国家质量监督检验检疫总局规范性文件管理办法》同时废止。

根据《进口可用作原料的固体废物检验检疫监督管理办法》，海关总署制定了《进口可用作原料的固体废物国外供货商注册登记管理实施细则》。

关于企业报关报检资质合并有关事项的公告

为贯彻落实《深化党和国家机构改革方案》工作部署，海关总署对企业报关报检资质进行了优化整合，现将有关事项公告如下：

一、企业报关报检资质合并范围

（一）将检验检疫自理报检企业备案与海关进出口货物收发货人备案，合并为海关进出口货物收发货人备案。企业备案后同时取得报关和报检资质。

（二）将检验检疫代理报检企业备案与海关报关企业（包括海关特殊监管区域双重身份企业）注册登记或者报关企业分支机构备案，合并为海关报关企业注册登记和报关企业分支机构备案。企业注册登记或者企业分支机构备案后，同时取得报关和报检资质。

（三）将检验检疫报检人员备案与海关报关人员备案，合并为报关人员备案。报关人员备案后同时取得报关和报检资质。

具体办理上述业务的现场（以下简称"业务现场"）相关信息由各直属海关对外进行公告。企业向海关办理其他注册登记或者备案业务的，暂时按照原有模式办理。

二、新企业注册登记或者备案业务办理方式

自 2018 年 4 月 20 日起，企业在海关注册登记或者备案后，将同时取得报关报检资质。

（一）注册登记或者备案申请

企业在互联网上办理注册登记或者备案的，应当通过"中国国际贸易单一窗口"标准版（以下简称"单一窗口"，网址：http：//www.singlewindow.cn/）"企业资质"子系统填写相关信息，并向海关提交申请。企业申请提交成功后，可以到其所在地海关任一业务现场提交申请材料。

企业同时办理报关人员备案的，应当在"单一窗口"相关业务办理中，同时填写报关人员备案信息。其中，报关人员身份证件信息应当填写居民身份证相关信息，"单一窗口"暂时不支持使用其他身份证件办理报关人员备案。

除在"单一窗口"办理注册登记或者备案申请外，企业还可以携带书面申请材料到业务现场申请办理相关业务。

（二）提交申请材料

企业按照申请经营类别情况，向海关业务现场提交下列书面申请材料：

1. 申请进出口货物收发货人备案的，需要提交：营业执照复印件、对外贸易经营者备案登记表（或者外商投资企业批准证书、外商投资企业设立备案回执、外商投资企业变更备案回执）复印件。

2. 申请报关企业（海关特殊监管区域双重身份企业）注册登记的，需要提交：注册登记许可申请书、企业法人营业执照复印件、报关服务营业场所所有权证明或者使用权证明。

3. 申请报关企业分支机构备案的，需要提交：报关企业"中华人民共和国海关报关单位注册登记证书"复印件、分支机构营业执照复印件、报关服务营业场所所有权证明或者使用权证明。

此外，企业通过"单一窗口"还可向海关申请备案成为加工生产企业或者无报关权的其他企业，企业需要提交营业执照复印件。企业备案后可以办理报检业务，但不能办理报关业务。

企业提交的书面申请材料应当加盖企业印章；向海关提交复印件的，应当同时交验原件。

（三）海关审核

海关在收取企业申请材料后进行审核，审核通过的，予以注册登记或者备案；审核不通过的，应当一次性告知企业需要补正的全部内容。海关将审核结果通过"单一窗口"反馈企业，企业登录"单一窗口"可以查询注册登记或者备案办理结果。

（四）证书发放

自 2018 年 4 月 20 日起，海关向注册登记或者备案企业同时核发"中华人民共和国海关报关单位注册登记证书"和"出入境检验检疫报检企业备案表"，相关证书或者备案表加盖海关注册备案专用章。企业有需要的，可以在业务现场领取；没有领取的，不影响企业办理海关业务。

2018 年 4 月 20 日前，原检验检疫部门核发的"出入境检验检疫报检企业备案表"继续有效。

三、已办理注册登记或者备案企业处理方式

（一）已在海关和原检验检疫部门办理了报关和报检注册登记或者备案的企业。

企业无需再到海关办理相关手续，原报关和报检资质继续有效。

（二）只办理了报关或者报检注册登记或者备案的企业。

海关将对现行报关和报检企业管理作业系统数据库及相关功能进行整合和修改，共享相关数据。自2018年6月1日起，企业可以通过"单一窗口"补录企业和报关人员注册登记或者备案相关信息。

1. 只取得报关资质的企业或者只取得报检资质的代理报检企业，在补录信息后，将同时具有报关、报检资质。

2. 只取得报检资质的自理报检企业，在补录信息后，还需要向海关提交商务部门的对外贸易经营者备案登记表（或者外商投资企业批准证书、外商投资企业设立备案回执、外商投资企业变更备案回执）复印件，才能同时具有报关、报检资质。

没有报关或者报检资质的企业，在2018年6月1日前需要办理报关或者报检业务的，可以按照原有模式向海关申请办理注册登记或者备案手续。

本公告自2018年4月20日起施行。

关于《出入境检验检疫机构实施检验检疫的进出境商品目录（2018年）》

根据出入境检验检疫法律法规以及2018年《中华人民共和国进出口税则》和贸易管制目录调整情况，国家质量监督检验检疫总局对《出入境检验检疫机构实施检验检疫的进出境商品目录》作了相应调整。现公告如下：

一、将涉及机动车辆的1个海关商品编码8716100000增设海关监管条件"A"，检验检疫机构实施进境检验检疫。上述调整自2018年3月1日起执行。

二、将涉及皮革制童鞋的4个海关商品编码6403511190、6403519190、6403911190、6403919190，涉及牙刷的1个海关商品编码9603210000增设海关监管条件"A"，检验检疫机构实施进境检验检疫。上述调整自2018年3月1日起执行。

三、取消涉及卷烟产品的4个海关商品编码2402100000、2402200000、2402900001、2402900009海关监管条件"B"，检验检疫机构不再实施出境检验检疫。上述调整自2018年2月1日起执行。

四、取消涉及食品添加剂的90个海关商品编码海关监管条件"B"，保留海关监管条件"A"，检验检疫部门不再实施出境检验检疫，仅实施进境检验检疫。上述调整自2018年2月1日起执行。

五、详细调整内容见附件。结合2018年海关商品编码调整情况，对《出入境检验检疫机构实施检验检疫的进出境商品目录》内编码进行了对应调整。外贸企业可登录国家质检总局网站（www.aqsiq.gov.cn）"信息公开"栏目，查询《出入境检验检疫机构实施检验检疫的进出境商品目录》。

六、列入《出入境检验检疫机构实施检验检疫的进出境商品目录》的进出境商品，须经出入境检验检疫机构实施检验检疫监管，进出口商品收/发货人或代理人须持出入境检验检疫机构签发的"入境货物通关单"和"出境货物通关单"向海关办理进出口手续。

《出入境检验检疫机构实施检验检疫的进出境商品目录（2018 年）》调整表

序号	HS 编码	HS 名称	调整前海关监管条件	调整后海关监管条件
1	8716100000	供居住或野营用厢式挂车及半挂车		A
2	6403511190	皮革制外底皮革面过脚踝但低于小腿的短筒靴（内底长度小于 24cm，运动用靴除外）		A
3	6403519190	皮革制外底的皮革面短筒靴（过踝）（内底长度小于 24cm，运动用靴除外）		A
4	6403911190	其他皮革制面过脚踝但低于小腿的短筒靴（内底＜24cm，橡胶、塑料、再生皮革制外底，运动用靴除外）		A
5	6403919190	其他皮革制面的短筒靴（过踝）（内底＜24cm，橡胶、塑料、再生皮革制外底，运动用靴除外）		A
6	9603210000	牙刷（包括齿板刷）		A
7	2512001000	硅藻土（不论是否煅烧，表观比重不超过 1）	A/B	A
8	2519909100	化学纯氧化镁	A/B	A
9	2712901000	微晶石蜡	A/B	A
10	2811229000	其他二氧化硅	A/B	A
11	2817001000	氧化锌	A/B	A
12	2827200000	氯化钙	A/B	A
13	2827310000	氯化镁	A/B	A
14	2833210000	硫酸镁	A/B	A
15	2833291000	硫酸亚铁	A/B	A
16	2833293000	硫酸锌	A/B	A
17	2835252000	食品级的正磷酸氢钙（磷酸二钙）	A/B	A
18	2835311000	食品级的三磷酸钠（三聚磷酸钠）	A/B	A
19	2835391100	食品级的六偏磷酸钠	A/B	A
20	2836300000	碳酸氢钠（小苏打）	A/B	A
21	2836500000	碳酸钙[碳酸钙（包括轻质和重质碳酸钙）]	A/B	A
22	2836991000	碳酸镁	A/B	A
23	2905223000	芳樟醇	A/B	A

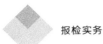

序号	HS 编码	HS 名称	调整前海关监管条件	调整后海关监管条件
24	2905430000	甘露糖醇	A/B	A
25	2905450000	丙三醇(甘油)	A/B	A
26	2905491000	木糖醇	A/B	A
27	2906132000	肌醇	A/B	A
28	2915291000	乙酸钠	A/B	A
29	2915701000	硬脂酸(以干燥重量计,纯度在 90% 及以上)	A/B	A
30	2917120001	己二酸	A/B	A
31	2917120090	己二酸盐和酯	A/B	A
32	2918120000	酒石酸	A/B	A
33	2918140000	柠檬酸	A/B	A
34	2918150000	柠檬酸盐及柠檬酸酯	A/B	A
35	2918290000	其他含酚基但不含其他含氧基羧酸(包括其酸酐,酰卤化物,过氧化物和过氧酸及其衍生物)	A/B	A
36	2922501000	对羟基苯甘氨酸及其邓钾盐	A/B	A
37	2923100000	胆碱及其盐	A/B	A
38	2923200000	卵磷脂及其他磷氨基类脂	A/B	A
39	2925110000	糖精及其盐	A/B	A
40	2929901000	环己基氨基磺酸钠(甜蜜素)	A/B	A
41	2934999001	核苷酸类食品添加剂	A/B	A
42	2936210000	未混合的维生素 A 及其衍生物(不论是否溶于溶剂)	A/B	A
43	2936220000	未混合的维生素 B_1 及其衍生物(不论是否溶于溶剂)	A/B	A
44	2936230000	未混合的维生素 B_2 及其衍生物(不论是否溶于溶剂)	A/B	A
45	2936240000	未混合的 D 或 DL-泛酸及其衍生物(不论是否溶于溶剂)	A/B	A
46	2936250000	未混合的维生素 B_6 及其衍生物(不论是否溶于溶剂)	A/B	A

续表

序号	HS 编码	HS 名称	调整前海关监管条件	调整后海关监管条件
47	2936260000	未混合的维生素 B_{12} 及其衍生物(不论是否溶于溶剂)	A/B	A
48	2936270010	未混合的维生素 C 原粉(不论是否溶于溶剂)	A/B	A
49	2936270020	未混合的维生素 C 钙、维生素 C 钠(不论是否溶于溶剂)	A/B	A
50	2936270030	颗粒或包衣维生素 C(不论是否溶于溶剂)	A/B	A
51	2936270090	维生素 C 酯类及其他(不论是否溶于溶剂)	A/B	A
52	2936280000	未混合的维生素 E 及其衍生物(不论是否溶于溶剂)	A/B	A
53	2936290010	胆钙化醇(不论是否溶于溶剂)	A/B	A
54	2936290090	其他未混合的维生素及其衍生物(不论是否溶于溶剂)	A/B	A
55	2936901000	维生素 AD_3(包括天然浓缩物,不论是否溶于溶剂)	A/B	A
56	2936909000	维生素原,混合维生素原、其他混合维生素及其衍生物(包括天然浓缩物,不论是否溶于溶剂)	A/B	A
57	2938909020	甘草酸盐类	A/B	A
58	2940001000	木糖	A/B	A
59	2940009000	其他化学纯糖,糖醚、糖酯及其盐(蔗糖、乳糖、麦芽糖、葡萄糖、品目 29.37-2939 产品除外)	A/B	A
60	3102210000	硫酸铵	A/B	A
61	3203001100	天然靛蓝及以其为基本成分的制品	A/B	A
62	3204151000	合成靛蓝(还原靛蓝)(靛蓝)	A/B	A
63	3205000000	色淀及以色淀为基本成分的制品(新红)	A/B	A
64	3501900000	酪蛋白酸盐及其衍生物,酪蛋白胶(酪蛋白酸钠)	A/B	A
65	3502900000	其他白蛋白及白蛋白盐(包括白蛋白衍生物)	A/B	A
66	3504001000	蛋白胨	A/B	A
67	3504009000	其他编号未列名蛋白质及其衍生物[包括蛋白胨的衍生物及皮粉(不论是否加入铬矾)]	A/B	A
68	3507100000	粗制凝乳酶及其浓缩物	A/B	A
69	3507901000	碱性蛋白酶	A/B	A
70	3507902000	碱性脂肪酶	A/B	A
71	3825900010	浓缩糖蜜发酵液	A/B	A
72	3902200000	初级形状的聚异丁烯	A/B	A

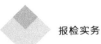

序号	HS 编码	HS 名称	调整前海关监管条件	调整后海关监管条件
73	3905300000	初级形状的聚乙烯醇(不论是否含有未水解的乙酸酯基)	A/B	A
74	3906901000	聚丙烯酰胺	A/B	A
75	2712100000	凡士林	A/B	A
76	2712200000	石蜡,不论是否着色(按重量计含油量小于0.75%)	A/B	A
77	2825902100	三氧化二铋	A/B	A
78	2825902900	其他铋的氧化物及氢氧化物	A/B	A
79	2825903100	二氧化锡	A/B	A
80	2825903900	其他锡的氧化物及氢氧化物	A/B	A
81	2835291000	磷酸三钠	A/B	A
82	2922150000	三乙醇胺	A/B	A
83	2933692910	二氯异氰尿酸钠	A/B	A
84	2937900010	氨基酸衍生物	A/B	A
85	2939300010	咖啡因	A/B	A
86	2939300090	咖啡因的盐	A/B	A
87	3104209000	其他氯化钾	A/B	A
88	3105300010	磷酸氢二铵(配额内)	A/B	A
89	3105300090	磷酸氢二铵(配额外)	A/B	A
90	2526202001	滑石粉(体积百分比90%及以上的产品颗粒度小于等于18微米的)	A/B	A
91	2811221000	二氧化硅硅胶	A/B	A
92	1302120000	甘草液汁及浸膏	A/B	A
93	1302200000	果胶、果胶酸盐及果胶酸酯	A/B	A
94	1302310000	琼脂	A/B	A
95	1302320000	刺槐豆胶液及增稠剂(从刺槐豆、刺槐豆子或瓜尔豆制得的,不论是否改性)	A/B	A
96	1302391100	卡拉胶(不论是否改性)	A/B	A
97	2402100000	烟草制的雪茄烟	B	
98	2402200000	烟草制的卷烟	B	
99	2402900001	烟草代用品制成的卷烟	B	
100	2402900009	烟草代用品制的雪茄烟	B	

附录三　非优惠原产地证书和亚太自由贸易协定优惠原产地证书

非优惠原产地证书

ORIGINAL

1. Exporter	Certificate No. **CCPIT 130011143** CERTIFICATE OF ORIGIN OF THE PEOPLE' S REPUBLIC OF CHINA
2. Consignee	
3. Means of transport and route	5. For certifying authority use only
4. Country / region of destination	

6. Marks and numbers	7. Number and kind of packages; description of goods	8. H.S.Code	9. Quantity	10. Number and date of invoices

11. Declaration by the exporter 　　The undersigned hereby declares that the above details and statements are correct, that all the goods were produced in China and that they comply with the Rules of Origin of the People's Republic of China. ‑‑‑‑‑‑‑‑‑‑‑‑‑‑‑‑‑‑‑‑‑‑‑‑‑‑‑‑‑‑‑‑ Place and date, signature and stamp of authorized signatory	12. Certification 　　It is hereby certified that the declaration by the exporter is correct. ‑‑‑‑‑‑‑‑‑‑‑‑‑‑‑‑‑‑‑‑‑‑‑‑‑‑‑‑‑‑‑‑ Place and date, signature and stamp of certifying authority

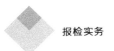

亚太自由贸易协定优惠原产地证书

ORIGINAL

1. Goods consigned from: (Exporter's business name, address, country)	Reference No. **CERTIFICATE OF ORIGIN** Asia-Pacific Trade Agreement (Combined Declaration and Certificate) Issued in the People's Republic of China (Country)
2.Goods consigned to: (Consignee's name, address, country)	3.For Official use

4.Means of transport and route:

5.Tariff item number:	6.Marks and number of Packages:	7.Number and kind of packages/description of goods:	8.Origin criterion (see notes overleaf)	9. Gross weight or other quantity:	10.Number and date of invoices:

11.Declaration by the exporter: The undersigned hereby declares that the above details and statements are correct; that all the goods were produced in CHINA (Country) and that they comply with the origin requirements specified for these goods in the Asia-Pacific Trade Agreement for goods exported to (Importing Country) Place and date, signature of authorized Signatory	12.Certificate It is hereby certified on the basis of control carried out, that the declaration by the exporter is correct. Place and date, signature and Stamp of Certifying Authority

CCPIT 01130088413

参 考 文 献

［1］　国家质检总局报检员资格考试委员会．报检员资格全国统一考试教材．北京：中国标准出版社，2013.

［2］　王桂英．出入境报检实务．北京：中国海关出版社，2017.

［3］　海关总署综合统计司．进出口货物报关单申报项目介绍，2018.

［4］　中国电子口岸数据中心．关检融合统一申报，2018.

［5］　宋兰芬，杜扬．报关与报检实务．北京：机械工业出版社，2009.

［6］　报检水平测试委员会．报检员教材．北京：中国标准出版社，2017.

［7］　熊正平，黄君麟．报检与报关实务．第2版．北京：人民邮电出版社，2017.

［8］　左显兰．报检实务．北京：机械工业出版社，2018.

［9］　孔德民．报检实务-求解迫在眉睫的报检实务难题．北京：中国海关出版社，2010.

［10］　韦昌鑫，韩斌．报关与报检实务（高职高专教育规划教材）．北京：高等教育出版社，2012.

［11］　李贺，李海君，姚雷．报检与报关实务．上海：上海财经大学出版社，2013.

［12］　金焕，刘敏．报检实务．第2版．北京：电子工业出版社，2014.

［13］　海英．外贸报检一本通．广州：广东经济出版社，2014.

［14］　文妮佳．报关与报检实务．北京：人民交通出版社，2008.

［15］　李贺，张静，王伟宏．报检与报关实务．第2版．上海：上海财经大学出版社，2016.